Mary Roach

Schluck.

Mary Roach

Schluck.

Auf Entdeckungsreise durch unseren Verdauungstrakt

Aus dem
amerikanischen Englisch
von Katrin Behringer

Deutsche Verlags-Anstalt

Die Originalausgabe erschien 2013 unter
dem Titel *Gulp. Adventures on the Alimentary Canal*
bei W.W. Norton & Co., New York.

MIX
Papier aus verantwortungsvollen Quellen
FSC® C014496

Verlagsgruppe Random House FSC® N001967
Das für dieses Buch verwendete FSC®-zertifizierte Papier *EOS*
liefert Salzer, St. Pölten.

1. Auflage

Redaktion: Anne Nordmann, Berlin
Typografie und Satz: Brigitte Müller/DVA
Gesetzt aus der Stone
Druck und Bindung: GGP Media GmbH, Pößneck
Printed in Germany
ISBN 978-3-421-04640-6

www.dva.de

Für Lily und Phoebe.
Und für meinen Bruder Rip

Inhalt

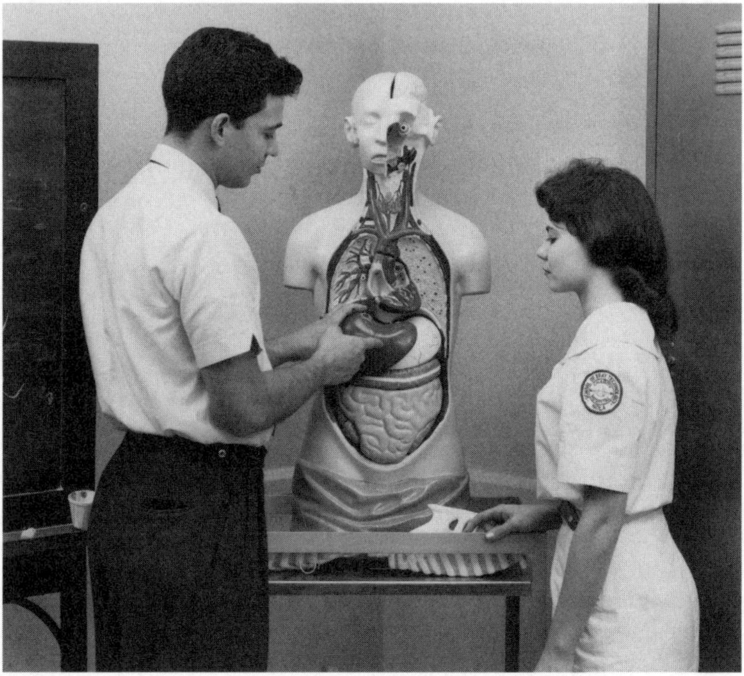

Einleitung

Man schrieb das Jahr 1968, als sechs junge Männer auf dem Campus von Berkeley etwas höchst Sonderbares und noch nie Dagewesenes unternahmen. Trotz des Schauplatzes und des damals herrschenden gesellschaftlichen Klimas ging es dabei weder um zivilen Ungehorsam noch waren bewusstseinsverändernde Substanzen im Spiel. Und da das Ganze im Institut für Ernährungswissenschaften stattfand, kann ich noch nicht einmal mit Sicherheit sagen, ob die Beteiligten Schlaghosen oder überdimensionierte Koteletten trugen. Ich kenne lediglich die zentralen Fakten: Die sechs Männer stiegen in eine Stoffwechselkammer und testeten darin zwei Tage lang Mahlzeiten aus toten Bakterien.

Die goldene Ära der Raumfahrt war angebrochen und die NASA wollte unbedingt zum Mars. Da aber ein Raumschiff vollgepackt mit Essen für eine zwei Jahre dauernde Mission zu schwer gewesen wäre, wurden Vorstöße zur Entwicklung von »bioregenerativen« Speisen unternommen, sprich Nahrung, die auf Fäkalienbestandteilen der Astronauten gezüchtet werden konnte. Im Titel der Studie sind die Ergebnisse recht gewählt formuliert: »Human Intolerance to Bacteria as Food« (»Unverträglichkeit des menschlichen Organismus auf Bakterien als Nahrungsmittel«). Einmal abgesehen von Begleiterscheinungen wie Erbrechen und Schwindel sowie den 13 Stuhlentleerungen, die bei Versuchsperson H innerhalb von zwölf Stunden auftraten, hätte allein das ästhetische Empfinden weiteren diesbezüglichen Versuchen ein Ende setzen müssen. Hellgraue Enterobacter, serviert als »aufgeschlämmte Masse«, waren angeblich widerlich schleimig, H. eutropha hatten einen »halogenartigen Geschmack«. Etliche Fachkollegen rümpften die Nase über diese Studie. So fand ich in einem Aufsatz über die Herstellung von Weltraumessen folgendes Zitat: »Männer und Frauen ... nehmen keine Nährstoffe zu sich, sie verzehren Nahrung. Mehr noch, sie ... verspeisen Mahlzeiten. Biochemikern oder Physiologen, die in der Regel nur ein Ziel vor Augen haben, mag dieser Aspekt des menschlichen Verhaltens irrelevant oder sogar albern vorkommen. Nichtsdestoweniger handelt es sich um ein wesentliches Charakteristikum des menschlichen Lebens.«

Das ist natürlich richtig. In seinem Forschungseifer scheint dem Berkeley-Team der Blick fürs Ganze ein wenig abhanden gekommen zu sein. Wenn bei ernährungswissenschaftlichen Studien Essen herauskommt, das nach Straßenbeleuchtung schmeckt, sollte man von weiteren Experimenten erst einmal Abstand nehmen. Dennoch möchte ich an dieser Stelle eine Lanze brechen für all die »Biochemiker oder Physiologen, die in der Regel nur ein Ziel vor Augen haben«. Als Autorin lebe ich für diese Männer und Frauen, für die Wissenschaftlerinnen und Wissenschaftler, die sich all den Fragen widmen, die sonst niemandem in den Sinn kommen beziehungsweise die sich sonst niemand zu stellen traut: William Beaumont zum Beispiel, der mit der Zunge in der Magenfistel seines Hausdieners Pionierarbeit in Sachen Verdauung leistete; der schwedische Arzt Algot Key-Åberg, der Leichen auf Esszimmerstühle bugsierte, um das Fassungsvermögen ihres Magens zu untersuchen; François Magendie, der als Erster die chemischen Bestandteile von Darmgas bestimmte, unterstützt von vier französischen Häftlingen, die guillotiniert worden waren, während sie ihre letzte Mahlzeit verdauten; David Metz, ein Dyspepsie-Experte aus Philadelphia, der Röntgenaufnahmen von einem immer gleich zwei Hotdogs auf einmal verschlingenden Wettesser machte, um mehr über Verdauungsbeschwerden herauszufinden; und natürlich unsere Ernährungswissenschaftler aus Berkeley, die Bakterien auf Tellern verteilten und dann wie nervöse Köche zurücktraten, um zu sehen, was dabei herauskommen würde. Auch wenn das Essen selbst ein Reinfall war, hat das Experiment mich immerhin zu vorliegendem Buch inspiriert.

Schaut man sich die Literatur zum Thema Essen an, fällt schnell auf, dass der wissenschaftliche Aspekt vor lauter kulinarischem Getöse ein wenig untergeht. So wie wir Sex mit dem zarten, kunstvoll gearbeiteten Goldblättchen der Liebe schmücken, so kleiden wir das Bedürfnis nach Nahrung in den Sonntagsputz der Kochkunst und Kennerschaft. Natürlich bewundere ich die Werke der Schriftsteller und Kochbuchautoren M. F. K. Fisher und Calvin Trillin, doch nicht weniger Bewunderung empfinde ich für Michael Levitt (»Untersuchungen an einem unter Blähungen leidenden Patienten«), J. C. Dalton (»Experimentelle Untersuchungen zur Frage, ob die Gemeine Gartenwegschnecke im menschlichen Magen überleben kann«) und P. B. Johnsen (»Ein Lexikon der Aromadeskriptoren für im Teich gezüchtete Welse«). Das soll nicht heißen, dass ich ein gutes Essen nicht genießen würde. Ich will damit nur sagen, dass der menschliche Verdauungsapparat – und die wunderbaren, ungewöhnlichen Menschen, die ihn erforschen – mindestens ebenso interessant ist wie die fotogenen Kompositionen, die wir durch diesen Apparat hindurchschieben.

Es stimmt, Männer und Frauen essen Mahlzeiten. Aber sie nehmen auch Nährstoffe zu sich. Sie zerkleinern sie und formen daraus einen eingespeichelten Nahrungsbrei, der über eine La-Ola-Welle aus aufeinanderfolgenden Kontraktionen in einen sich selbst durchknetenden Sack mit Salzsäure befördert und anschließend in eine röhrenförmige Versickerungsanlage gekippt wird, wo er sich in das wirkmächtigste Tabu der menschlichen Geschichte verwandelt. Das Mittagessen ist dabei lediglich die Ouvertüre.

Meiner Einführung in die menschliche Anatomie mangelte es leider an genau dieser. Sie fand im Naturkundeunterricht von Mrs Claflin in Form eines Kunststofftorsos* statt, dem Brust und Rippen fehlten. Es sah aus, als wären sie infolge eines entsetzlichen Arbeitsunfalls weggeschnitten worden, wodurch sich uns ein schauriger Anblick auf eine ganze Palette von herausnehmbaren Organen bot. Der Torso stand auf einem Tisch im hinteren Teil des Raums und wurde täglich von Fünftklässlern ausgeweidet und wieder zusammengesetzt. Auf diese Weise sollte den jungen Menschen vor Augen geführt werden, wie es in ihnen drin aussieht, was jedoch gründlich misslang. Die Organe passten ineinander wie Puzzlestücke und alles wirkte so ordentlich und aufgeräumt wie die Auslagen in einer Metzgertheke.** Der Verdauungstrakt kam in

* Ähnliche Produkte gibt es bis heute. Sie werden angeboten unter Namen wie »Zweigeschlechtlicher menschlicher Torso mit abnehmbaren Kopf« und »Menschlicher Torso, 16-teilige Luxusausführung«, was Assoziationen an Serienkiller und Sexualdelikte weckt und Katalogen für Unterrichtsmaterialien einen Hauch von Verbotenem verleiht.

** In Wirklichkeit sind Eingeweide mehr Eintopf als Fleischtheke, doch dieser Tatsache wurde jahrhundertelang kaum Beachtung geschenkt. Im Viktorianischen Zeitalter war die Ordnungsliebe so groß, dass verschobene Organe nach damaliger ärztlicher Diagnose als Krankheit galten. Dieser Irrtum war allerdings nicht auf Kunststoffmodelle, sondern auf Leichen und operierte Patienten zurückzuführen, deren Organe insgesamt höher liegen, da der Körper sich ja in horizontaler Position befindet. Das Aufkommen von Röntgenuntersuchungen, für die die Patienten in der Regel aufrecht sitzen mussten, wodurch die Eingeweide folglich nach unten sackten, löste einen kurzzeitigen Operationswahn an »abgesackten Organen« aus – Hunderte von Körperteilen wurden unnötigerweise angehoben und festgenäht.

Einzelteilen heraus, die Speiseröhre war nicht mit dem Magen verbunden und der Magen nicht mit dem Darm. Da wäre selbst der gestrickte Verdauungstrakt, der vor einigen Jahren im Internet kursierte, noch besseres Anschauungsmaterial gewesen: Er bestand vom Mund bis zum Mastdarm aus einem einzigen Schlauch.

Wobei »Schlauch« in diesem Zusammenhang nicht ganz die richtige Metapher ist, da der Ausdruck auf ein durchgehend identisches Aussehen schließen lässt. Der Verdauungstrakt gleicht jedoch eher einer Wohnung mit lauter Durchgangszimmern: ein länglicher Grundriss mit ineinander übergehenden Räumen, die nicht nur sehr unterschiedlich aussehen, sondern jeweils auch einem ganz eigenen Zweck dienen. Genauso wenig wie man eine Küche für ein Schlafzimmer halten würde, würde man aus Sicht eines winzigen Reisenden, der im Verdauungskanal unterwegs ist, den Mund mit dem Magen oder dem Dickdarm verwechseln.

Ich habe aus der Perspektive dieses winzigen Reisenden eine solche Schlauch-Tour unternommen, und zwar mithilfe einer sogenannten Pillenkamera: eine winzig kleine Digitalkamera, die aussieht wie eine zu groß geratene Multivitaminkapsel. Eine Pillenkamera dokumentiert ihre Trips ähnlich wie ein mit einem Smartphone bewaffneter Teenager: Jede Sekunde gibt es einen Schnappschuss. Innerhalb des Magens sieht man auf den Bildern nur trübes Grün und herumschwimmende Teilchen, die sich langsam absetzen. Man könnte meinen, es handele sich um Aufnahmen aus einem Dokumentarfilm über die »Titanic«. Innerhalb weniger Stunden sorgen Säuren, Enzyme und die knetenden Muskelbewegungen des Magens dafür, dass die zerkleinerte Nahrung, mit Ausnahme der unverwüstlichsten Bestandteile (und der Pillenkamera), zu einem Chymus genannten schleimigen Brei verarbeitet wird.

Zu guter Letzt wird jedoch selbst eine Pillenkamera weitertransportiert. Sobald sie den Pförtner – also den Übergang zwischen Magen und Dünndarm – passiert, ändert sich das Ambiente abrupt. Die Wände des Dünndarms sind fleischwurstrosa und mit ein Millimeter langen Ausstülpungen übersät, die Zotten genannt werden. Zotten vergrößern die Oberfläche, die für die Aufnahme von Nährstoffen zur Verfügung steht. Sie sind vergleichbar mit den winzigen Schlingen eines Frotteestoffs. Der Dickdarm hingegen ist von innen glänzend und glatt wie Frischhaltefolie. Als Badetuch wäre er also nicht geeignet. Der Dickdarm und der Mastdarm – die am Ende gelegenen Bereiche des Verdauungstrakts – fungieren in erster Linie als Mülldeponie: Sie lagern den Abfall und trocknen ihn aus.

Auf all diese einzelnen Funktionen hatte der pädagogische Torsomann von Mrs Claflin keine Hinweise gegeben. Und auch die Beschaffenheit der Oberflächen war verborgen geblieben. Der Dünndarm und der Dickdarm kamen als ein miteinander verschmolzenes Wirrwarr daher, wie ein gegen eine Wand geschleudertes Gehirn. Trotzdem bin ich dem Kerl zu Dank verpflichtet. Sich in Gefilde jenseits der Bauchdecke vorzuwagen, selbst wenn diese nur aus Plastik bestanden, hieß, hinter die Kulissen des Lebens selbst zu blicken. Ich empfand es als gleichzeitig abschreckend und faszinierend, umso mehr, als ich wusste, dass innerhalb meiner eigenen rosafarbenen Hülle eine vergleichbare Welt existierte. Für mich steht diese Unterrichtseinheit in der fünften Klasse für den Moment, in dem die Neugier den Ekel, die Angst oder was auch immer so zuverlässig den Verstand vom Körper ablenkt, zu verdrängen begann.

Mit dieser Neugier waren die frühen Anatomen reichlich gesegnet. Sie hatten den menschlichen Körper erforscht, als ob es sich dabei um einen noch unbekannten Kontinent handelte. Körperteile wurden im Stil von geografischen Phänomenen benannt: der Isthmus (also die »Landenge«) der Schilddrüse, die Langerhans-Inseln der Bauchspeicheldrüse, der Beckenkanal. Der Verdauungstrakt wurde jahrhundertelang als Verdauungskanal bezeichnet. Was für ein schönes Bild: Das Abendessen gleitet langsam einen sich sanft dahinschlängelnden Fluss hinab; der Verdauungs- und Ausscheidungsprozess ist nicht verstörender oder abstoßender als eine Schifffahrt auf dem Rhein. Genau dieses Gefühl, diese Empfindungen – Abenteuerlust und Glück angesichts der Überraschungen und Freuden, die Reisen in fremde Gegenden mit sich bringen – möchte ich mit diesem Buch wecken.

Das wird vermutlich kein Kinderspiel. Die vorherrschende Einstellung zu diesem Thema lässt sich am treffendsten mit »Ekel« beschreiben. Manche Menschen – Magersüchtige – sind so angewidert von dem Gedanken, dass sich in ihrem Körper Nahrung befindet, dass sie sich nicht dazu durchringen können, überhaupt zu essen. In der brahmanisch-hinduistischen Tradition gilt Speichel als derart starke rituelle Verunreinigung, dass bereits ein Tropfen der eigenen Spucke auf den Lippen einer Art Entweihung gleichkommt. Ich erinnere mich, im Zuge der Recherchen für mein letztes Buch mit den Verantwortlichen für Öffentlichkeitsarbeit bei der NASA gesprochen zu haben, die entscheiden, was im hauseigenen Fernsehsender (NASA TV) übertragen wird. Häufig filmen die Kameras das Kommen und Gehen im Mission Control Center. Sobald aber ein Mitarbeiter ins Blickfeld rückt, der am Schreibtisch sein Mittagessen verzehrt, wird die Kamera schnellstmöglich auf etwas anderes gerichtet. In einem Restaurant lenkt uns die gesellige Atmosphäre von der biologischen Wirklichkeit der Nahrungsaufnahme und -verarbeitung ab. Doch ein Mann, der allein sein Butterbrot verspeist, erscheint unweigerlich als das, was er ist: ein Organismus, der ein Bedürfnis befriedigt. Genau wie bei anderen körperlichen Notwendigkeiten wollen wir lieber nicht, dass uns jemand dabei zusieht. Der Vorgang der Fütterung, und erst recht dessen unappetitliche Folgeerscheinungen, stellen ebenso ein Tabu dar wie die Paarung und der Tod.

Diese Tabus sind mir zugutegekommen. In den Untiefen des Verdauungsapparats verbirgt sich ein wahrer Schatz an ungewöhnlichen Geschichten, der darauf wartet, gehoben zu werden. Über das Gehirn, das Herz, die Augen, die Haut, den Penis, die Geografie des weiblichen Körpers und sogar das Haar* wurde bereits ausführlich geschrieben – nicht jedoch über den Darm. Futterluke und Zufuhrkanal übernehme ich.

Genau wie beim Essen von etwas Leckerem beginnt man auch hier an einem Ende und arbeitet sich dann bis zum anderen durch. Obwohl es in diesem Buch nicht um praktische Gesundheitstipps geht, werden drängende Fragen im Hinblick auf Ernährung und Verdauung selbstverständlich beantwortet. Und auch etliche weniger drängende. Kann gründliches Kauen die Staatsverschuldung senken? Wenn Speichel doch voller Bakterien ist, warum lecken Tiere dann ihre Wunden? Weshalb schmuggeln Selbstmordattentäter ihre Bomben nicht im

* Vgl. etwa das Werk *The Hair* von Charles Henri Leonard, erschienen im Jahr 1879. Durch Leonard erfuhr ich von einem Schaukasten, der derzeit im National Museum of American History in Washington hängt und in dem jeweils eine Haarsträhne der ersten 14 US-Präsidenten ausgestellt ist, darunter eine krause, gelblich graue, »etwas sonderbare« Locke von John Quincy Adams. Leonard, der selbst recht sonderbar war, berechnete, dass »ein einzelner Kopf mit Haaren von durchschnittlichem Wachstum und durchschnittlicher Üppigkeit, wie er in einem Publikum von 200 Personen gefunden werden kann, in der Lage wäre, das Gewicht ebendieses Publikums zu tragen«, was, wie ich hinzufügen möchte, einen Abend im Theater noch sehr viel denkwürdiger machen würde.

Rektum? Warum verdaut ein Magen sich nicht selbst? Warum schmeckt knuspriges Essen so lecker? Kann man an Verstopfung sterben? Ist Elvis daran gestorben?

Sie werden es mir hier und da nicht glauben, aber ich hatte nie die Absicht, Ihren Ekel zu erregen. Ich habe auf meine Weise versucht, mich in Zurückhaltung zu üben. Ich habe von der auf Fäkalhumor spezialisierten Website *www.poopreport.com* gehört, aber ich habe sie nicht angesehen. Als ich in den Literaturangaben eines wissenschaftlichen Artikels über eine Studie mit dem Titel »Fäkalgeruch kranker Igel bewirkt olfaktorische Anziehung bei Zecken« stolperte, widerstand ich der Versuchung, mir eine Kopie zu bestellen. Ich will nicht, dass Sie sagen: »Das ist ja eklig.« Ich will, dass Sie sagen: »Ich dachte, das wird bestimmt eklig, aber eigentlich ist es ja richtig interessant.« Na schön, und vielleicht ein bisschen eklig.

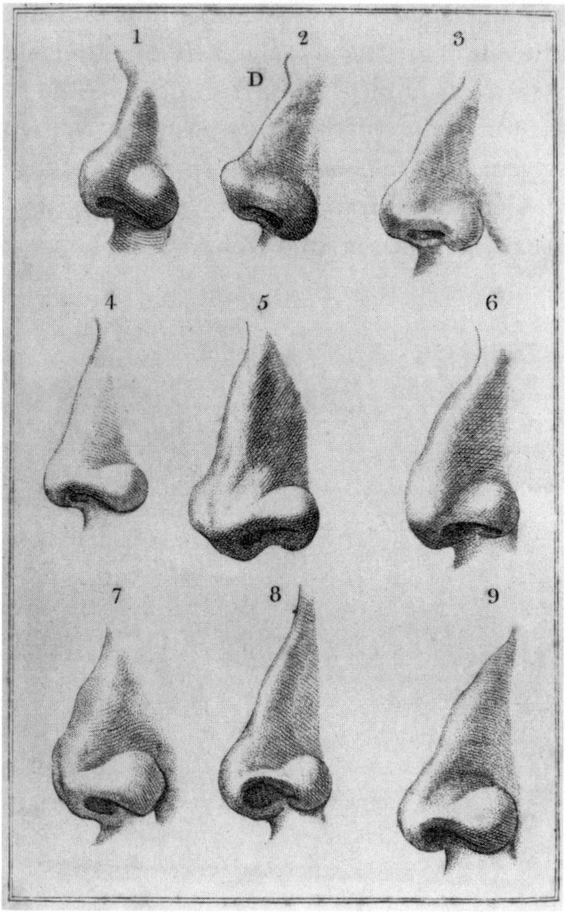

1
2
D
3
4
5
6
7
8
9

1 Immer der Nase nach

Schmecken hat wenig mit Geschmack zu tun

Die Sensorikerin fährt eine Harley. Bestimmt gibt es vieles, was Sue Langstaff am Motorradfahren mag, aber mir gegenüber erwähnt sie lediglich, dass sie es schön findet, wie dabei die Luft, die Gerüche der großen weiten Welt, in ihre Nase geweht werden. Eine Fahrt auf ihrem Motorrad ist für sie ein einziger intensiver Riechvorgang.* Aus diesem Grund strecken auch Hunde beim Autofahren den Kopf aus dem Fenster. Es geht ihnen nicht um das Gefühl von Wind in ihrem Fell. Wenn man die Nase eines Hundes hat oder die von Sue Langstaff, nimmt man die Umgebung in erster Linie über den Geruch wahr. Und so lässt sich der Highway 29 in Kalifornien zwischen den Städten Napa und St. Helena

* Ein paar Worte zum Thema Riechen. Ohne bewusstes Schnuppern (beziehungsweise ohne Harley) würden einem die meisten Umgebungsgerüche, mit Ausnahme der besonders intensiven, schlicht entgehen. Im Normalfall erreichen lediglich 5 bis 10 Prozent der beim Atmen inhalierten Luft das Riechepithel im Dach der Nasenhöhle.
Geruchsforscher, die sicherstellen müssen, dass der Riechvorgang kontrolliert verläuft und jeweils eine einheitliche Menge an Geruchsstoffen angeboten wird, benutzen dazu ein Olfaktometer, das sogenannte »Riechimpulse« abgibt. Die Technik ersetzt die früher verwendete, etwas heftigere »Einblas-Olfaktometrie« sowie das Original-Olfaktometer, das mit einem Glas- und einem Aluminiumkasten namens »Camera inodorata« verbunden war (»Der Kopf der Versuchsperson wurde in den Kasten verbracht«, wie der Erfinder, beunruhigenderweise, im Jahr 1921 schrieb).

beschreiben – wahrgenommen durch Langstaffs Nase: frisch gemähtes Gras, Diesel von der Lokomotive des Wine Train, Schwefel, mit dem die Trauben gespritzt werden, Knoblauch aus dem Restaurant Bottega, faulende Vegetation im Napa River, der gerade wenig Wasser führt, angeröstetes Eichenholz aus der Küferei Demptos, Schwefelwasserstoff aus den Mineralbädern von Calistoga, gegrilltes Fleisch und Zwiebeln aus Gott's Drive-In-Lokal, verdunstender Alkohol aus den offenen Gärbottichen des Weinguts Whitehall Lane, Erde von einem Bodenlockerer, der auf einem Weinberg eingesetzt wird, geräuchertes Fleisch aus dem Restaurant Mustards Grill, Dung, Heu.

Schmecken – im Sinne einer Weinverkostung oder dessen, was Sue Langstaff tut, wenn sie ein Produkt bewertet – ist in erster Linie Riechen. Anders als beim Tast- oder Geruchssinn gibt es allerdings kein Verb, das diesen komplexen Sinneseindruck adäquat zum Ausdruck bringt. Mit Geschmackssinn ist in diesem Zusammenhang eine Verbindung aus Schmecken (Sinneseindrücke von der Oberfläche der Zunge) und Riechen gemeint, vor allem jedoch Letzteres. Menschen können fünf Geschmacksqualitäten wahrnehmen: süß, bitter, salzig, sauer und umami (herzhaft, würzig) – und eine schier unendliche Zahl an Gerüchen. 80 bis 90 Prozent der sensorischen Wahrnehmung beim Essen beruhen auf dem Geruchssinn. Langstaff könnte ihre Zunge wegwerfen und ihrer Arbeit trotzdem noch halbwegs vernünftig nachkommen.

Doch worin besteht diese Arbeit eigentlich? Man könnte ihre Tätigkeit als eine Art sensorischer Forensik bezeichnen, Kriminaltechnik mithilfe der Sinnesorgane. »Zu mir kommen Leute und sagen: ›Mein Wein stinkt. Woran liegt das?‹« Langstaff kann den Gestank deuten. Bestimmte Fehlaromen – beziehungsweise »Defekte«, wie es im Fachjargon heißt – geben einen Hinweis darauf, was jeweils schiefgelaufen sein könnte. Ein Olivenöl, das nach Stroh oder Heu schmeckt, deutet auf ein Problem mit vertrockneten Oliven hin. Ein Bier mit »Krankenhaus-Geruch« lässt darauf schließen, dass in der Brauerei gechlortes Wasser zum Einsatz kam, und sei es nur beim Reinigen der Anlagen. Die Weinaromen »Leder« und »Pferdeschweiß« gelten als Indizien für die Schadhefeart Brettanomyces.

Die Nase ist folglich ein Gaschromatograf aus Fleisch. Wenn man Essen kaut oder Wein im Mund bewegt, werden aromatische Gase freigesetzt. Beim Ausatmen schweben diese flüchtigen Substanzen nach oben durch die Choane – die inneren Nasenlöcher* im hinteren Rachen – und docken dort an den Geruchsrezeptoren im oberen Bereich der Nasenhöhle an. (Der Fachbegriff für dieses innere Riechen lautet »retronasale Olfaktion«. Das gemeinhin geläufigere Erschnuppern von Düften durch die äußeren Nasenlöcher wird »orthonasale Olfaktion« genannt.) Diese Information wird dann an das Gehirn weitergegeben, das nach einer Übereinstimmung sucht. Was eine Profinase von einer Otto-Normalverbraucher-Nase unterscheidet, ist weniger ihre Empfindlichkeit gegenüber den vielen im Essen oder Trinken enthaltenen Aromen, als vielmehr die Fähigkeit, diese auseinanderzuhalten und zu erkennen.

Wie zum Beispiel: »Getrocknete Kirschen. Sirup – halt, Zuckerrohrmelasse.« Langstaff riecht an einem starken, dunklen Ale namens Bush de Noël. Wir sitzen im Beer Revolution,

* Eine Internetrecherche nach dem medizinischen Fachausdruck für Nasenlöcher ergab Folgendes: »Nasenlöcher jetzt günstiger! Kostenloser Versand innerhalb von zwei Werktagen durch Amazon Prime.« So langsam übernehmen die wirklich die Weltherrschaft.

einer bestens bestückten, leicht ranzigen* Bar in Oakland in Kalifornien, wo ich ein Büro habe (in der Stadt, nicht in der Kneipe) und wo ein Elternteil von Langstaff im Krankenhaus liegt. Sie könnte einen Drink vertragen, also trinken wir vier. Zu Demonstrationszwecken.

Im Allgemeinen ist Langstaff nicht übermäßig redselig. Sie spricht leise und bedächtig und ihre Sätze kommen ganz ohne Ausrufezeichen oder Kursivschrift aus. Als sie mich fragt: »Welches Bier möchten Sie denn trinken, Mary?«, geht sie am Satzende mit der Stimme nach unten. Wenn sie allerdings ihre Nase in ein Glas hält, ist das, wie wenn ein Schalter umgelegt wird. Sie sitzt auf einmal aufrechter, die Wörter sprudeln nur so aus ihr heraus und sie wirkt hoch konzentriert. »Es riecht für mich auch nach Lagerfeuer. Rauchig, wie Holz, leicht angebranntes Holz. Wie eine Zederntruhe, eine Zigarre, Tabak, irgendwas Dunkles, wie diese Smoking Jackets, die die Männer sich früher im Raucherzimmer übergezogen haben.« Sie nippt an dem Glas. »Jetzt schmecke ich Schokolade, Karamell, Kakaokernbruch …«

Ich schnuppere an dem Ale. Ich trinke einen Schluck, bewege ihn im Mund hin und her und bin auch nicht schlauer als zuvor. Ich kann erkennen, dass das Bier intensiv und komplex schmeckt, aber einzelne Bestandteile dieses Geschmackserlebnisses kann ich nicht herausschmecken. Warum bin ich dazu nicht in der Lage? Warum ist es so schwer, Worte

* Auf dem von Langstaff entwickelten Aromamängel-Rad für Bier (»Defects Wheel for Beer«) liegt »ranzig« (»skunky«) zwischen »verfaultem Ei« und »Dosenmais«. (Langstaff hat Räder zur Unterscheidung von Geruchs- und Geschmacksmängeln bei Wein, Bier und Olivenöl entwickelt.) Ist gerade kein Stinktier (»skunk«) zugegen, kann man eine Ahnung von dessen Geruch bekommen, indem man Bier oxidieren lässt, d.h. es der Luft aussetzt, es also beispielsweise verschüttet oder halbvolle Gläser herumstehen lässt.

für die unterschiedlichen Aromen und Gerüche zu finden? Zum einen werden Gerüche, anders als andere Sinneseindrücke, nicht bewusst verarbeitet. Die Informationen werden direkt ins Emotions- und Erinnerungszentrum weitergeleitet. Langstaffs erster Eindruck eines Dufts oder eines Geschmacks kann ein Farbblitz sein, ein Bild oder ein Eindruck von warm oder kalt, seltener ein Wort. Samtene Raucherjacken in einem Glas Bush de Noël, Weihnachtsbäume in einem hopfigen, harzigen India Pale Ale.

Ein zweiter Grund: Der Mensch ist für das Sehen besser ausgestattet als für das Riechen. Wir verarbeiten visuelle Eindrücke zehnmal schneller als Gerüche. Wie 2001 in einem berühmt gewordenen Experiment an der Université de Bordeaux im französischen Talence nachgewiesen wurde, stechen visuelle und kognitive Reize Duftsignale mühelos aus. In besagtem Experiment wurden 54 Studierende der Önologie (Weinwissenschaft) aufgefordert, jeweils einen Rot- und einen Weißwein mithilfe von gängigen aromatischen Deskriptoren für Weine zu beschreiben. In einer zweiten Degustationsrunde wurde der gleiche Weißwein mit einem »roten« Wein kombiniert, bei dem es sich jedoch in Wirklichkeit wieder um denselben Weißwein handelte, der zuvor heimlich rot gefärbt worden war. (Es wurden außerdem Tests durchgeführt, um sicherzustellen, dass die rote Farbe sich nicht auf den Geschmack auswirkt.) Bei ihrer Beschreibung des rot gefärbten Weißweins griffen die Studierenden nicht auf das in der ersten Verkostungsrunde benutzte Vokabular zurück, sondern arbeiteten stattdessen ausschließlich mit Deskriptoren für Rotwein. »Aufgrund der visuellen Information«, schrieben die Autoren der Studie, »ließen die Verkoster die Geruchsinformationen außer Acht.« Sie waren der Meinung, Rotwein zu verkosten.

Die Fähigkeit und das Vokabular, um Geruchs- und Geschmackseindrücke in Worte zu fassen, fallen nicht einfach vom Himmel. Als Babys lernen wir sprechen, indem wir benennen, was wir sehen. »Das Baby zeigt auf eine Lampe und die Mutter sagt: ›Ja, eine Lampe‹«, erklärt Johan Lundström, ein Biopsychologe am Monell Chemical Senses Center in Philadelphia. »Das Baby riecht einen Geruch und die Mutter sagt nichts.« Unser ganzes Leben lang kommunizieren wir mithilfe von Bildern. Niemand, vielleicht mit Ausnahme von Sue Langstaff, würde sagen: »Biegen Sie dort, wo es nach Würstchen riecht, links ab.«

»In unserer Gesellschaft ist es wichtig, Farben zu kennen«, erläutert Langstaff über den ansteigenden Lärmpegel der Happy Hour hinweg. Wir müssen den Unterschied zwischen einer grünen und einer roten Ampel kennen. Bitter und sauer, ranzig und hefig, teerig und verbrannt unterscheiden zu können ist hingegen nicht so wichtig. »Wen interessiert's? Schmeckt doch beides scheußlich. Für Brauereien aber ist diese Unterscheidung außerordentlich wichtig.« Brauer und Winzer lernen durch Erfahrung, indem sie Schritt für Schritt ihre Konzentrationsfähigkeit verbessern und ihre Wahrnehmung schärfen. Durch bewusstes Riechen und den Vergleich von Produkten und Inhaltsstoffen erlernen sie eine eigene Sprache des Geschmacks. »Ungefähr so, als würde man einem Orchester zuhören«, meint Langstaff. Zuerst hört man lediglich die Musik als Ganzes, aber im Laufe der Zeit und mit zunehmender Konzentrationsfähigkeit lernt man zu differenzieren, bis man schließlich das Fagott, die Oboe und die Streicher heraushören kann.*

* Im Jahr 2010 setzten der Erfinder George Eapen und der Snackriese Frito-Lay diesen Vergleich in die Praxis um. Im Rahmen eines patentierten Systems wurden Snackartikel mit einem Strichcode versehen, über den man einen fünfzehnsekündigen Audioclip abrufen und herunterladen

Manchen Menschen scheint diese Fähigkeit, ähnlich wie musikalisches Talent, in die Wiege gelegt worden zu sein. Vielleicht besitzen sie mehr Geruchsrezeptoren oder ihr Gehirn ist anders verdrahtet, möglicherweise auch beides. Schon als kleines Kind roch Langstaff gern an den Ledersachen ihrer Eltern. »Geldbörsen, Aktentaschen, Schuhe«, erzählt sie. »Ich war ein seltsames Kind.« Mein Portemonnaie liegt auf dem Tisch und ohne nachzudenken halte ich es ihr unter die Nase. »Aha, schön«, sagt sie. Der Auf-Kommando-Männchen-machen-Aspekt ihrer Arbeit ist manchmal sicher ganz schön lästig.

Zwar spielen wohl auch unterschiedliche genetische Veranlagungen eine Rolle, dennoch ist Langstaff der Meinung, sensorische Untersuchungen seien hauptsächlich Übungssache. Amateure und Neulinge können mithilfe von Übungssets wie beispielsweise »Le Nez du Vin« ihren Geruchssinn trainieren. Diese enthalten eine Vielzahl kleiner Fläschchen mit Referenzmolekülen: isolierte Proben der chemischen Substanzen, aus denen die natürlichen Aromen bestehen.

Erlauben Sie mir an dieser Stelle eine kurze Bemerkung zu Aromen und chemischen Substanzen. Bei allen in der Natur vorkommenden Aromen handelt es sich um chemische Substanzen. Lebensmittel bestehen nun mal aus chemischen Verbindungen, egal ob Bio, ob am Strauch gereift, verarbeitet,

konnte. Er enthielt kurze Musikstücke, in denen die verschiedenen Instrumente jeweils unterschiedliche Geschmackskomponenten verkörpern sollten. In seinem Patent nannte Eapen als Beispiel Tortillachips mit Salsageschmack. »Einleitende Klavierklänge setzen ein, wenn der Konsument das Korianderaroma wahrnimmt … Das gesamte Orchester ist ungefähr in dem Moment zu hören, in dem der Verbraucher die Geschmacksrichtungen Tomatillo und Limette erkennt. Eine zweite Melodiefolge entspricht der scharf-brennenden Geschmacksempfindung, die die Chilisorte ›Serrano‹ erzeugt.« Das US-Patent Nr. 7.942.311 umfasst sogar die entsprechenden Noten für dieses Chips-mit-Salsageschmack-Erlebnis.

unverarbeitet, pflanzlich oder tierisch. Das charakteristische Aroma frischer Ananas? Ethyl-3-(methylthio)propionat, in den Nebenrollen: Lactone, Kohlenwasserstoffe und Aldehyde. Die delikate Essenz einer frisch geschnittenen Gurke? (2E,6Z)-Nona-2,6-dienal. Der unverkennbare Duft einer reifen Williams-Christbirne? Alkyl-(2E,4Z)-Deca-2,4-dienoat.

Von den vier Half-Pints, die vor uns auf dem Tisch stehen, bevorzugt Langstaff das mit dem niedrigsten Alkoholgehalt, ein Erdbeer-Weizenbier. Mir schmeckt das Indian Pale Ale am besten, doch das ist für Langstaff kein Bier, das man trinkt, wenn man gemütlich in der Kneipe sitzt. Sie würde es eher zum Essen trinken.

Ich frage Sue Langstaff – die seit über 20 Jahren als sensorische Sachverständige für die Brauindustrie tätig ist und bereits zweimal Jurymitglied des Great American Beer Festival war –, was sie bestellen würde, wenn sie die Wahl hätte zwischen einem India Pale Ale und einem Budweiser.

»Ich würde ein Bud bestellen.«

»Ach kommen Sie, Sue.«

»Doch, wirklich!« Das erste Ausrufezeichen an diesem Nachmittag. »Bud wird immer so schlechtgemacht. Dabei ist es ein hervorragend gebrautes Bier. Es ist klar im Geschmack, es ist erfrischend. Wenn man den Rasen gemäht hat und danach etwas trinken will, das erfrischt und den Durst löscht, würde man wohl kaum das hier trinken.« Sie zeigt auf das India Pale Ale.

Von allen Deskriptoren im Lexikon der Bieraromen, das ich mitgebracht habe, würde Langstaff lediglich zwei benutzen, um Budweiser zu beschreiben: malzig und würzig. Doch sie warnt mich davor, Komplexität mit Qualität gleichzusetzen. »Das ganze Blabla, das man auf Weinflaschen oder in

Weinzeitschriften liest, wo einem ein Dutzend Deskriptoren um die Ohren gehauen werden … Das hat nichts mit sensorischer Bewertung zu tun. Das ist reines Marketing.«

Geschmack – im Sinne einer persönlichen Präferenz, eines Werturteils – ist immer subjektiv. Zudem ist er kurzlebig, geprägt von Trends und Moden. Geschmack ist zu einem Drittel Mund und Nase und zu zwei Dritteln Ego. Selbst Aromen, bei denen sich Experten einig sind, dass es sich um »Mängel« handelt, können zu einem Kennzeichen erlesenen Geschmacks werden. Langstaff erzählt von einer kleinen Brauerei im Norden Kaliforniens, deren Biere Aromen aufweisen, die hart an der Grenze zum Geschmacksfehler liegen. Erreicht wird dies, indem bei der Herstellung absichtlich Bakterienstämme hinzugefügt werden, die für ihre bierschädigende Wirkung bekannt sind. Man kann im Prinzip fast allem etwas abgewinnen, wenn man es nur häufig genug probiert oder unbedingt Trends setzen will. Wer sich mit dem Schweißfußgestank von Limburger Käse oder dem fauligen Leichengeruch der Durianfrucht anfreunden kann, wird auch ein durch Bakterien sauer gewordenes Bier mit Genuss trinken können. (Doch auch in dieser Hinsicht gibt es vermutlich Grenzen. Kommt Olivenöl in Kontakt mit faulenden Ablagerungen, die sich auf dem Boden des Lagerbehälters angesammelt haben, entstehen Aromen, die auf dem von Langstaff entwickelten Aromamängel-Rad für Olivenöl wie folgt beschrieben werden: »Babywindeln, Dung, Erbrochenes, schlecht gewordene Salami, Klärrückstände, Abwasserbecken eines Schweinezuchtbetriebs.«)

Da die Leute sich schwer damit tun, Qualität anhand des Geschmacks zu erkennen, neigen sie dazu, als Gradmesser dafür den Preis heranzuziehen. Das ist ein Fehler. Langstaff bewertet seit 20 Jahren beruflich Weine. Ihrer Meinung nach beruht der Unterschied zwischen einem 500 Dollar teuren

Wein und einem, der nur 30 Dollar kostet, größtenteils auf einem durch geschickte Werbung erzeugten Hype. »Weingüter, die ihre Weine für 500 Dollar die Flasche verkaufen, haben die gleichen Probleme wie Weinbaubetriebe, deren Weine nur 10 Dollar kosten. Man kann nicht sagen, dass etwas nicht gut gemacht ist, nur weil es preiswert ist.« In den meisten Fällen schmeckt den Leuten der teure Wein nicht einmal besser – wenn sie nicht vorher das Etikett zu Gesicht bekommen. Paul Wagner, ein bekannter Weinkritiker und Mitgründer des Branchenblogs *Through the Bunghole* (»Durch das Spundloch«), spielt in seinem Weinmarketing-Seminar am Napa Valley College immer dasselbe Spiel. Die Studierenden, von denen die meisten bereits viele Jahre Erfahrung in der Branche vorweisen können, sollen dabei sechs Weine beurteilen, deren Etikett durch eine braune Papiertüte verdeckt ist – eine nette Anspielung auf die amerikanische Sitte, Alkohol in der Öffentlichkeit nur verdeckt zu konsumieren. Bei allen Weinen handelt es sich um Sorten, die Wagner selbst gerne trinkt. Stets ist mindestens ein Wein dabei, der günstiger als 10 Dollar ist, zwei kosten jeweils mehr als 50 Dollar. »In den letzten 18 Jahren«, so erzählte er mir, »wurden die günstigsten Weine im Durchschnitt jedes Mal am besten bewertet, während die zwei teuersten auf den letzten Plätzen landeten.« Im Jahr 2011 erzielte ein Gallo Cabernet Sauvignon die beste Bewertung, ein Chateau Gruaud Larose (der im Einzelhandel zwischen 60 und 70 Dollar kostet) kam im Gegenzug nicht über den letzten Platz hinaus.

Skrupellose Händler nutzen diesen Umstand zu ihren Gunsten. In China geben auf Prestige bedachte Neureiche ein Vermögen für gefälschte Bordeaux-Weine aus. Ähnliches geschieht mit Olivenöl. »Die Vereinigten Staaten sind eine Müllkippe für schlechtes Olivenöl«, verrät mir Langstaff.

Unter europäischen Herstellern ist es kein Geheimnis, dass Amerikaner gutes Olivenöl nicht von schlechtem unterscheiden können. Das neu gegründete Olive Center, das als Teil des Robert Mondavi Institute for Wine and Food Science auf dem Campus der University of California in Davis angesiedelt ist, will dies ändern.

Ein erster Schritt in diese Richtung sind Verkostungen. Ich weiß nicht, welches Weingut zuerst auf die Idee gekommen ist, Weindegustationen nicht mehr ausschließlich für Winzer, sondern auch für den Normalverbraucher anzubieten, doch dieser Einfall hat sich als Marketing-Geniestreich entpuppt. Denn durch Weinverkostungen entstehen Weinenthusiasten, Weinsammler, Weintourismus, Weinmagazine, Weinwettbewerbe, Weinsucht – alles in allem eine mehrere Milliarden Dollar schwere Industrie. Olivenbäume wachsen unter den gleichen Klima- und Bodenbedingungen wie Weintrauben. Die Olivenölhersteller in Napa Valley haben sich deshalb schon länger mit der Frage herumgeschlagen, was sie tun müssen, um auch ein Stück vom Kuchen abzubekommen.

Das Olive Center veranstaltet jedoch nicht nur Verkostungen, sondern hat Sue Langstaff auch damit beauftragt, ein Team von Geschmacksprüfern zu schulen und daraus ein sogenanntes Geschmackspanel für den Standort Davis der University of California zusammenzustellen. Ein Geschmackspanel (oder genauer gesagt ein Sensorikpanel) ist eine Gruppe von Prüfern, die Aussehen, Geruch und Geschmack eines Lebensmittels beurteilen. Üblicherweise handelt es sich dabei um Fachleute aus der Branche. Langstaff möchte die Gruppe jedoch auch für Laien öffnen, aus dem einfachen Grund, weil man Leuten, die noch nichts wissen, leichter etwas beibringen kann als Leuten, die schon alles zu wissen meinen. Wie ich der Website des Centers entnehme, werden derzeit Personen gesucht, die Lust haben, sich zum Verkoster ausbilden zu lassen. In Kürze werden entsprechende »Eignungsprüfungen« stattfinden. Ich kenne zumindest eine Nichtswisserin, die auf jeden Fall dabei sein wird.

Das Olive Center ist kleiner, als der Name vermuten lässt. Es besteht aus einem einzigen Büro im ersten Stock des zum Robert Mondavi Institute gehörenden Sensory Building und muss sich den Empfangsbereich mit einem anderen Institut teilen. Überall auf den Aktenschränken stehen Olivenölflaschen und Olivengläser, auch der Teppichboden ist bereits voll davon. Das Center ist zu klein, um die Eignungsprüfungen darin abhalten zu können, deshalb finden diese nebenan im Silverado Vineyards Sensory Theater statt, dem Hörsaal des Gebäudes, in dem im Rahmen von wissenschaftlichen Seminaren auch Verkostungen durchgeführt werden. (Das kalifornische Weingut Silverado hat den Saal mitfinanziert. Außerdem hat jeder Stuhl einen eigenen Sponsor, dessen Name auf einer kleinen Plakette eingraviert ist.)

Langstaff betritt den Raum beladen wie ein Packesel. Über ihren Schultern hängen drei Tragetaschen und sie schiebt ein Wägelchen vor sich her, auf dessen Etagen sich Öle, Laptops, Wasserflaschen und Becher stapeln. Sie trägt eine graubraune Hose, schwarze Sportsandalen und ein kurzärmliges Hawaii-Hemd, allerdings ohne Inselmotiv. Als Erstes verliest sie die Namen der Teilnehmer: 20 Leute haben sich eingefunden. Davon kommen zwölf in die Vorauswahl; lediglich sechs von ihnen werden anschließend zu Geschmackstestern ausgebildet.

Dann erläutert Langstaff die Grundregeln für die künftigen Prüfer: Bitte kommen Sie zu allen Terminen, bitte seien Sie pünktlich. Und umgänglich. »Wir werden im Rahmen der Tests auch ein paar widerlich schmeckende Öle verkosten. Sie werden sie trotzdem in den Mund nehmen müssen.* Zum Wohle der Wissenschaft. Zum Wohle des Olivenöls. Wir sind hier, um den Erzeugern zu helfen, um ihnen zu erklären, welche Eigenschaften ihr Öl besitzt, ob es Mängel aufweist und was sie im nächsten Jahr anders machen können – ob sie die Oliven beispielsweise besser verarbeiten oder zu einem anderen Zeitpunkt ernten sollten und so weiter.« Eine finanzielle Entschädigung wird es nicht geben. Noch nicht einmal das 7 Dollar teure Parkticket wird einem erstattet. Die Geschmacksprüfer, die bereits seit Längerem dabei sind, sind berüchtigt für ihre »kratzige« Art, um es mit einem offiziellen sensorischen Deskriptor für Olivenöl auszudrücken.

»Jetzt denken Sie vielleicht: ›Oh Schreck, ich will lieber doch nicht mitmachen.‹« Die Veranstaltung ist nichts für schwache Nerven. Wer es sich doch noch anders überlegen will, darf einpacken und gehen.« Niemand rührt sich.

»Na schön, dann wollen wir mal«; Langstaff blickt sich prüfend im Saal um. »Alle Klappen hoch.« Damit sind die abnehmbaren Trennwände gemeint, mit denen die langen

* Es geht allerdings noch schlimmer. Im Jahr 1984 stellte ein Team von Agrarforschern aus Pennsylvania ein Ziegenmilch-Sensorikpanel zusammen, das ermitteln sollte, woher der eklige »ziegenartige« Beigeschmack stammt, der zeitweise das Aroma von Ziegenmilch beeinträchtigt. Als Hauptverdächtiger galt ein übler Geruch aus den Duftdrüsen liebestoller Ziegenböcke. Doch auch folgende Möglichkeit durfte nicht außer Acht gelassen werden: »Der brünstige Bock bespritzt sich am Kinn und im Halsbereich mit Urin.« Schließlich wurden fünf hervorstechende Komponenten aus dem Urin und den Duftdrüsen der brünstigen Böcke isoliert und nacheinander den reinen, süßlich schmeckenden Ziegenmilchproben zugegeben. Anschließend mussten die Geschmacksprüfer jede Probe im Hinblick auf die Geschmacksrichtungen »ziegenartig«, »ranzig« und »moschusmelonenartig« beurteilen. Einfache Antworten schien es nicht zu geben. In ihrem Fazit schrieben die Forscher: »Eine gründliche Untersuchung des ›ziegenartigen‹ Aromas würde den Rahmen dieser Studie sprengen.«

Tische des Hörsaals in private Verkostungskabinen unterteilt werden können. Auf diese Weise wird man nicht vom Gesichtsausdruck seines Sitznachbarn beeinflusst (und kann außerdem nicht abschreiben). Studierende des Studiengangs Sensorikforschung gehen durch die Reihen, ziehen die Trennwände aus den Halterungen heraus und schieben sie in die vorgesehene Position, wie Helfer am Set einer Quizshow.

Dann wird vor jeden Teilnehmer ein Plastiktablett gestellt. Darauf befinden sich acht kleine, mit einem Deckel verschlossene Becher. Jeder Becher enthält eine Flüssigkeit mit einem charakteristischen Duft. Becher schwenken, schnuppern, Geruch erkennen. Manche sind einfach: Mandelextrakt, Essig, Olivenöl. Aprikose erfordert ein zwei Minuten langes, gründliches Nachdenken. Andere kann ich, egal wie oft und wie lange ich daran rieche, einfach nicht zuordnen. Laut der Fachzeitschrift *Chemical Senses* dauert ein »typischer menschlicher Riechvorgang« 1,6 Sekunden, das durchschnittliche Atemzugsvolumen beträgt dabei 500 Milliliter. Ich rieche mindestens doppelt so lange und intensiv. Die Art, wie ich schnüffele, ist vergleichbar mit dem Verhalten von hilflosen Amerikanern, die sich mit nicht englischsprachigen Leuten zu verständigen versuchen, indem sie besonders laut auf sie einreden. Eines der Aromen wird sich später als Salzlake herausstellen – die Flüssigkeit, in die Oliven eingelegt sind. Dreizehn von zwanzig haben dies richtig erkannt, eine beeindruckende Anzahl. Sie ist aber auch darauf zurückzuführen, dass an der heutigen Eignungsprüfung überwiegend Olivenexperten teilnehmen.

Als Nächstes steht ein sogenannter »Dreieckstest« an: drei Olivenölproben, wovon zwei identisch sind. Unsere Aufgabe besteht darin, die abweichende Probe zu erkennen. Wir bekommen Pappbecher mit Wasser zum Ausspülen und große rote Plastikbecher zum Ausspucken. Sie sehen aus wie die Partybecher, die samstag- und sonntagmorgens immer auf dem Rasen und im Eingangsbereich der Verbindungshäuser herumliegen. Die rote Farbe dient hier vermutlich als Warnung: Nicht daraus trinken! Langstaff sitzt vorne am Pult und blättert in einer Zeitschrift.

Auf dem vom Weingut B. R. Cohn Winery gesponserten Sitz läuft es indes gar nicht gut. Alle drei Olivenöle schmecken für mich gleich: nach einem Hauch von frisch gemähtem Gras, mit einem pfeffrigen Abgang. Ich schmecke weder Apfel, Avocado, Melone, Papaya, Obstsalat, Mandel noch grüne Tomaten, Artischocke, Zimt, Katzenurin, Hanf, Parmesan, verdorbene Milch, Pflaster, zerquetschte Ameisen oder irgendeinen anderen positiven oder negativen Olivenölgeschmack heraus, der mir helfen könnte, ein Öl von den beiden anderen zu unterscheiden. Da mir die Zeit davonläuft, spucke ich völlig ungehemmt aus. Ich trinke das Öl, als wäre es Tee. Langstaff mustert mich über den Rand ihrer Brille hinweg. Ich wische mir mit dem Handrücken über Mund und Kinn, auf der Hand bleibt eine glänzende Spur zurück.

Unsere letzte Aufgabe besteht darin, fünf verschiedene Olivenöle nach dem Grad ihrer Bitterkeit zu ordnen. Das erweist sich zumindest für mich als überaus schwierig, da ich keines der Öle als bitter beschrieben hätte. Überall um mich herum machen Leute Geräusche wie schlecht erzogene Suppenesser, sie führen den Ölen Sauerstoff zu, um die aromatischen Gase freizusetzen. Ich vollführe schmatzende Bewegungen mit meiner Zunge, wie Bugs Bunny, der auf seiner Möhre herumkaut, aber auch das hilft nicht. Lange bevor die Prüfungszeit abgelaufen ist, gebe ich auf. Ich tue etwas, das ich in meinem ganzen streberhaften Leben noch nie getan habe: Ich strecke die Waffen und rate – nicht zuletzt auf Geheiß meines Magens, der mit der ungewohnten Zufuhr nicht unbeträchtlicher Mengen reinen Olivenöls schwer klarkommt.

Nachdem alle anderen gegangen sind, lässt mich Langstaff die Antworten einiger Teilnehmer lesen (selbstverständlich so, dass ich die Namen nicht sehen kann). Allen, die bei der letzten Aufgabe gut abgeschnitten hatten – erstaunlicherweise lagen viele mit ihrer Zuordnung der Öle nach dem Grad der Bitterkeit fast hundertprozentig richtig –, war ebenfalls aufgefallen, dass es sich bei Aroma Nummer 7 im ersten Test nicht bloß um Olivenöl, sondern um *ranziges* Olivenöl gehandelt hatte. Immerhin vier von zwanzig Teilnehmern, allesamt Olivenfachleute, hatten dieses Detail erschnuppert. (Ich hingegen hatte am Geruch des Öls nichts auszusetzen gehabt. Im Gegenteil, ich war ganz einer Meinung mit der Schnarchnase, die auf ihren Antwortbogen geschrieben hatte: »Ach, und dazu ein leckeres Stück Brot!«)

Was ich interessant finde: Die Leute, die beruflich mit Oliven und Olivenöl zu tun haben und von denen die meisten wahnsinnig gut beim Einstufungs- und Dreieckstest abgeschnitten hatten, waren bisweilen überfragt, wenn es um das Erkennen ganz gewöhnlicher, für mich offensichtlicher Aromen ging. So hatte eine Frau beim ersten Riechtest zwar registriert, dass das Olivenöl »ranzig, muffig« war, den Mandelextrakt hingegen hatte sie nicht erkannt. Sie schrieb: »Cranberry, fruchtig, süß, Aloe-Vera-Saft«. Das künstliche Butteraroma Diacetyl, das etwa Kino-Popcorn zugesetzt wird, schmeckte für sie nach »Lakritz, Bonbon, Kaugummi«. Im Alltag von Olivenexperten spielen diese Aromen keine Rolle, daher gibt es keinen Grund, warum sie sie kennen sollten. Dies ist ein Beleg für Langstaffs an früherer Stelle geäußerte These. Genau wie bei jeder anderen Sprache wird man besser, je mehr man übt und je intensiver man mit der Sprache in Berührung kommt. (Allerdings braucht es seine

Zeit; die durchschnittliche Ausbildungsdauer für Leute, die Mitglied eines Sensorikpanels werden wollen, beträgt 60 Stunden.)

Ich persönlich brauche mir darüber allerdings erst einmal keine weiteren Gedanken zu machen. Um 9 Uhr abends erhalte ich eine E-Mail von Langstaff. »Hi Mary. Ich hoffe, die Eignungsprüfung hat Ihnen Spaß gemacht. Leider sind Sie nicht weitergekommen.«

Sensorikanalysen werden nicht nur in der Genussindustrie im Napa Valley durchgeführt. Für jedes in einigermaßen großem Maßstab hergestellte Nahrungsmittel oder Getränk gibt es ausgebildete Geschmacksprüfer und sensorische Deskriptoren. Beim Herumstöbern in Fachzeitschriften über Sensorikforschung bin ich auf Aromalexika für Hammelfleisch, Erdbeerjoghurt, Chicken Nuggets, reifende Sardellen, Mandeln, Rindfleisch, Schokoladeneis, in Teichen gezüchtete Welse, gereiften Cheddar, Reis, Äpfel, Roggenbrot und den »Aufwärmgeschmack«, der bei wiederaufgewärmten Fleischgerichten auftritt, gestoßen.

Die Arbeit umfasst jedoch weit mehr als das bloße Aufspüren von Mängeln. Sensoriker und Geschmackspanels sind auch an der Entwicklung neuer Produkte beteiligt. Und sie sorgen dafür, dass der Geschmack von bewährten Produkten auch dann gleich bleibt, wenn deren Rezeptur geändert wird – beispielsweise um den Fett- oder Salzgehalt zu senken. Sie arbeiten eng mit der Marktforschungsabteilung zusammen. Wenn ein Interview mit einer Fokusgruppe ergibt, dass Verbraucher eine bestimmte Salatsoße einer anderen (oder der der Konkurrenz) vorziehen, werden häufig Sensorikexperten hinzugezogen, um zu ermitteln, welche hervorstechenden Geschmackseigenschaften das beliebtere Produkt aufweist. Ausgehend von diesen Eigenschaften können Lebensmittelchemiker dann im Anschluss versuchen, die Rezeptur durch minimale Änderungen zu optimieren.

Warum setzt man hierfür eigentlich Menschen und keine moderne Labortechnik ein? Weil die Laborgeräte zwar Dutzende von chemischen Unterschieden* zwischen zwei Produkten aufspüren würden, doch nicht in der Lage wären, ihnen eine entsprechende sensorische Bedeutung zuzuordnen. Welche dieser unzähligen Unterschiede in der chemischen Zusammensetzung sorgen für eine wahrnehmbare geschmackliche Veränderung und welche liegen unterhalb der menschlichen Wahrnehmungsschwelle? Kurz gesagt, welche wirken sich im Kopf und im Mund der Verbraucher aus? Diese Frage kann nur ein menschlicher Bewerter beantworten. »Den Verbraucher selbst kann man ja leider nicht fragen«, meint Langstaff. »Wenn man von ihm wissen will: ›Warum schmeckt dieses Produkt besser?‹, antwortet er: ›Weil ich den Geschmack lieber mag.‹« Das Geschmacksvokabular von Konsumenten ist äußerst beschränkt: bäh und mjam.

Welches Produkt ein Geschmackstester persönlich bevorzugt, ist übrigens nicht von Belang. Es kann gut sein, dass ihm keines der Produkte schmeckt, vielleicht noch nicht einmal die Produktkategorie im Allgemeinen. (Langstaff beispielsweise trinkt Bier eher selten aus freien Stücken.) »Man fragt ja auch nicht seinen Gaschromatografen, ob er das Olivenöl mag, das er gerade analysiert«, hat Langstaff uns während der Eignungsprüfung eingebläut. Das Ziel ist, so neutral, so analytisch, so Mr-Spock-mäßig wie möglich zu sein.

Dies erklärt vielleicht, wie es einem kanadischen Forscherteam gelingen konnte, neun Männer und Frauen zu finden,

* Höchstwahrscheinlich sogar mehr. Das *Handbook of Fruit and Vegetable Flavors* enthält eine vierseitige Tabelle aller Aromabestandteile, die in frischer Ananas vorkommen: insgesamt 716 verschiedene chemische Substanzen.

die sich bereit erklärten, ein Aromalexikon und eine Reihe von Verkostungsprotokollen für Katzenfutter in Dosen zu entwickeln. Für Menschen. Um Katzenfutter zu verkosten. Und dabei durften sie nicht zimperlich sein. Das Protokoll für die Bewertung des »Fleischstücke-Anteils« (für das »Soßengelee« gab es ein eigenes Protokoll) schrieb vor, dass die Probe »10 bis 15 Sekunden lang im Mund hin- und herbewegt und gekaut [und] ein Teil der Probe heruntergeschluckt wird«.

Das Ziel dieser Versuche war es, eine Art Code zu entwickeln, um die nonverbalen Vorlieben von Katzen in Sprache übersetzen zu können. Theoretisch könnten Unternehmen mithilfe von menschlichen Testpersonen sensorische Profile der Futtersorten erstellen, die Katzen gut schmecken, um auf diese Weise den Erfolg neuer Rezepturen vorherzusagen. In der Praxis hat sich diese Methode allerdings nie richtig durchgesetzt.

Da man befürchtete, Leute mit »einer stark ausgeprägten negativen Einstellung« bezüglich des Verkostens von Katzenfutter könnten noch vor Ende des Projekts das Handtuch werfen, wurden die Bewerber für das Geschmackspanel bei der Vorauswahl gebeten, die einzelnen Katzenfuttersorten nicht nur zu beschreiben, sondern auch danach zu ordnen, wie sie ihnen geschmeckt hatten. (Wie ich höchst erstaunt feststellte, war die durchschnittliche Bewertung zwischen »schmeckt mir ein bisschen« und »habe keine richtige Meinung dazu« angesiedelt.) Dank dieses ungewöhnlichen Datenbestands wissen wir jetzt auch, dass Menschen Katzenfutter mit Thunfisch- und Kräutergeschmack lieber mögen als Katzenfutter mit den Aromadeskriptoren »ranzig«, »nach Fleischabfällen schmeckend«, »nach Getreide schmeckend« oder »verbrannt«.

Aber Menschen sind nun mal keine Katzen, wie wir gleich sehen werden.

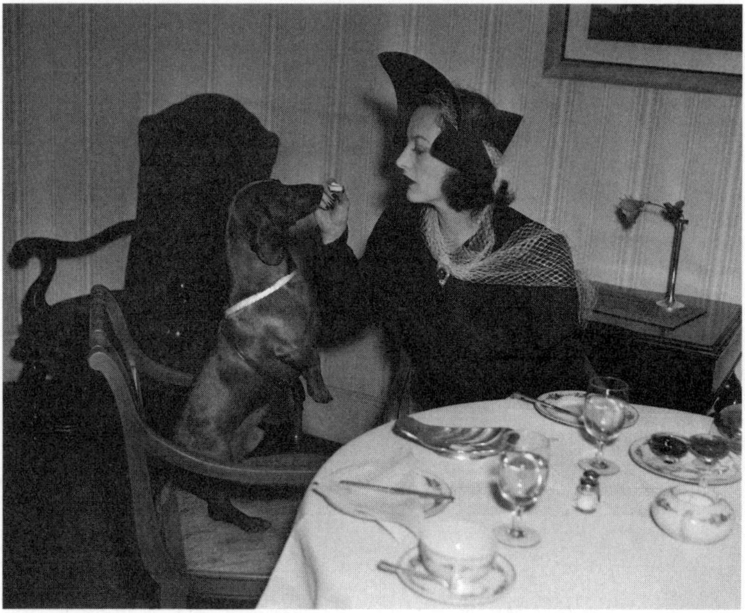

2 Einmal Putrescin, bitte

Ihr Haustier is(s)t nicht wie Sie

Trotz des kryptischen Firmennamens und der für einen Bürokomplex typischen anonymen Architektur weiß man in dem Moment, in dem man im Konferenzsaal von AFB International Platz nimmt, welcher Art von Geschäft hier nachgegangen wird. Im Besprechungsraum riecht es nach Trockenfutter, und durch eine Glasfront, die die gesamte Wand einnimmt, blickt man auf eine kleine Extrusionsanlage, um die Männer und Frauen in Laborkitteln und blauen Hygiene-Überschuhen herumlaufen und Rollwagen aus Metall vor sich her schieben. AFB produziert geschmackstragende Überzüge für Trockenfutter. Um die Überzüge zu testen, stellt das Unternehmen mithilfe der Extrusionsanlage zunächst kleine Mengen an geschmacksneutralem Futter her und versieht diese dann mit den verschiedenen Beschichtungen. Anschließend wird das aromatisierte Trockenfutter einem Verbraucherpanel vorgesetzt, um zu ermitteln, wie gut es ankommt. Die Teilnehmer des Panels – Spanky, Thomas, Skipper, Porkchop, Mohammid, Elvis, Sandi, Bela, Yankee, Fergie, Murphy, Limburger und 300 weitere Hunde und Katzen – wohnen im Palatability Assessment Resource Center (PARC), dem Ressourcenzentrum zur Bewertung der Schmackhaftigkeit von AFB, das etwa eine Stunde von dem in einem Vorort von St. Louis gelegenen Hauptsitz des Unternehmens entfernt ist.

Pat Moeller, Vice President des Unternehmens, ich selbst und einige Mitarbeiter haben um einen ovalen Konferenztisch Platz genommen. Moeller ist ein sympathischer Mann mittleren Alters, der kein Blatt vor den Mund nimmt. Er hat schmale, von Natur aus dunkelrote Lippen und einen ausgeprägten Amorbogen. Dennoch wäre es unrichtig, sein Erscheinungsbild als feminin zu beschreiben. Moeller hat früher als Berater für die NASA gearbeitet und genauso sieht er auch aus. Die grundlegende Schwierigkeit, vor die sich die Tierfutterbranche gestellt sieht, besteht laut Moeller darin, die Wünsche und Bedürfnisse von Haustieren mit denen ihrer Besitzer in Einklang zu bringen. Diese stehen nämlich häufig im Widerspruch zueinander.

Trockenfutter auf Getreidebasis setzte sich während des Zweiten Weltkriegs durch, als aufgrund der Rationierung von Zinn die Konservenfabrikation eingestellt wurde, und damit auch die Konservierung von Hundefutter aus Pferdefleisch (das es im Überfluss gab, seit das Automobil in den USA populär geworden war und immer mehr Leute ihre Gäule zum Abdecker brachten). Was auch immer die Heimtiere von der Veränderung gehalten haben mögen – die Tierhalter waren jedenfalls begeistert. Trockenfutter verursachte nicht viel Dreck, stank auch nicht so und war wesentlich komfortabler in der Handhabung. Oder, wie es seinerzeit eine zufriedene Käuferin von patentiertem Katzenfutter der Marke Spratt's ausdrückte: Die kleinen Leckerli seien »sowohl praktisch als auch ungemein reinlich«.

Um dem Nährstoffbedarf von Haustieren gerecht zu werden und gleichzeitig die günstigen, praktischen, ungemein reinlichen Produkte anbieten zu können, die sich die Herrchen wünschen, mischt die breite Masse der Tierfutterhersteller tierische Fette und Tiermehl mit Soja und Weizenkörnern und setzt diesem Gemisch Vitamine und Mineralstoffe zu. Auf diese Weise entstehen billige, nahrhafte Pellets, die keiner fressen will. Katzen und Hunde werden nicht freiwillig zu Körnerfressern, erklärt Moeller. »Deswegen versuchen wir herauszufinden, wie wir das Futter möglichst schmackhaft machen können, damit sie ausreichend viel davon fressen und ihre Nährstoffversorgung sichergestellt ist.«

An dieser Stelle kommen die »geschmacksverbessernden Zusätze« ins Spiel. AFB entwickelt pulverförmige geschmackstragende Überzüge für essbare extrudierte Formen. Vor seiner Tätigkeit bei AFB hat Moeller für den Snack-Produzenten Frito-Lay gearbeitet. Dort war er für die Entwicklung von, ähm, pulverförmigen geschmackstragenden Überzügen für essbare extrudierte Formen zuständig. »Es gibt viele Parallelen«, räumt er ein. Auch ein Cheeto-Käseflip ohne Pulverbeschichtung schmeckt praktisch nach nichts.* In ähnlicher Weise stellen die Soßen auf Fertiggerichten im Grunde »geschmackstragende Überzüge« für Menschen dar. Bei der Herstellung von Hähnchenfleisch für Mikrowellengerichte wird dem Essen selbst lediglich ein mildes bis nicht vorhandenes Aroma verliehen. Der Geschmack kommt fast ausschließlich von der Soße – mit Absicht. Moeller erklärt das wie folgt: »Man will eine Ausgangsbasis haben, die man dann mit zwei, drei oder mehr Soßen verfeinern kann, um auf diese Weise ein umfangreiches Produktsortiment zu erhalten.«

Heimtierfutter gibt es in einer Vielzahl von unterschiedlichen Geschmacksrichtungen, weil wir Menschen das mögen**

* Moeller, der nackte Cheetos schon einmal probiert hat, vergleicht den Geschmack mit ungesüßten Maispops.

** Oder zumindest denken wir, dass wir das mögen. In Wirklichkeit isst eine Durchschnittsperson regelmäßig nicht mehr als etwa 30 verschiedene Lebensmittel. »Unsere Bandbreite ist ziemlich begrenzt«, erläutert Adam Drewnowski, Leiter des Zentrums für Adipositasforschung der University of Washington, der nachgezählt hat. In der Mehrzahl der Fälle reichten vier Tage aus, um das gesamte Repertoire zu erschöpfen.

und wir annehmen, dass unsere Haustiere dasselbe mögen wie wir. Doch da täuschen wir uns gewaltig. »Besonders Katzen«, so Moeller, »kommen mit Abwechslung oft schlechter zurecht als mit Eintönigkeit.«

Nancy Rawson, die mir gegenübersitzt, ist die Leiterin der Grundlagenforschung bei AFB und eine Expertin, was den Geschmacks- und Geruchssinn von Tieren angeht. Sie erlaubt sich die Bemerkung, dass Katzen in freier Wildbahn mehr oder weniger »monogeusisch« leben, das heißt, dass sie sich in der Regel auf eine Geschmacksrichtung beschränken. Selbst Hauskatzen jagen normalerweise entweder Mäuse oder Vögel und nicht beides. Aber seien Sie unbesorgt: Der Unterschied zwischen »Fisch für die Feinschmeckerkatze« und »Gourmetgeflügel für den Stubentiger« beschränkt sich im Wesentlichen auf den Namen und das Bild auf dem Etikett. »Vielleicht ist in dem einen mehr Fischmehl und in dem anderen mehr Geflügelmehl enthalten«, meint Moeller, »aber auf den Geschmack hat das, wenn überhaupt, nur geringe Auswirkungen.«

Das Ausmaß, in dem Amerikaner ihre eigenen Vorlieben und Ängste in puncto Ernährung auf ihre Haustiere projizieren, ist in letzter Zeit ins Absurde gestiegen. Einige Kunden von AFB vermarkten inzwischen 100 Prozent vegetarisches Katzenfutter. Die Katze ist, was man einen echten Fleischfresser nennt; Pflanzliches steht nicht auf ihrem natürlichen Speiseplan.

Moeller legt den Kopf schief und hebt kaum merklich die Augenbrauen. Sein Ausdruck signalisiert: »Wenn der Kunde das will…«

Nancy Rawson weiß, wie man Katzen dazu bringt, ihr Gemüse aufzuessen. Diphosphate wirken wie »Katzen-Crack«, so wird mir erklärt. Hersteller von Tierfutter können alle möglichen geschmacklichen Mängel wettmachen, indem sie ihr Trockenfutter einfach mit Diphosphaten überziehen. Rawson hat drei Arten davon in ihrem Büro. Sie werden in schlichten braunen Glasflaschen aufbewahrt – eine Aufmachung, die ihnen einen leicht unheimlichen Eindruck verleiht. Ich frage, ob ich sie probieren kann, was mir, glaube ich, einige Pluspunkte einbringt. Saures Natriumdiphosphat, liebevoll auch SAPP genannt, ist ein Bestandteil des allerersten Patents, das AFB angemeldet hat, und dennoch hat es bisher kaum jemand, der für das Unternehmen arbeitet, verkosten wollen. Rawson findet das merkwürdig. Ich auch, aber ich ziehe durchaus die Möglichkeit in Betracht, dass es auch Leute gibt, die uns beide merkwürdig finden.

Rawson schraubt eine der Flaschen auf. Dann schenkt sie einen Fingerbreit einer klaren Flüssigkeit in einen Plastikbecher. Zwar liegen geschmacksverbessernde Zusätze für Heimtierfutter zumeist pulverförmig vor, in flüssiger Form eignen sie sich jedoch besser zum Probieren. Um Geschmack wahrnehmen zu können, müssen die Moleküle des Geschmacksstoffs in Flüssigkeit gelöst sein. Diese fließt in die mikroskopisch kleinen Schluchten der Zungenpapillen, wo sie mit den »Knospen« der Geschmacksrezeptorzellen in Berührung kommt, die auf den Papillen angeordnet sind. Das ist einer der Gründe, warum wir dankbar sein müssen, dass es Speichel gibt. Zudem erklärt dies, warum es so reizvoll ist, seine Donuts einzutunken.

Bei der Wahrnehmung von Geschmack handelt es sich um eine Art chemischer Berührung. Geschmackssinneszellen sind nichts anderes als spezialisierte Hautzellen. Sofern man über Hände verfügt, um Nahrung aufzuheben und in den Mund zu befördern, ist es sinnvoll, dass die Geschmackszellen sich auf der Zunge befinden. Hat man jedoch keine, wie beispielsweise Fliegen, ist es womöglich zweckmäßiger, wenn diese auf den Füßen sitzen. »Sie landen auf etwas und rufen: ›Mhmm, Zucker!‹« Rawson gibt eine passable Imitation einer Stubenfliege zum Besten. »Und dann wird automatisch der Rüssel ausgefahren, um die Flüssigkeit aufzusaugen.« Ein Kollege von Rawson erforscht Flusskrebse und Hummer. Beide Arten schmecken mit ihren Antennen. »Leute, die wissenschaftliche Untersuchungen an Hummern anstellen, habe ich immer beneidet. Erst nehmen sie die Antennen unter die Lupe und zum Abendessen gibt es dann Hummer.«

Das Lieblingsuntersuchungstier von Geschmacksforschern ist allerdings der Wels*, aus dem einfachen Grund, weil er so viele Rezeptoren besitzt. Sie sind auf der ganzen Haut verteilt. »Welse sind im Grunde schwimmende Zungen«, erläutert Rawson. Für ein extremitätenloses Lebewesen, das Nahrung findet, indem es sie beim Schwimmen streift, ist das eine sinnvolle Anpassung; zahlreiche Welsarten ernähren sich, indem sie den schlammigen Grund von Flüssen durchstöbern.

Ich versuche mir vorzustellen, wie es wäre, wenn Menschen Dinge schmecken würden, indem sie ihre Haut damit einreiben. Hey, probier doch mal dieses gesalzene Karamelleis, es schmeckt wirklich köstlich. Rawson erklärt, dass ein Wels möglicherweise gar nicht bewusst wahrnimmt, was er da schmeckt. Vermutlich erteilt das neurologische System der Welse den Muskeln lediglich den Befehl zu essen. Etwas zu schmecken, ohne es bewusst wahrzunehmen, hört sich vielleicht erst einmal merkwürdig an, aber wer weiß, vielleicht tun Sie es ja selbst gerade. Menschen verfügen über Geschmacksrezeptorzellen im Darm, im Kehlkopf und in der oberen Speiseröhre, doch nur die Rezeptoren auf der Zunge

* Dies erklärt den irritierenden Geruch von Sumpfwasser auf bestimmten Stockwerken des Monell Chemical Senses Center in den 1980er Jahren. Im Keller befand sich ein riesiger Teich mit Welsen.

leiten ihre Informationen an das Gehirn weiter. »Wofür wir dankbar sein sollten«, meint Danielle Reed, Rawsons ehemalige Kollegin am Monell Center. Sonst würde man auch Dinge wie Galle und Bauchspeicheldrüsenenzyme schmecken. (Man vermutet, dass die Geschmacksrezeptoren im Darm hormonelle Reaktionen auf Moleküle wie beispielsweise Salz oder Zucker hervorrufen und im Falle von gefährlichen bitteren Substanzen Abwehrreaktionen wie Erbrechen oder Durchfall auslösen.)

Unter uns Menschen gilt Schmecken als hedonistisches Unterfangen, doch im Tierreich, genau wie in unserer eigenen Vorgeschichte, war und ist die Geschmackswahrnehmung größtenteils keine sinnliche Erfahrung, sondern erfüllt eine praktische Funktion. Der Geschmackssinn fungiert genau wie der Geruch als Türsteher für den Verdauungstrakt. Im Prinzip handelt es sich um ein chemisches Abtasten nach möglicherweise gefährlichen (bitteren, sauren) und wünschenswerten (salzigen, süßen) Nahrungsbestandteilen. Vor Kurzem schickte mir Phillip Clapham, ein Biologe, der sich mit Walen beschäftigt, eine Fotografie zu, die verdeutlicht, welche Folgen es hat, wenn man ohne Türsteher auskommen muss. Wie die meisten Lebewesen, die ihre Nahrung im Ganzen schlucken, besitzt auch der Pottwal nur einen ziemlich beschränkten Geschmackssinn. Das Foto ist ein Stillleben in Schwarz-Weiß mit fünfundzwanzig Gegenständen, die in Pottwalmägen gefunden wurden: ein Krug, eine Tasse, eine Zahnpastatube, ein Sieb, ein Papierkorb, ein Schuh, eine dekorative Figur. Man könnte meinen, Jona hätte einen Hausstand gründen wollen.

So, jetzt habe ich den Moment lange genug hinausgezögert. Zeit, den geschmacksverbessernden Zusatz zu probieren. Ich nehme den Becher und schnuppere daran. Die Flüssigkeit riecht nach nichts. Ich lasse ein paar Tropfen über die Zunge gleiten. Alle fünf Arten von Geschmacksrezeptoren bleiben untätig. Es schmeckt wie Wasser, dem ein seltsamer Geschmack zugesetzt wurde. Nicht schlecht, nur anders. Nicht nach Essen.

»Möglicherweise ist diese Andersartigkeit etwas Katzenspezifisches«, vermutet Rawson. Vielleicht irgendein Bestandteil des Geschmacks von Fleisch, den Menschen nicht wahrnehmen können. Dass Katzen ein solches Faible für Diphosphate haben, könnte erklären, weshalb das Tier als wählerischer Esser gilt. Reed schmunzelt: »Wir treffen Entscheidungen [über Tierfutter] ausgehend davon, was wir mögen, und wenn unsere Haustiere das Futter dann nicht mögen, beschweren wir uns, sie seien mäklig.«

Man kann unmöglich wissen oder sich auch nur vorstellen, wie Katzen den Geschmack von Diphosphat empfinden. Das wäre, als wollte eine Katze sich vorstellen, wie Zucker schmeckt. Anders als Hunde und andere Allesfresser können Katzen die Geschmacksrichtung »süß« nicht wahrnehmen. Das brauchen sie auch nicht, denn in freier Wildbahn stehen bei Katzen kaum Kohlenhydrate (zu denen auch Einfachzucker gehören) auf dem Speiseplan. Entweder hatten Katzen noch nie ein entsprechendes Gen, um Süße zu schmecken, oder es ist im Laufe der Evolution verloren gegangen.

Nagetiere hingegen sind Süßem richtiggehend verfallen. Man weiß inzwischen, dass sie eher an Fehlernährung sterben als sich von einer mit Zuckerwasser gefüllten Tränke wegzubewegen. Laut einer Fettleibigkeitsstudie aus den 1970er Jahren nahmen Ratten, die im Rahmen einer »All-you-can-eat-Supermarkt«-Diät unter anderem mit Marshmallows, Milchschokolade und Schokoladenkeksen gefüttert wurden, 269 Prozent mehr an Gewicht zu als Ratten, die herkömmliche Laborkost bekamen. Es gibt Mäusearten, die im Laufe eines Tages Diätlimonade in der Größenordnung ihres eigenen Körpergewichts zu sich nehmen können. Da möchte man hinterher nicht ausmisten müssen.

Heißt das, dass Nagetiere genau wie wir Genuss verspüren, wenn sie Süßes schmecken? Oder handelt es sich in ihrem Fall nur um eine Abfolge vorprogrammierter Reaktionen, um Rezeptoren, die Signale aussenden, und Signale, die wiederum die Muskeln steuern? Danielle Reed schickte mir Videoaufnahmen, die darauf schließen lassen, dass Nager den Geschmack von Süßem durchaus bewusst wahrnehmen und zu schätzen wissen. In einem Video sieht man eine weiße Maus, die gerade von einer Zuckerlösung getrunken hat. Gefilmt wurde sie von unten durch einen durchsichtigen Plastikboden, und man sieht in ultralangsamer Zeitlupe, wie sie das Fell um ihren Mund herum ableckt. (Im Untertitel wird der wissenschaftliche Fachbegriff für das Lecken der Lippen eingeblendet. Er lautet: »laterale Zungenprotrusion«.) Ein anderes Video zeigt eine Maus, die gerade Denatoniumbenzoat probiert hat, einen Bitterstoff, mit dem Eltern früher die Nägel ihrer Kinder lackierten, um sie vom Fingernägelkauen abzuhalten. Die Maus versucht alles Mögliche, um auch noch die letzten Spuren der chemischen Substanz loszuwerden. Sie schüttelt den Kopf und reibt sich mit ihren haarigen weißen Vorderbeinen das Gesicht. Dann reißt sie ihr Maul auf und streckt die Zunge heraus, um das widerwärtige Futter loszuwerden.

»Wenn etwas außerordentlich widerlich schmeckt«, erklärte mir Reed, »fahren sie sogar mit der Zunge über die Einstreu, um den Geschmack loszuwerden.« Es ist ihnen also ganz offensichtlich wichtig, wie etwas schmeckt.

Doch was ist im Gegenzug mit Tieren ohne Geschmacksknospen? Bereitet ihnen das Fressen kein Vergnügen? Empfinden sie es lediglich als lästige Aufgabe, die täglich erledigt werden muss? Hat schon einmal jemand – beispielsweise bei einer Python, die eine Ratte verspeist – die Teile des Gehirns beobachtet, die bei Menschen aufleuchten, wenn sie sich an etwas Leckerem erfreuen? Reed weiß es nicht. »Aber bestimmt gibt es irgendwo auf der Welt einen Wissenschaftler oder eine Wissenschaftlerin, die genau in diesem Moment versuchen, eine lebende Python in ein fMRT-Gerät zu stecken.«

Rawson weist darauf hin, dass Schlangen, obwohl sie nicht schmecken können, über einen primitiven Geruchssinn verfügen. Dieser funktioniert über das sogenannte Züngeln. Sie strecken ihre Zunge heraus und nehmen dabei flüchtige Duftmoleküle auf, dann lassen sie die Zunge wieder zurückschnellen und stecken sie in das vomeronasale, auch Jacobson-Organ genannte, Organ am Gaumendach, wo die Moleküle ausgewertet werden. Schlangen sind außerordentlich empfänglich für den Geruch ihrer Lieblingsbeute. Das geht so weit, dass man im Stile eines Hannibal Lecter das Gesicht und die Haut einer Ratte über die Schnauze eines weniger beliebten Beutetiers stülpen könnte und die Python trotzdem versuchen würde, es zu verschlingen. (Stephen Secor, ein Schlangenverdauungsexperte von der University of Alabama, hat diesen Trick vor einigen Jahren angewandt, um eine Szene für eine National-Geographic-Dokumentation nachzustellen. »Hat wunderbar funktioniert«, erzählt er mir. »Ich könnte eine Python auch dazu bringen, eine Bierdose zu fressen, wenn ich dieser einen Rattenkopf aufsetzen würde.«)

Für einen kurzen Zeitraum während ihrer Entwicklung weisen auch menschliche Föten ein vomeronasales Organ auf, auch wenn niemand weiß, ob es funktioniert. Man kann einen Fötus nämlich genauso wenig zu diesem Thema befragen wie eine Python. Rawson vermutet, dass das Organ ein Überbleibsel von damals ist, »als wir aus der Ursuppe* gekrochen sind und die chemischen Substanzen in der Umgebung wahrnehmen mussten, um entscheiden zu können, auf welche wir uns zu- und von welchen wir uns besser wegbewegen sollten.«

Rawson hat Gespräche mit Krebspatienten geführt, deren Geschmacksrezeptoren durch Bestrahlungen zerstört worden sind. Daher hat sie eine ungefähre Vorstellung davon, wie es ist, zu essen, ohne irgendetwas zu schmecken. Eine mehr als unangenehme Erfahrung: »Der Körper sagt: ›Das ist kein Essen, das ist Pappe‹ und lässt einen nicht schlucken. Egal, wie oft man seinem Gehirn klarmacht, dass man essen muss, um zu überleben – man muss trotzdem würgen. Es kann tatsächlich vorkommen, dass solche Leute verhungern.« Rawson kennt einen Wissenschaftler, der Experimente durchgeführt hat, um herauszufinden, ob starke Aromen – die, wie wir aus dem letzten Kapitel wissen, hauptsächlich mit der Nase wahrgenommen werden – nicht vorhandenen Geschmack ersetzen können. Denn auch wenn wir dies nicht bewusst wahrnehmen können, hängen der Geschmacks- und der Geruchssinn auf vielfältige Weise zusammen. Lebensmitteltechnologen machen sich die Synergien zwischen beiden bisweilen zunutze. Durch das Hinzufügen von Erdbeer- oder Vanillearomen – Geschmacksstoffe, die wir mit Süße in Verbindung bringen – kann man Leuten vorgaukeln, ein Nahrungsmittel sei süßer, als es in Wirklichkeit ist. Auf den ersten Blick hinterhältig, ist dies nicht zwangsläufig schlimm, denn es bedeutet, dass dem Produkt weniger Zucker zugesetzt werden muss.

Was uns zurückbringt zu den geschmacksverbessernden Zusätzen und zu der Frage, warum Heimtierfutterhersteller sie so mögen. Oder wie ein Mitarbeiter von AFB es ausdrückt: »Der

* Kein Produkt von Campbell's.

Kunde kann kommen und sagen: ›Also, das ist mein Produkt. Hier und hier will ich sparen und Sie sollen mir jetzt dabei helfen, meine ganzen Missetaten zu vertuschen.‹« Besonders bei Hundefutter ist das gut machbar, da Hunde sich eher auf ihren Geruchs- als auf ihren Geschmackssinn verlassen, wenn sie entscheiden, was und mit wie viel Elan sie etwas fressen wollen. (Pat Moeller schätzt, dass für Hunde der Geruch in einem Verhältnis von 70:30 wichtiger ist als der Geschmack. Bei Katzen entspricht die Relation eher 50:50.) Was man daraus lernen kann: Wenn der geschmacksverbessernde Zusatz verlockend riecht, wird der Hund sich augenblicklich und mit offensichtlicher Freude auf das Essen stürzen, und sein Besitzer wird folglich annehmen, dass das Futter gut ankommt – auch wenn es in Wirklichkeit vielleicht nur gut gerochen hat.

Das Essverhalten von Tieren richtig zu interpretieren ist gar nicht so einfach. So besteht zum Beispiel eines der höchsten Komplimente, die ein Hund seinem Fressen machen kann, darin, es wieder von sich zu geben. Ist ein »Schlinger«, um Pat Moellers Fachausdruck zu benutzen, vom Geruch seines Futters begeistert, wird er zu viel davon zu schnell hinunterschlingen. Als Folge dieser Überfüllung des Magens wird das Essen reflexartig wieder nach oben befördert, um ein Zerreißen der Magenwand zu verhindern. »Kein Hundebesitzer findet das schön, aber es ist der beste Beweis dafür, dass es dem Hund geschmeckt hat.« Zum Glück für die Mitarbeiterinnen und Mitarbeiter im Palatability Assessment Resource Center von AFB gibt es jedoch auch noch andere Möglichkeiten, um die Beliebtheit eines Heimtierfutters zu ermitteln.

»Alle wollen sein wie Meow Mix.« Amy McCarthy, Leiterin des PARC, des Ressourcenzentrums zur Bewertung der Schmackhaftigkeit, steht vor einer Spiegelglasscheibe und blickt in den Raum »Tigerkatze 2«, wo sich ein namenloses Produkt in einem Präferenztest mit Meow Mix, Friskies und einem Trockenfutter ohne Geschmacksüberzug misst. Wenn ein Unternehmen behaupten will, dass Katzen sein Produkt lieber fressen als Meow Mix, muss es in einer Einrichtung wie PARC den Beweis dafür antreten.

Zwei Tierpflegerinnen in hellbraunen Kitteln stehen sich gegenüber. In jeder Hand halten sie flache Metallnäpfe mit Trockenfutter in allen möglichen Brauntönen.* 20 Katzen schleichen um ihre Knöchel. Dann gehen die Frauen gleichzeitig in die Knie und stellen die Näpfe ab.

Der Unterschied zwischen einem Hund und einer Katze wird unmittelbar deutlich. Ein Hund vertilgt sein Fressen in dem Moment, wo es ihm hingestellt wird, Katzen hingegen sind deutlich vorsichtiger und zaghafter. Eine Katze will erst ein wenig probieren. McCarthy lenkt meinen Blick auf das Trockenfutter, das nicht mit geschmacksverbessernden Zusätzen überzogen ist. »Sehen Sie, wie sie es erst ins Maul nehmen und dann ausspucken?«

Alles, was ich sehen kann, ist ein Meer von Katzenköpfen, die sich ruckartig auf- und abbewegen, aber ich nicke trotzdem.

»Und sehen Sie mal hier.« Sie deutet auf den Meow-Mix-Napf, wo an einer Stelle bereits der Boden sichtbar ist. Ich frage McCarthy, ob es einen branchenspezifischen Fachbegriff** für die freiliegende Stelle gibt.

* Das bunte Tierfutter, das es Anfang der 1990er Jahre zu kaufen gab, ist mittlerweile vom Markt verschwunden. »Wenn das nämlich wieder hochkommt, hat man den ganzen Teppich voll grüner und roter Farbe«, erklärt Rawson. »Hätte man sich eigentlich denken können, oder?«

** Mein Bruder ist in der Marktforschung tätig. Einmal habe ich nach einem Besuch von ihm im Papierkorb einen dicken Bericht über die Meinungen von Verbrauchern zu feuchten Reinigungstüchern gefunden. Darin kam unter anderem der Ausdruck »Wischerlebnisse« vor.

»Ähm … die Stelle, die vorher mit Trockenfutter bedeckt war?« McCarthy spricht lauter, als man erwarten würde, was vielleicht daher kommt, dass sie mit ihrer Stimme nicht selten das Gebell von Hunden übertönen muss. Sie ist Mitte dreißig, blond und trägt einen Mittelscheitel. Ihr Haar droht ihr andauernd ins Gesicht zu fallen, alle paar Minuten schiebt sie es mit beiden Zeigefingern zurück. Rawsons Haare hingegen sind raspelkurz, ein Haarschnitt, den man in eingeweihten Kreisen wohl als Pixie Cut bezeichnet. Rawson hat mich zum PARC begleitet. Sie selbst ist auch noch nie dort gewesen und möchte etwas darüber erfahren, wie die Präferenztests durchgeführt werden und wie die Verfahren eventuell verbessert werden könnten.

Währenddessen trifft ein paar Räume weiter Hundefutter A, das mit einem von AFB neu entwickelten Geschmacksträger überzogen wurde, auf ein Konkurrenzprodukt. Die Aufregung ist hörbar. Ein Hund quietscht wie Turnschuhsohlen auf einem Basketballfeld. Ein anderer macht ein schnaubendes Geräusch, das sich anhört wie eine Zwei-Mann-Schrotsäge. Die Tierpfleger tragen hochleistungsfähigen Gehörschutz, wie man ihn von Rollfeldern auf Flughäfen kennt.

Eine Tierpflegerin namens Theresa Kleinsorge öffnet die Tür eines großen Hundekäfigs und stellt vor einem Terriermischling mit dunklen Augenringen zwei Schüsseln ab. Theresa ist klein, hat aber eine ziemlich große Klappe. Ihre Haare sind pink gefärbt und zu einer Igelfrisur gestylt. Sie besitzt sieben Hunde. Amy McCarthy teilt sich ihr Zuhause mit sechs. Die Liebe zu Hunden ist hier mit Händen zu greifen. Das PARC ist die erste Tierfutterversuchseinrichtung, die ihre Tiere in Gruppen statt in Einzelhaltung hält. Mit Ausnahme von bestimmten Präferenztests, für die man die Tiere in Käfige sperrt, um zu verhindern, dass sie abgelenkt werden, setzt das PARC auf eine käfiglose Haltung. Gruppen von Hunden, die entsprechend ihrem Energieniveau zusammengestellt wurden, verbringen ihre Tage herumtollend im Garten.

Der Terriermischling heißt Alabama. Sein Schwanz klopft rhythmisch gegen die Seitenwände des Käfigs. »Alabama ist ein richtiger Gierschlund«, erläutert Theresa. Beim Abfassen ihrer Berichte müssen die Tierpfleger von AFB die persönlichen Fressmarotten der Tiere berücksichtigen. Es gibt Schlinger, Hunde, die ihr Futter umkreisen, Hunde, die es umkippen, und solche, die das Futter erst einmal misstrauisch beschnüffeln. Würde man beispielsweise Alabamas Nachbar Elvis nicht genau kennen, könnte man meinen, die beiden Fressnäpfe, die ihm soeben hingestellt wurden, ließen ihn völlig kalt. Theresa kommentiert Elvis' Verhalten live, während eine Kollegin rasch Notizen macht. »Schnuppert an A. Schnuppert an B. Leckt an B, leckt seine Pfoten. Jetzt widmet er sich wieder A. Betrachtet A. Schnuppert an B. Frisst B.«

Die meisten Hunde sind jedoch entscheidungsfreudiger. Wie zum Beispiel Porkchop*. »Sie werden schon sehen. Erst schnuppert er an beiden, dann wählt er ein Futter aus und frisst es. Wollen wir?« Sie stellt Porkchop zwei Schüsseln vor die Vorderpfoten. »Schnuppert an A, schnuppert an B, frisst A. Haben Sie gesehen? So läuft das bei ihm.«

Die Tierpfleger im PARC versuchen auch, die sich draußen im Garten abspielenden Interaktionen zwischen den Hunden im Auge zu behalten. »Wir müssen wissen«, erklärt McCarthy, »›Bist du niedergeschlagen, weil dir das Fressen nicht schmeckt oder weil Pipes dir vorher deinen Knochen geklaut hat?‹« Theresa erzählt unaufgefordert, dass ein Hund

* Mal ein etwas anderer Hundename: »pork chop« heißt auf Deutsch »Schweinekotelett« (A. d. Ü).

namens Rover sich kürzlich den Magen verdorben habe und Porkchop mit Vorliebe Erbrochenes fresse. Deswegen hatte er anschließend keinen Appetit. Und Sie nun vermutlich auch nicht mehr.

Die Laborassistenten im PARC müssen nicht nur berechnen, wie viel von jedem Futter die Hunde jeweils gefressen haben, sondern zusätzlich auch den Erste-Wahl-Prozentsatz ermitteln, das heißt, sie müssen ausrechnen, wie viel Prozent der Hunde ihre Schnauze zuerst in das neue Futter gesteckt haben. Diese Zahl ist für einen Tierfutterhersteller äußerst wichtig, denn für Hunde gilt, wie Moeller erläutert, die folgende Regel: »Hat man sie erst einmal zum Futternapf gelockt, dann fressen sie auch, meistens zumindest.« Während des Fressens kann es zwar sein, dass der Hund zum anderen Futter übergeht und letzten Endes sogar mehr davon verzehrt, doch da die meisten Leute ihrem Hund ja keine Auswahlmöglichkeiten bieten, werden sie auch nie erfahren, inwieweit die anfängliche, geruchsgesteuerte Begeisterung ihres Haustiers während des Fressens möglicherweise nachgelassen hätte.

Die Herausforderung besteht darin, einen Geruch zu entwickeln, auf den Hunde versessen sind, von dem ihre Besitzer aber nicht »reihern« müssen, um ein Verb von Amy McCarthy zu verwenden. »Hunde sind zum Beispiel ganz heiß auf Kadaverin«, erklärt Rawson, »oder Putrescin«. Menschen jedoch nicht. Bei diesen Molekülen handelt es sich um übel riechende Verbindungen, die entstehen, wenn Eiweiß verfault. Wenn das Fleisch zu stark verdorben ist, vergeht aber auch Hunden der Appetit. Dass sie alles fressen, was ihnen unterkommt, ist ein Mythos. »Die Leute denken, Hunde mögen alles, was alt und widerlich ist und im Dreck gelegen hat«, hatte mir Moeller zuvor erklärt. Doch das stimme nur bis zu einem gewissen Punkt, meint er. Und dies hat auch einen Grund. »Etwas, das gerade erst anfängt zu verderben, besitzt noch den vollen Nährwert. Haben Bakterien es jedoch weitgehend zersetzt, hat es bereits einen Großteil seines Nährwerts verloren und Hunde fressen es nur dann, wenn sie keine andere Wahl haben.« Doch so oder so, ein Tierbesitzer will so etwas nicht riechen.

Manche Firmen, die Hundefutter entwickeln, übertreiben es allerdings in die umgekehrte Richtung, etwa indem sie den Geruch dahingehend anpassen, dass er für Menschen angenehm ist*, und ganz außer Acht lassen, wie er auf Hunde wirkt. Das Problem hierbei ist, dass die Nase eines Hundes im Schnitt etwa tausend Mal empfindlicher ist als die Nase eines Menschen. Ein Duft, der Sie oder mich an ein gegrilltes Steak erinnert, kann von einem Hund als penetrant und folglich als unangenehm empfunden werden.

Am Vormittag hatte ich unter anderem dabei zusehen dürfen, wie ein Leckerli mit Pfefferminzgeschmack getestet wurde, das als Zahnreinigungsspielzeug vermarktet werden soll. Chemisch gesehen handelt es sich bei Pfefferminz nicht um ein Aroma, sondern um einen Reizstoff – eine ungewöhnliche

* Die Krönung wäre ein Tierfutter, das nicht nur selbst appetitlich duftet, sondern auch dafür sorgt, dass die Fäkalien des Haustiers nicht unangenehm riechen. Dies ist eine wirkliche Herausforderung, da die meisten Substanzen, die man zu diesem Zweck hinzufügen könnte, während der Verdauung abgebaut werden und dann nicht mehr wirken. Aktivkohle ist problematisch, da sie nicht nur übel riechende Moleküle, sondern auch Nährstoffe bindet. Der Tierfutterhersteller Hill's Pet Nutrition hat es mit Ingwer probiert, was immerhin so gut funktionierte, dass ihm ein Patent erteilt wurde. Vielleicht ein winziger Trost für die neun menschlichen Tester, die die Aufgabe hatten, »Unterschiede in der Intensität des Stuhlgeruchs festzustellen«, indem sie »den Geruch durch eine runde Öffnung« erschnupperten.

Wahl für einen Hundeleckerbissen.* Ganz offensichtlich haben die Hersteller dabei ausschließlich die Tierbesitzer im Blick; sie setzen darauf, dass man Pfefferminz mit guter Mundhygiene assoziiert. Die Konkurrenz versucht ebenfalls, eine Assoziation an Zahnpflege zu wecken, allerdings auf visuellem Wege: Der Hundekeks kommt in Form einer Zahnbürste daher. Der Einzige, der die Pfefferminzleckerlis lieber mochte als die Kekse, war Rover. Was vielleicht seine Magenverstimmung erklärt.

Ein Hund namens Winston durchwühlt seinen Fressnapf auf der Suche nach den weißen Stückchen, die sporadisch zwischen dem übrigen braunen Futter auftauchen. Viele der Hunde haben sich diese als erste herausgepickt. Sie sind wie die Schokoladenstückchen im Früchtemüsli. McCarthy ist beeindruckt. »Die sind wirklich ganz schön lecker.« Eine der Tierpflegerinnen erwähnt, dass sie vorher ein wenig davon probiert habe und dass die weißen Stückchen Hühnchen seien. Oder vielmehr »hühnchenartig«.

* Genau wie Jalapeño – obwohl dem Psychologen Paul Rozin zufolge mexikanische Hunde im Gegensatz zu amerikanischen Hunden auch gerne einmal etwas schärfer essen. Seine Forschungsarbeiten legen nahe, dass auch Tiere kulturell geprägte Essvorlieben haben. Rozin war nicht der erste Wissenschaftler, der Versuchstieren landestypische Gerichte vorsetzte. Im Rahmen der Studie »Auswirkungen einer ursprünglichen mexikanischen Ernährungsweise auf Lernverhalten und logisches Denken bei weißen Ratten« wurden den Versuchsteilnehmern Chili con Carne, gekochte Pintobohnen und schwarzer Kaffee serviert. Trotzdem schnitten sie in den Labyrinth-Tests gut ab, vermutlich da sie es eilig hatten, eine Toilette zu finden. Im Jahr 1926 verglich die indische Forschungsgesellschaft Indian Research Fund Association im Rahmen eines Versuchs Ratten, die mit Chapati und Gemüse gefüttert wurden, mit Ratten, die eine typisch westliche Kost bestehend aus Dosenfleisch, Weißbrot, Marmelade und Tee erhielten. Das westliche Essen wurde dabei offensichtlich als so widerlich empfunden, dass es die zweite Gruppe vorzog, ihre Käfiggenossen aufzufressen, drei davon so vollständig, dass »wenig oder nichts zurückblieb, was man hätte obduzieren können«.

Die Verblüffung angesichts dieser Enthüllung steht mir wohl ins Gesicht geschrieben, denn Theresa mischt sich sogleich ein: »Na ja, wenn man einen Beutel davon aufmacht und es total lecker riecht ...«

Die Tierpflegerin zuckt mit den Schultern. »Und man dann noch hungrig ist ...«

Die US-amerikanische Verbraucherschutzorganisation Center for Science in the Public Interest (CSPI), die sich vorrangig mit Ernährungsthemen beschäftigt, veröffentlichte im Jahr 1973 einen Bericht mit dem Titel »Food Scorecard« (»Ernährungsbilanz«), in der behauptet wurde, dass ein Drittel aller in Sozialwohnbauten gekauften Hundefutterkonserven von Menschen gegessen würden. Nicht weil sie auf den Geschmack gekommen seien, sondern weil sie sich keine teureren Fleischprodukte leisten könnten. (Als ein Journalist wissen wollte, wie sie auf diese Zahl kämen, konnte sich der CSPI-Gründer Michael Jacobson nicht erinnern, und bis zum heutigen Tag hat die Organisation nicht die leiseste Ahnung, woher die Information stammt.)

Das eigentlich Schockierende an diesem Bericht waren meines Erachtens jedoch die Bilanzen als solche. Darin waren 36 typische amerikanische Eiweißprodukte auf ihren tatsächlichen Nährwert untersucht worden. Es wurden Punkte vergeben für Vitamine, Kalzium und Spurenelemente; Punktabzug gab es, wenn dem Produkt Maissirup zugesetzt worden war oder es gesättigte Fettsäuren enthielt.

Jacobson – der entweder wirklich glaubte, dass Arme beträchtliche Mengen an Heimtierfutter verzehrten, oder vielleicht auch nur sein Talent für öffentlichkeitswirksame Aktionen ausspielte – bezog nicht nur Nahrungsmittel für Menschen, sondern unter anderem auch die Hundefuttermarke Alpo in die Untersuchung mit ein. Sie erhielt 30 Punkte und übertrumpfte damit Salami und Schweinsbratwurst, Brathähnchen, Garnelen, Schinken, Lendensteak, McDonald's-Hamburger, Erdnussbutter, Hotdogs aus reinem Rindfleisch, Frühstücksfleisch, Speck und Fleischwurst.

Zurück in der Zentrale von AFB erzähle ich Nancy Rawson von den CSPI-Nährwertbilanzen. Wir sitzen wieder mit Moeller zusammen, diesmal allerdings in einem anderen Konferenzraum. (Es gibt insgesamt fünf: Dalmatiner, Burmese, Greyhound, Calico und Akita. Die Mitarbeiter verwenden die Hunderassen, wenn sie von einem bestimmten Raum sprechen: »Sollen wir uns in den Greyhound setzen? Ist der Dalmatiner heute Mittag frei?«.) Es scheint, als gäbe es, was den Nährwert angeht, keinen großen Unterschied zwischen dem billigen Frikadellensandwich, das ich zum Mittagessen gegessen habe, und dem Hundefutter der Marke SmartBlend, das sich die Tiere vorher haben schmecken lassen. Rawson widerspricht: »Ihr Sandwich war vermutlich weniger nährstoffreich.«

Den Spitzenplatz in der CSPI-Ernährungsbilanz belegt mit 172 Punkten die Rinderleber. Hühnerleber und Leberwurst folgen auf Platz zwei und drei. Eine Portion Leber deckt die Hälfte des empfohlenen Tagesbedarfs an Vitamin C sowie das Dreifache der empfohlenen Tagesdosis an Riboflavin; sie liefert neunmal so viel Vitamin A wie eine durchschnittliche Karotte sowie beträchtliche Mengen an Vitamin B12, B6 und D, Folsäure und Kalium.

Welches ist eigentlich die Hauptzutat in den geschmacksverbessernden Zusätzen, die AFB für Hundefutter entwickelt hat? »Leber«, gibt Moeller Auskunft. »Vermischt mit anderen inneren Organen. Das Erste, was ein wild lebendes Tier normalerweise von seiner Beute frisst, sind die Leber, der Magen und der Magen-Darm-Trakt.« Innereien zählen generell zu den nährstoffreichsten Nahrungsmitteln auf der Erde. Die Milz eines Lamms enthält fast so viel Vitamin C wie eine Mandarine. Die Lunge eines Rinds enthält sogar 50 Prozent mehr. Mägen sind aufgrund ihres Inhalts besonders wertvoll. Das Raubtier profitiert von den in den Pflanzen und Körnern enthaltenen Nährstoffen, die noch in den Eingeweiden der Beute stecken. »Tiere haben sich evolutionär weiterentwickelt, um zu überleben«, betont Rawson. Sie mögen, was für sie am besten ist. Die Leute erbleichen, wenn sie auf dem Etikett lesen, dass in Tierfutter »Fischmehl« oder »Geflügelmehl« enthalten ist. Dabei kommt »Mehl« – was in diesem Zusammenhang gemahlene Tierkadaver* bedeutet – der Ernährungsweise von Hunden und Katzen in freier Wildbahn am nächsten. Muskelfleisch hingegen ist zwar eine hervorragende Eiweißquelle, enthält jedoch ansonsten nur wenig andere Nährstoffe.

Das gustatorische System von Tieren ist jeweils auf die ökologische Nische ausgerichtet, die sie besetzen. »Aus diesem Grund hat sich ihr Sinneswahrnehmungssystem im Laufe der Zeit in eine bestimmte Richtung entwickelt«, erklärt Rawson. Das Tier namens Mensch mit eingeschlossen. Unsere frühesten Vorfahren, die als Jäger und Sammler durch die Trockensavanne streiften, lernten im Laufe ihrer Entwicklung den Geschmack von wichtigen, aber selten vorkommenden Nährstoffen zu schätzen: Salz, energiereiche Fette und Zucker. Denn auf dem afrikanischen Veld waren Fette, Zucker und Salz –

* Noch strittiger war in diesem Zusammenhang sogenanntes »Fleischmehl«, da es Gewebe aller möglichen Säugetiere enthalten konnte – darunter auch Tierkadaver aus Tierheimen und Hundeasylen. Nachdem sich Verbraucher darüber empört hatten, wurden tote Haustiere aus dieser Mischung verbannt und Fiffi vor einem Leben als Kannibale bewahrt. Auch wenn Fiffi das nicht im Geringsten geschert hätte, das können Sie mir glauben.

anders als in amerikanischen Food-Courts – nicht so einfach aufzutreiben. Dies erklärt kurz gesagt die große Beliebtheit von Junkfood und Übergrößen generell.

Ähnlich wie Hunde brauchen auch Menschen ein breites Spektrum an Vitaminen, Mineralstoffen und Kalzium. Hinzu kommt: Wir sind Allesfresser. Dem Urmenschen wäre es im Traum nicht eingefallen, die nährstoffreichsten Teile eines Kadavers einfach wegzuwerfen. Warum um alles in der Welt tun wir es dann heute? Im Jahr 2009 exportierten die Vereinigten Staaten 438 000 Tonnen tiefgefrorener, von Nutztieren stammender Organe. Würde man sie alle aneinanderreihen, ergäbe dies einen Äquator aus Eingeweiden. Bildlich gesprochen umspannen sie bereits den Globus. Ägypten und Russland stehen auf Leber. Mexiko isst Gehirne und Lippen. Und die Herzen gehören den Philippinen.

Was ist hier geschehen? Warum sind wir so zimperlich? Ist es wirklich so schwer, uns wieder auf unsere wesentlich gesündere ursprüngliche Ernährung zu besinnen? Um Antworten darauf zu finden, machen wir uns auf den Weg in die kanadische Arktis, die letzte Hochburg in Nordamerika, wo zum Abendessen noch Innereien serviert werden.

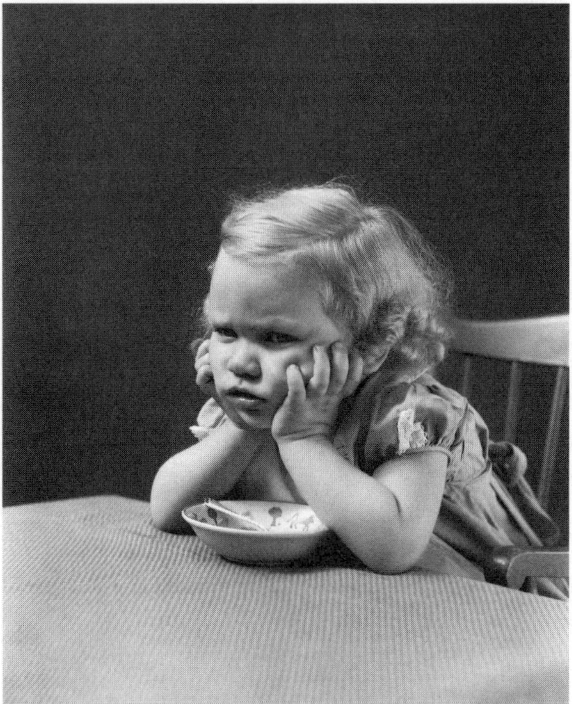

3 Hochgenuss oder Gaumenverdruss

Warum wir essen, was wir essen, und über alles andere die Nase rümpfen

Das Northern Food Tradition and Health Resource Kit, ein im Norden Kanadas eingesetztes Unterrichtspaket mit Lehrmaterial zum Thema traditionelles und gesundes Essen, enthält unter anderem einen Stapel mit 48 beschrifteten Fotografien, auf denen typische Nahrungsmittel der Inuit abgebildet sind. Bei den meisten handelt es sich um Fleisch; ein Steak ist allerdings nicht darunter. »Robbenherz« steht auf einem Foto. Ein anderes ist mit Karibuhirn überschrieben. Die nach Möglichkeit lebensgroßen Bilder sind auf Karton gedruckt und ausgestanzt, wie Ausschneidepuppen aus Papier, die danach schreien, angezogen zu werden. Das Unterrichtspaket, das ich mir ansehen durfte, als ich im Jahr 1993 Igloolik – eine Stadt auf einer kleinen Insel in der Nähe der Baffininsel – besuchte, gehörte Gabriel Nirlungayuk, dem kommunalen Gesundheitsbeauftragten aus Pelly Bay, einem kleinen Dorf im kanadischen Territorium Nunavut. Wie ich war er gekommen, um sich einen in Igloolik stattfindenden arktischen Sportwettkampf* anzusehen. Begleitet wurde er von Makabe Nartok,

* Gemeint sind die sogenannten Inuit-Spiele. Die meisten der Wettkämpfe finden drinnen statt, da sie ursprünglich darauf ausgelegt waren, in Iglus ausgetragen zu werden. Zum Beispiel das Ohrenheben: »Auf ein Signal hin geht der Wettkampfteilnehmer los, hebt das Gewicht vom Boden hoch und trägt es mit dem Ohr so weit, wie es das Ohr erlaubt.« Beim sogenannten Mundziehen stellen sich die Gegner Schulter an Schulter nebeneinander

dem damaligen Bürgermeister von Pelly Bay. Ich lernte die beiden durch Zufall in der Küche des Tujormivik Hotel kennen, der einzigen Unterkunft in Igloolik.

Zu Nirlungayuks Aufgaben gehörte es unter anderem, Vorträge in Schulen zu halten, um junge »chips- und limosüchtige« Inuit davon zu überzeugen, wie ihre Eltern und Großeltern zu essen. Da immer weniger Inuit jagen, hat auch der Verzehr von Innereien (und anderen Körperteilen, die nicht im Genossenschaftsladen von Igloolik erhältlich sind, wie Sehnen, Walspeck, Blut und Kopf) deutlich abgenommen.

Ich griff nach einer Karte mit folgender Beschriftung: »Karibuniere, roh«. Die Niere eines Rentiers – »Gibt es wirklich Leute, die so etwas essen?«

»Ich zum Beispiel«, antwortete Nirlungayuk. Er ist größer als die meisten Inuit und hat ein markantes, vorspringendes Kinn, mit dem er auf Nartok zeigte: »Und der hier auch.«

Die beiden erklärten mir, dass jeder, der jagt, auch Innereien isst. Auch wenn die Inuit (diese Bezeichnung wird in Kanada dem Ausdruck »Eskimos« vorgezogen) in den 1950er Jahren ihre nomadische Lebensweise aufgaben, bereicherten die meisten erwachsenen Männer nach wie vor den Speiseplan der Familie mit selbst gejagtem Wild, auch um Geld zu sparen. Bei meinem Besuch kostete eine kleine Büchse Frühstücksfleisch 2,69 Dollar. Landwirtschaftliche Erzeugnisse müssen eingeflogen werden. Eine Wassermelone kann um die 25 Dollar kosten. Gurken waren so teuer, dass der örtliche Sexualkundelehrer für seine Kondomvorführungen einen Besenstiel benutzte.

und legen sich die Arme um den Hals, als wären sie beste Freunde. Dann greift jeder mit dem Mittelfinger in den Mundwinkel des anderen und versucht, ihn über eine Linie zu ziehen, die zuvor zwischen den beiden Kontrahenten in den Schnee gezeichnet worden war. Wie so oft im Leben gewinnt auch hier derjenige mit dem kräftigsten Mundwerk.

Ich bat Nartok, die ausgestanzten Bilder durchzusehen und mir zu zeigen, was er alles aß. Er griff über den Tisch, um sie mir aus der Hand zu nehmen. Bis hinunter zu den Handgelenken waren seine Arme ganz bleich, dann plötzlich braun. Auf den ersten Blick könnte man die arktische Bräune für Handschuhe halten. Durch seine Drahtbrille blickte er auf die ausgestanzten Bilder. »Karibuleber, ja. Gehirn. Ja, Gehirn esse ich auch. Ich esse auch Karibuaugen, roh und gekocht.« Nirlungayuk sieht zu und nickt.

»Das hier esse ich sehr gerne.« »Karibu-Brautschleier« war auf der ausgestanzten Fotografie zu lesen, die Nartok in der Hand hielt, eine beschönigende Umschreibung für das feine, netzartige Fettgewebe aus dem Bauchfell von Karibus. Allmählich dämmerte es mir, dass ganze Tiere nicht nur aus Kostengründen verspeist werden, sondern auch einfach deshalb, weil es den Menschen schmeckt. Auf einem Gemeindefest zu Beginn der Woche war mir »der beste Teil« eines Arktischen Saiblings angeboten worden. Es handelte sich um ein Auge mitsamt Fett- und Bindegewebe, das hinten heraushing wie ein Stromkabel aus einem Scheinwerfer. Währenddessen stand eine Gruppe alter Frauen an einem Maschendrahtzaun und pulte mit schräg gelegtem Kopf und einer Konzentration, die heutzutage dem Schreiben von SMS vorbehalten ist, Knochenmark aus Karibuknochen.

Für die arktischen Nomaden war der Verzehr von Innereien in der Vergangenheit schlicht überlebenswichtig. Abgesehen von üppiger Moos- und Flechtenflora wächst in der Tundra kaum etwas und selbst im Sommer ist die Vegetation spärlich. Da Innereien so vitaminreich und essbare Pflanzen so selten sind, werden Erstere in der arktischen Gesundheitserziehung sowohl als »Fleisch« als auch als »Obst und Gemüse« eingestuft. Den Unterrichtsmaterialien von Nirlungayuk zufolge entspricht eine Portion aus der Nahrungsgruppe »Obst und Gemüse« entweder »130 g Beeren oder Blattgemüse oder 60 bis 90 Gramm Innereien«.

Nartok zeigt mir ein Beispiel für Blattgemüse, wie es in der Arktis vorkommt: Fotografie Nummer 13, »Mageninhalt eines Karibus«. Moos und Flechten sind schwer verdaulich, wenn man nicht wie die Karibus über einen Magen mit mehreren Kammern verfügt, in denen das Grünzeug fermentiert wird. Die Inuit schicken daher das Karibu vor. Ich musste an Pat Moeller denken und was er über wilde Hunde und andere Raubtiere gesagt hatte, die als Erstes den Magen und den Mageninhalt ihrer Beute fressen. »Im Grunde würden wir damit deutlich besser fahren«, hatte er erklärt.

Stellen wir uns einmal vor, wir könnten uns vom Einfluss der modernen westlichen Kultur, den Medien und den fruktose- und salzreichen Verlockungen der Junkfood-Hersteller frei machen. Würden wir dann alle so essen wie einst die Inuit, instinktiv angezogen von den gesündesten Lebensmitteln, die für ihre Nährstoffvielfalt bekannt sind? Vielleicht. Das lässt sich schwer sagen. Es gibt eine berühmte Studie aus den 1930er Jahren, bei der einer Gruppe von Babys aus dem Waisenhaus jeweils zu den Essenzeiten ein vielfältiges Büfett mit insgesamt vierunddreißig vollwertigen, gesunden Nahrungsmitteln hingestellt wurde. Diese waren zuvor allerhöchstens klein geschnitten oder püriert und ansonsten in keiner Weise verarbeitet oder zubereitet worden. Neben den üblichen Verdächtigen – frischem Obst und Gemüse, Eiern, Milch, Hühnchen, Rindfleisch – bot Clara Davis, die Wissenschaftlerin, die die Studie durchführte, den Babys auch Leber, Niere, Hirn, Kalbsbries und Knochenmark an. Zwar wurden Leber und Niere verschmäht (ebenso wie alle zehn Gemüsesorten, Schellfisch und Ananas), Hirn und Bries jedoch tauchten in der Liste der unbeliebten Nahrungsmittel *nicht* auf. Und jetzt wollen Sie sicher wissen, was die Babys am liebsten aßen: Knochenmark.

Um 21.30 Uhr war der Himmel prinzessinnenrosa. Es war noch hell genug, um die Walrossapplikationen auf der Jacke eines jungen Mädchens zu erkennen, das mit dem Fahrrad auf einer Schotterstraße durch die Stadt fuhr. Ein Mann namens Marcel gesellte sich zu uns in die Küche. Er war gerade erst von einem Jagdcamp zurückgekommen. Am Vormittag war dort eine Schule von Narwalen gesichtet worden. Der Narwal ist ein mittelgroßer Wal mit einem einzigen Stoßzahn, der aus seinem Kopf herauswächst wie eine Geburtstagskerze. Marcel ließ eine weiße Plastiktüte auf den Tisch fallen. Beim Aufkommen machte sie einen kleinen Hüpfer. »Maktaaq«, meinte Nirlungayuk anerkennend. Die Tüte enthielt ein Stück Narwalhaut, ein rohes Stück wohlgemerkt. Nartok winkte ab. »Ich hatte schon Maktaaq heute. Und nicht wenig.« Er zeichnete ein Rechteck von der Größe eines gebundenen Buchs in die Luft.

Nirlungayuk spießte mit der Spitze einer Taschenmesserklinge ein Stück auf und hielt es mir hin. Mein erster Instinkt war abzulehnen. Ich bin ein Produkt meiner Erziehung. Ich wuchs in den 1960er Jahren in New Hampshire auf, wo Fleisch gleichbedeutend war mit Muskelfleisch. Man aß Brust und Keule, Burger und Kotelett. Organe waren etwas, das man spendete. Und Nieren kannte man nur als Form für Couchtische. Niemand wäre auf die Idee gekommen, zum Abendessen Innereien zu servieren, schon gar nicht roh. Noch undenkbarer: rohe Äußereien.

Ich zog das gummiartige Fleischstück von Nirlungayuks Messer. Es war kalt von der Luft draußen und hatte eine narwalartige Färbung, was mich etwas befremdete. Der Geschmack von Maktaaq lässt sich nur schwer einordnen. Pilze? Walnuss? Ich hatte eine Menge Zeit, um darüber nachzudenken, da es ungefähr ebenso lange dauert, ein Stück von einem Narwal zu kauen wie einen zu jagen. Ich weiß, Sie werden mir nicht glauben, genauso wenig wie ich Nartok geglaubt hatte, aber Maktaaq schmeckt wirklich vorzüglich (und ist zudem sehr gesund: Es enthält genauso viel Vitamin A wie eine Karotte sowie beachtliche Mengen an Vitamin C).

Ich mag Hähnchenhaut und Schweineschwarte. Warum hatte ich dann solche Hemmungen, Maktaaq zu essen? Weil unsere innere Speisekarte in sehr viel stärkerem Maße, als den meisten von uns bewusst ist, von der Kultur diktiert wird. Und Umbestellungen werden da gar nicht gern gesehen.

Was Gabriel Nirlungayuk aus gesundheitlichen Gründen erreichen wollte – nämlich die Popularität von Innereien zu steigern –, hatte die Regierung der Vereinigten Staaten einst in den Krisenzeiten des Krieges bewirken wollen. Während des Zweiten Weltkriegs hatte das US-Militär zur Ernährung seiner Truppen und der Alliierten so viel Fleisch nach Übersee verschifft, dass zu Hause ein Mangel drohte. Laut einem 1943 in der Landwirtschaftszeitschrift *Breeder's Gazette* erschienenen Artikel verzehrte ein amerikanischer Soldat knapp 450 Gramm Fleisch pro Tag. Zu Beginn jenes Jahres hatte das Fleisch an der Heimatfront rationiert werden müssen – allerdings nur solches, das von der breiten Masse verzehrt wurde. Innereien hingegen konnte man kaufen, so viel man wollte. Die Armee hatte keine Verwendung dafür, da diese schneller verdarben und »die Männer Innereien nicht mögen«, wie es das Magazin *Life* formulierte.

Die Zivilbevölkerung indes mochte sie genauso wenig. In dem Bestreben, dies zu ändern, beauftragte der National

Research Council (NRC), der nationale Forschungsrat der Vereinigten Staaten, ein Team von Anthropologen unter Leitung der renommierten Ethnologin Margaret Mead mit der Erforschung amerikanischer Ernährungsgewohnheiten. Wie entscheiden Menschen, was sich zum Verzehr eignet, und wie könnte man sie dazu bringen, ihre Meinung zu ändern? Es wurden Studien durchgeführt, Empfehlungen verfasst, Berichte veröffentlicht – darunter auch Meads umfangreiches Opus von 1943 mit dem Titel *The Problem of Changing Food Habits: Report of the Committee on Food Habits* (»Die Problematik der Änderung von Essgewohnheiten. Bericht des Ausschusses für Ernährungsgewohnheiten«) –, und falls es je triftige Gründe für die Rationierung von Wörtern gegeben hat, dann in diesem Fall.

Die erste Amtshandlung bestand darin, einen Euphemismus zu erfinden. Es war wenig wahrscheinlich, dass sich Leute für Gerichte aus »Fleischabfällen« oder »Schlachtnebenerzeugnissen« erwärmen würden, wie Innereien in der Branche genannt wurden.* Eine Bezeichnung, die ab und zu auftauchte, war der beschönigende Ausdruck »tidbits«, also »Leckerbissen«, etwa in der poetischen Formulierung des *Life*-Magazins: »In Hülle und Fülle vorhanden sind die ›Leckerbissen‹ genannten Fleischsorten.« Eindeutiger Sieger war jedoch der Begriff »variety meats«, der (zumindest für englischsprachige Ohren) ausreichend vage und beschwingt klang und sowohl an Eiweiß als auch an zur besten Sendezeit ausgestrahlte Fernsehformate

* Wenn Mitarbeiter der Fleischindustrie sich mit ihresgleichen unterhalten, sprechen sie einen lustigen Slang. Einmal sah ich vor einem Lager in einem New Yorker Schlachthofviertel einen Karton stehen, auf dem ein handgeschriebener Zettel klebte: LAPPEN UND BÜRGERMEISTER (was sich wohl auf das hinterste Lappenstück der Lende und auf das Bürgermeisterstück bezog).

mit Tanznummern und glitzernden Kostümen erinnerte. In gleicher Weise wurden auch Chefköche und Restaurantleiter angehalten, »ein besonderes Augenmerk auf die Benennung« der neuen, auf Innereien basierenden Gerichte zu legen. Man glaubte, dass die Gäste sich ein Herz fassen – ups, Verzeihung – und das Essen mit einer Prise Französisch eher »schlucken« würden. Ein 1944 im Fachblatt *Hotel Management* erschienener Artikel enthielt unter anderem Rezepte für »Hirn à la King« und »Rinderzunge Piquant«.

Eine weitere Strategie bestand darin, Kinder ins Visier zu nehmen. »Säuglinge kommen auf die Welt, ohne Informationen darüber zu besitzen, was essbar ist und was nicht«, schrieb der Psychologe Paul Rozin, der viele Jahre an der University of Pennsylvania zum Thema Ekel geforscht hat. Bis zum Alter von zwei Jahren kann man Kinder dazu bringen, praktisch alles zu probieren – und genau das hat Rozin getan. In einer denkwürdigen Studie untersuchte er, wie viel Prozent der Kinder im Alter zwischen 16 und 29 Monaten die folgenden, ihnen auf einem Teller vorgesetzten Dinge aßen oder zumindest davon probierten: Fischeier (60 Prozent), Spülmittel (79 Prozent), mit Ketchup beschmierte Kekse (94 Prozent), eine tote (desinfizierte) Heuschrecke (30 Prozent) und kunstfertig in Ringelform gebrachte, nach Limburger riechende Erdnussbutter, die ihnen als »Hunde-Aa« angeboten wurde (55 Prozent). Den letzten Platz belegte mit einer Akzeptanzquote von nur 15 Prozent das menschliche Haar.*

* Die Kinder taten gut daran, vorsichtig zu sein. Bei zwanghaften Haaressern kann der Verzehr damit enden, dass sich Trichobezoare – also Bälle aus menschlichem Haar – bilden. Diese können so groß werden, dass sie sich vom Magen bis in den Darm ausdehnen und aussehen wie Otter oder riesige haarige Kothaufen. Sie müssen dann von verblüfften Chirurgen entfernt werden, die schnell die Kamera holen und die Bilder anschließend in

Im Alter von zehn Jahren haben Kinder dann in aller Regel gelernt, wie ihre Mitmenschen zu essen. Haben sich Vorurteile über Essen erst einmal gebildet, ist es schwer, sie zu durchbrechen. In einer separaten Studie setzte Rozin 68 amerikanischen College-Studenten einen Heuschrecken-Snack vor, in diesem Fall allerdings eine industriell hergestellte, mit Honig umhüllte Sorte, die es in Japan zu kaufen gab. Lediglich 12 Prozent waren bereit, davon zu probieren.

Aus diesem Grund versuchte der nationale Forschungsrat, auch die Grundschulen mit ins Boot zu holen. Hauswirtschafterinnen wurden aufgefordert, auf Lehrer und Schulküchenleiter zuzugehen. »Wir wollen Innereien nicht einfach nur willkommen heißen, wir wollen Freundschaft mit ihnen schließen«, zwitscherte etwa Jessie Alice Cline in einer Ausgabe der hauswirtschaftlichen Fachzeitschrift *Practical Home Economics* von Februar 1943 vergnügt. Die während des Ersten Weltkriegs von den USA eingerichtete Food Administration brachte eine Broschüre für Lehrer heraus, in der erklärt wurde, wie sie ihre Schüler zu einem sparsamen Umgang mit Nahrungsmitteln anhalten konnten, zum Beispiel, indem sie sie Aufsätze zum Thema »Innereien« verfassen ließen (»Meine Abenteuer beim Probieren neuer Lebensmittel«). Da man wohl ahnte, dass es wenig erfolgversprechend war, Zehnjährige zum bereitwilligen Verzehr von Herzen und Hirnen zu bewegen, wollte die Behörde vor allem erreichen, dass weniger Essen weggeworfen wurde. Eine Idee für eine Unterrichtsaktivität

Artikeln zum Thema »Rapunzelsyndrom« in medizinischen Fachzeitschriften veröffentlichen. Bonuspunkte gibt es für das Lesen dieser Fußnote am letzten Freitag im April, denn an diesem Tag wird in den USA der National Hairball Awareness Day begangen, der auf das Problem von Haarbällen aufmerksam macht und den sich insbesondere Katzenbesitzer im Kalender rot anstreichen sollten.

bestand beispielsweise in einer »öffentlichen Zurschaustellung weggeworfener, aber noch essbarer Lebensmittel, die Schüler auf einer Müllhalde gefunden hatten«. Ob die Eltern diese an sich kreative Idee willkommen geheißen oder gar Freundschaft damit geschlossen haben, ist nicht bekannt.

Das zweite Problem mit Unterrichtsmaßnahmen zur Änderung des Essverhaltens lag darin, dass Kinder in der Regel nicht diejenigen sind, die darüber entscheiden, was es zu essen gibt. Mead und ihr Team erkannten rasch, dass sie an die Person herankommen mussten, die sie den »Türhüter« nannten – Mutti. Nirlungayuk kam zu einem ähnlichen Schluss. 17 Jahre nach unserer Begegnung habe ich ihn aufgespürt, um ihn zu fragen, was bei seiner Kampagne für traditionelle Ernährung herausgekommen ist. Er arbeitet mittlerweile für das Amt für Wildtiere und Umweltschutz von Nunavut. »Es hat leider nicht funktioniert«, erzählt er. »Kinder essen das, was ihre Eltern ihnen vorsetzen. Und mit den Eltern zu reden habe ich leider versäumt.«

Doch selbst das kann in die Hose gehen. Im Rahmen seiner Forschungstätigkeit für den nationalen Forschungsrat hielt Meads Kollege Kurt Lewin Vorträge vor Hausfrauen, in denen er die ernährungsphysiologischen Vorteile von Innereien rühmte und zum Schluss an das patriotische Pflichtbewusstsein appellierte.* Wie man aus anschließend durchgeführten Befragungen weiß, waren jedoch lediglich 10 Prozent der Teil-

* Fleisch und Patriotismus harmonieren von Natur aus nicht besonders gut miteinander; einen passenden Slogan zu erfinden erwies sich daher als äußerst diffizil. Das damals häufig zu sehende Motto »Food Fights for Freedom« ist im Englischen doppeldeutig (es kann sowohl bedeuten: »Das Essen kämpft für die Freiheit« als auch: »Tortenschlachten für die Freiheit«, A. d. Ü.) und könnte insofern eher zu Chaos in der Kantine als zu persönlichen Opfern anspornen.

nehmerinnen nach der Veranstaltung nach Hause gegangen und hatten ein Innereiengericht für ihre Familie zubereitet. Erfolgversprechender als Vorträge waren Diskussionsgruppen; immer noch am besten aber funktionierte es, den Leuten Schuldgefühle einzuimpfen. »Man hat zu den Frauen gesagt: ›In diesem Krieg bringen viele Leute schwere Opfer‹«, erläutert Brian Wansink, Verfasser des Artikels »Changing Eating Habits on the Home Front« (»Das Ändern der Essgewohnheiten an der Heimatfront«). »›Auch Sie können etwas beitragen, indem Sie Innereien probieren.‹ Und schon hatte man die Frauen so weit, dass sie das Gefühl hatten: ›Ich will nicht die Einzige sein, die nichts beiträgt.‹«

Ebenfalls sehr wirkungsvoll waren Gelöbnisse. Auch wenn es heute schwer vorstellbar scheint, brachten von der Regierung beauftragte Anthropologen Mitglieder des nationalen Eltern-Lehrer-Verbands PTA dazu, aufzustehen und laut zu wiederholen: »Ich werde in den nächsten zwei Wochen mindestens ... Mal Innereien zubereiten«, sagt Wansink. »Sich öffentlich dazu zu verpflichten war richtig, richtig effektiv«, betont er. Um den historischen Kontext besser verstehen zu können: Die 1940er Jahre waren die Hochzeit der Gelöbnisse und Schwüre. Bei den Pfadfindern, der Elks-Bruderschaft oder auch in Klassenzimmern war es gang und gäbe, auf der gepunkteten Linie zu unterschreiben oder aufzustehen und mit erhobener Hand einen feierlichen Schwur zu leisten. Selbst der sogenannte Clean Plate Club, den sich ein Kommandeur der Navy im Jahr 1942 ausgedacht hatte, verfügte über ein Gelöbnis, das wie folgt lautete: »Ich, ..., unbescholtenes Clubmitglied, erkläre hiermit, dass ich stets meinen Teller leeressen werde, und zwar so lange, bis Uncle Sam die Japsen und Hitler so richtig in die Pfanne gehauen hat.« (Man beachte die passende Küchenmetapher.)

Um Leute zu einer offeneren Einstellung gegenüber unbekannten Lebensmitteln zu bewegen, muss man sie bisweilen lediglich dazu bringen, den Mund aufzumachen. Denn erwiesenermaßen braucht man etwas nur oft genug probieren, bis es einem mit großer Wahrscheinlichkeit irgendwann schmeckt. Bei einer Umfrage, die während des Kriegs von einem auf die Erforschung von Essgewohnheiten spezialisierten Wissenschaftlerteam durchgeführt wurde, gaben lediglich 14 Prozent der Studentinnen eines Frauencolleges an, Kondensmilch zu mögen. Nachdem den Studentinnen im Laufe eines Monats 16-mal Kondensmilch serviert worden war, befragten die Forscher sie erneut. Inzwischen tranken 51 Prozent gerne Kondensmilch. Wie Kurt Lewin es formulierte: »Die Leute essen nicht, was sie mögen, sondern mögen, was sie essen.«

Das Phänomen setzt schon frühzeitig ein. Muttermilch und Fruchtwasser transportieren den Geschmack der Speisen, die die Mutter zu sich nimmt, und in Studien wird regelmäßig nachgewiesen, dass Babys einen bestimmten Geschmack später eher mögen, wenn sie ihn bereits im Mutterleib und beim Stillen kennengelernt haben. (Babys schlucken täglich mehrere Hundert Milliliter Fruchtwasser.) Julie Mennella und Gary Beauchamp vom Monell Chemical Senses Center haben dieses Thema intensiv erforscht. Sie gingen so weit, Sensorikexperten am Fruchtwasser* (das im Rahmen einer Frucht-

* Man möge es ihnen nachsehen, dass sie nicht davon probiert haben. Fruchtwasser enthält Urin des Fötus (aus dem verschluckten Fruchtwasser) sowie gelegentlich Mekonium: Babys erster Stuhl, bestehend aus Schleim, Galle, Epithelzellen, ausgefallenen Haaren des Fötus und anderen Fruchtwasserbestandteilen. Im englischsprachigen Wikipedia-Eintrag findet sich eine hilfreiche Gegenüberstellung, die den Unterschied zwischen Mekonium – einem teerartigen, olivbraunen Klecks auf einer winzigen Wegwerfwindel – und der auf ähnliche Weise in Szene gesetzten gelblichen Ausscheidung eines gestillten Neugeborenen verdeutlicht.

wasseruntersuchung entnommen worden war) und an der Muttermilch von Frauen riechen zu lassen, die zuvor entweder eine Knoblauchölkapsel geschluckt hatten oder nicht. Die Tester waren sich einig: Die Proben der Frauen, die Knoblauch verzehrt hatten, rochen auch danach. (Den Babys scheint dies nichts ausgemacht zu haben. Im Gegenteil, wie das Monell-Team berichtete: »Die Säuglinge ... saugten stärker, wenn die Milch nach Knoblauch roch.«)

Während seiner Zeit als Marketingberater für Lebensmittel hat Brian Wansink an diversen Kampagnen zur Steigerung des weltweiten Konsums von Sojaprodukten mitgearbeitet. Ob ein solches Projekt Erfolg hat, hängt seiner Erfahrung nach stark von der jeweiligen Kultur ab, deren Ernährungsweise man beeinflussen will. Länder, in denen die Familie eine wichtige Rolle spielt und die Zubereitung und der Verzehr von Speisen stark traditionsgebunden sind – Wansink nennt als Beispiele die Länder China, Kolumbien, Japan und Indien –, sind schwerer zu infiltrieren. In Kulturen wie den Vereinigten Staaten oder Russland, in denen der kulturelle Druck, der Tradition zu folgen, weniger groß ist und stattdessen die Individualität stärker betont wird, stehen die Chancen erheblich besser.

Auch der Preis spielt eine Rolle – allerdings nicht immer so, wie man es erwarten würde. Manchmal ist es Teil des Problems, dass etwas wenig kostet. Der Anthropologin Mead zufolge waren die allseits bekannten, seit Langem existierenden Schleuderpreise für Innereien schuld daran, dass jene in folgende wortreiche Kategorie fielen: »Ist zwar zum menschlichen Verzehr geeignet, wird aber von unseresgleichen nicht verzehrt«. Wer im Jahr 1943 Innereien aß, konnte seinen sozialen Status gefährden. Amerikaner bevorzugten fade zubereitetes Muskelfleisch, denn das hatte die Oberschicht ihrer Erinnerung nach schon immer gegessen.

Ethnisch- und statusbedingte Abneigungen gegen bestimmte Nahrungsmittel können so stark sein, dass Forschungsreisende in der Vergangenheit lieber verhungerten, als so zu essen wie die Einheimischen. Britische Polarexpeditionen mussten ihren Snobismus, was die Verpflegung anging, teuer bezahlen. »Die Briten waren der Ansicht, das Essen der Eskimos … sei unter der Würde eines britischen Matrosen und in jedem Fall undenkbar für einen britischen Offizier«, schrieb Robert Feeney in seinem Buch *Polar Journeys: The Role of Food and Nutrition in Early Exploration*. Die Expeditionsmannschaft, die im Jahr 1860 an der von Burke und Wills geleiteten Durchquerung Australiens teilnahm, fiel dem Skorbut zum Opfer und verhungerte zum Teil deswegen, weil die Teilnehmer sich weigerten, das zu essen, wovon sich die indigene australische Bevölkerung ernährte. Bogongfalter-Körper und Witchetty-Maden klingen in der Tat ekelhaft, aber sie enthalten genauso viel Vitamin C wie eine Portion gekochter Spinat gleicher Größe sowie darüber hinaus Kalium, Kalzium und Zink.

Die größte Herausforderung, wenn man Menschen dazu bringen will, sich für Innereien zu erwärmen, stellen die Fortpflanzungsorgane dar. Man kann Deanna Pucciarelli, der Frau, die es sich in den Kopf gesetzt hat, der breiten Masse der amerikanischen Gesellschaft die kulinarischen Freuden von Schweinehoden näherzubringen, nur viel Glück wünschen. »Es stimmt, ich arbeite derzeit wirklich an einem Projekt zu Schweinehoden«, erklärte mir Pucciarelli, Leiterin des Studiengangs Gast- und Ernährungswirtschaft an der – da lacht das Herz* – Ball State University. Da sie an eine Vertraulichkeitsvereinbarung gebunden ist, konnte sie mir keine Auskunft darüber geben, wer die Schweinehoden künftig servieren würde und

* Insbesondere, wenn man weiß, dass »balls« in der englischen Umgangssprache »Eier«, also »Hoden«, bezeichnen (A. d. Ü.).

warum und in welcher Form. Lässt man die angeblich fruchtbarkeitssteigernden oder im Rahmen von Mutproben gegessenen Innereien (wie Stierhoden, in den USA »Rocky-Mountain-Austern« genannt) einmal außen vor, so scheint der Fortpflanzungsapparat überall auf der Welt vom Esstisch verbannt zu sein. Weder Janet Riley, die Sprecherin des American Meat Institute, noch ich konnten mit einer zeitgenössische Kultur aufwarten, in der Eierstöcke, Gebärmutter, Penis oder Scheide als Köstlichkeiten gelten und regelmäßig verspeist werden.

Dass dem nicht immer so war, beweist ein Blick in die Geschichte, genauer ins antike Rom. Bruce Kraig, Vorsitzender der Vereinigung der Kulinarhistoriker Chicagos, leitete mir ein Rezept von Apicius weiter, für aus der Gebärmutter einer Sau hergestellte Würste. Dafür, dass es sich um ein Kochbuch handelt, schreibt Apicius in einem ausgesprochen gladiatorischen Stil. Ein Rezept beginnt wie folgt: »Bereite das Schwein, nimm es bei der Kehle (beim Halse) aus; vordem es steif geworden ist, öffne unter dem Ohre die Haut …« Während in einem neuzeitlichen Rezept stehen könnte: »nach Belieben salzen«, heißt es im Gebärmutterrezept: »Nimm genug gekochtes Hirn.« Sleeter Bull*, der Autor des 1951 erschienenen Buchs *Meat for the Table*, behauptet, die alten Griechen hätten eine Vorliebe für Euter gehabt. Insbesondere für »die Euter einer Sau, kurz nachdem sie geferkelt, aber noch bevor sie ihre Ferkel gesäugt hat«. Entweder handelt es sich dabei um den grausamsten kulinarischen Brauch in der Geschichte der Kochkunst oder mit Sleeter Bull ist ein wenig die Fantasie durchgegangen.

* Bull war Chef des Fleischinstituts an der University of Illinois sowie Initiator und Stifter des Sleeter-Bull-Fleischwissenschaftspreises für Bachelor-Studierende. Doch er vergab nicht nur Fleisch-Stipendien, sondern unterstützte auch die Alpha-Gamma-Rho-Burschenschaft, die sich vermutlich mit studentischem Frischfleisch recht gut auskannte.

Ich würde wetten, dass man, wenn man nur lange genug sucht, für jede gesundheitlich unbedenkliche Nahrungsquelle einen freudigen Abnehmer findet, egal wie widerlich diese einem selbst vorkommen mag. »Wenn man bedenkt, welche enorme Bandbreite an Lebensmitteln von sämtlichen Bevölkerungsgruppen auf dieser Erde verzehrt wird, stellt sich … die Frage, ob essbare Substanzen, die den Körper ohne schädliche Auswirkungen mit Nahrung versorgen, überhaupt als grundsätzlich widerwärtig eingestuft werden können«, schreibt der Ernährungswissenschaftler Anthony Blake. »Wenn diese dem Kind in ausreichend frühem Alter von der Betreuungsperson angeboten werden und es positive Bestärkung erfährt, werden sie als Bestandteil der Ernährung angenommen.« Als Beispiel führt Blake ein sudanesisches Gewürz an, das aus vergorenem Rinderurin hergestellt wird und als Geschmacksverstärker dient, »auf ganz ähnliche Weise, wie in anderen Teilen der Welt Sojasauce verwendet wird«.

Ganz besonders treffend war dieser Vergleich im Sommer 2005, als ein chinesischer Kleinstbetrieb aufflog, der für die Produktion von billiger gefälschter Sojasauce anstelle von Soja menschliches Haar benutzte. Unser Haar besteht aus bis zu 14 Prozent L-Cystein, einer Aminosäure, die in Großbäckereien häufig zur Herstellung von Fleischaromen und zur Lockerung des Teigs eingesetzt wird. Wie häufig? Anscheinend oft genug, um entsprechende Diskussionen unter den Experten für jüdische Speisegesetze beziehungsweise Kaschrut auszulösen. »Auch wenn es nicht sehr appetitlich ist, so ist menschliches Haar doch koscher«, erklärt Rabbi Zushe Blech, der Verfasser des Buchs *Kosher Food Production*, auf der Website *kashrut.com*. »Es gibt keinen Ekelfaktor«, betonte er außerdem in einer E-Mail. Werden Haare zur Gewinnung des L-Cystein in Salzsäure aufgelöst, sind sie nicht mehr als solche erkennbar und zudem steril.

Die Hauptsorge des Rabbi galt allerdings nicht der Hygiene, sondern dem Problem der Götzenanbetung. »Anscheinend lassen sich Frauen die Haare wachsen, rasieren sie dann ab und opfern sie einem Götzen«, schrieb Blech. Schreinwächter in Indien hätten nachweislich die geopferten Haare heimlich eingesammelt und an Perückenmacher verkauft. In Kaschrut-Kreisen hatte man sich deshalb Sorgen gemacht, ob die Haare vielleicht auch an Hersteller von L-Cystein* verkauft worden waren, doch wie sich herausstellte, war dies nicht der Fall. »Die dabei verwendeten Haare stammen ausschließlich von lokalen Friseurgeschäften«, versichert uns Blech. Puh!

Die effektivste Triebkraft, wenn es darum geht, einen Wandel im Essverhalten zu bewirken, ist jedoch ein Esser, der von allen verehrt oder vergöttert wird – der König, dem Wellhornschnecken schmecken, oder der Revolutionsheld, der eine Vorliebe für am Spieß gebratene Herzen hat. »Normalerweise als widerwärtig empfundene Substanzen oder Objekte gelten nicht mehr als abstoßend, wenn sie mit einer bewunderten … Person in Verbindung gebracht werden; sie können dann sogar als appetitlich wahrgenommen werden«, schreibt Paul Rozin. Im Fall von Innereien haben diese Rolle inzwischen Starköche übernommen, die in berühmten Restaurants wie dem Animal in Los Angeles oder dem St. John in London arbeiten oder in einschlägigen Fernsehsendungen, beispielsweise des amerikanischen Senders Food Network, zu sehen sind. In »Battle

* Die zweite übliche Quelle für L-Cystein sind Federn. Blech glaubt, dass dies möglicherweise den medizinischen Nutzen von Hühnerbrühe erklären könnte; ein Rezept hierfür lässt sich beispielsweise im Gemara-Teil (Schabbat 145b) des Talmud finden. L-Cystein ähnelt laut Blech dem schleimlösenden Wirkstoff Acetylcystein und kommt, wenn auch in geringeren Mengen, in der Haut von Vögeln vor. »Hühnerbrühe und das darin enthaltene L-Cystein«, frohlockte Blech, »ist vielleicht wirklich genau das Richtige bei einer Erkältung.«

Offal«, der Innereienschlacht-Folge der Kochsendung *Iron Chef,* geriet die Jury ins Schwärmen angesichts von Tatar aus rohem Herz, Lammlebertrüffeln, Kutteln, Kalbsbries und Muskelmagen. Wenn alles seinen gewohnten Gang geht, stehen in fünf bis zehn Jahren Herz und Kalbsbries auch zu Hause auf dem Tisch.

Eine ähnliche Entwicklung hat Pat Moeller auch bei landestypischen Gerichten beobachtet: vom Nobelrestaurant in die Gaststätte vor Ort, dann auf den heimischen Esstisch und schließlich in die Tiefkühlabteilung der Supermärkte. »Typischerweise isst man es zuerst als Vorspeise. So ist das Risiko nicht so hoch. Dann wird es allmählich zum Hauptgericht. Und schließlich kann man es irgendwo fertig kaufen und zu Hause der Familie vorsetzen.«

Bei Innereien, wo es im Rezept gerne mal heißt: »Ziehen Sie die feine Haut ab«, wird diese letzte Phase vermutlich etwas Zeit brauchen. Im Gegensatz zu Filets und Schmorfleisch täuschen Innereien nicht über das hinweg, was sie sind: Körperteile. Dies ist ein weiterer Grund, weshalb wir sie ablehnen. »Innereien«, erklärt Rozin, »erinnern uns daran, was wir mit Tieren gemeinsam haben.« Genau wie eine Leiche uns daran denken lässt, dass wir sterblich sind, vermitteln uns auch Zunge und Kutteln eine unliebsame Botschaft: Auch du bist ein Organismus, ein kauender, verdauender Sack voller Eingeweide.

Leber zu essen, im Wissen, dass man selbst eine Leber hat, rührt darüber hinaus an das Kannibalismus-Tabu. Je stärker wir uns emotional mit einer Art verbunden fühlen oder je näher wir stammesgeschichtlich mit ihr verwandt sind, desto größer ist unsere Abscheu, wenn wir uns vorstellen, wir müssten sie genüsslich verzehren, und umso stärker empfinden wir das Schlachten als Mord. Haustiere und Primaten, schreibt Mead, fielen in die Kategorie »als Nahrungsmittel undenkbar«.

Die Kulturen, die Affenfleisch verzehren, ziehen traditionell die Grenze, wenn es um Menschenaffen geht.

Zu der Zeit, als ich Iglooik besuchte, war es bei den Inuit nicht üblich, sich Tiere als Gefährten zu halten. Ein Schlittenhund galt mehr oder weniger als Ausrüstungsgegenstand. Als ich Makabe Nartok erzählte, dass ich eine Katze habe, fragte er: »Wozu?«. In Amerika jedoch gehören Haustiere zur Familie und nicht auf den Teller. An dieser Einstellung hielt man sogar während der Rationierung von Lebensmitteln im Zweiten Weltkrieg fest. Lieber verzehrte man Innereien als Pferde oder Kaninchen – obwohl diese auf der anderen Seite des Großen Teichs, nämlich in Frankreich, als Delikatessen galten. Der aus Kansas City stammende Wissenschaftler B. Ashton Keith beklagte in seinem 1943 erschienenen Kommentar »Jackrabbit Should Be Used to Ease Meat Shortage« (»Hasen könnten Fleischknappheit mildern«), dass nach »großen Treibjagden, bei denen Tausende von Tieren geschlachtet wurden«, die Hasenkadaver von den Farmern nicht als Fleischquelle genutzt würden, sondern den Kojoten und Krähen zum Fraß überlassen blieben. (Die meisten scheint allerdings Keiths Mutter aufgesammelt zu haben: »Zu den schönsten Erinnerungen an meine Kindheit gehören Hasenbraten aus der Pfanne, Hasenbraten aus dem Ofen, Haseneintopf und Hasenpastete.«)

Einen etwas eigenwilligen Ansatz, um Amerikanern über die kriegsbedingte Fleischknappheit hinwegzuhelfen, verfolgte der selbst ernannte »Ernährungsökonom« Horace Fletcher. Er musste dazu weder auf Rationierungsmaßnahmen noch auf Hasen zurückgreifen. Was er vorschlug, war eine simple, wenn auch lästige Anpassung der menschlichen Apparatur.

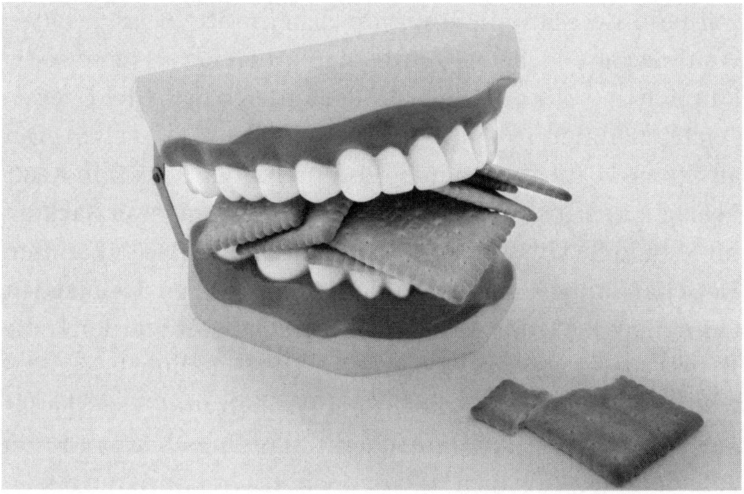

4 Die unendliche Mahlzeit

Kann gründliches Kauen die Staatsverschuldung senken?

Die Papiere von Horace Fletcher liegen in einer Pappschachtel, in die gerade ein dünnes Strickjäckchen hineinpassen würde. Der Mann, der sich selbst als »Ernährungsökonom« bezeichnete, hatte zwar nicht in Harvard studiert*, doch seine Briefe sind trotzdem in den Besitz der Universität übergegangen und werden nun in einem dunklen Winkel der Houghton Library aufbewahrt. An einem Frühlingstag im Mai besuchte ich die Bibliothek, um mir die Papiere anzusehen. Durch die offenen Fenster konnte ich beobachten, wie draußen vor einem Meer von leeren Stühlen Reden gehalten wurden, wohl der Probedurchlauf für eine Abschlussfeier. Ich weiß noch, wie erleichtert ich war angesichts der Kompaktheit der Sammlung, denn es sah so aus, als bräuchte ich nur ein paar Stunden, um sie durchzusehen, und hätte danach noch Zeit, den warmen, blattgrün leuchtenden Nachmittag in Cambrigde zu genießen.

* Allerdings hat er Harvard sein restliches Vermögen hinterlassen, das zum Teil in die finanzielle Ausstattung des Horace-Fletcher-Preises geflossen ist. Dieser sollte alljährlich für die beste »Abschlussarbeit zum Thema ›Besondere Nutzung der im Mund vorhandenen Wallpapillen und des Speichels zur Regulierung der physiologischen Ernährungsökonomie« verliehen werden. Laut der für die Vergabe von Preisen zuständigen Stelle in Harvard ist nicht belegt, dass sich jemals irgendjemand für diesen Preis beworben, geschweige denn ihn gewonnen hätte.

Doch die Schachtel entpuppte sich als trügerisch. Fletcher hat seine Briefe auf allerfeinstes Dünndruckpapier getippt und im Laufe der Jahre sind die Ränder immer schmaler geworden oder oftmals ganz verschwunden. Sein Effizienzwahn hat offenbar auf seine Gewohnheiten als Briefeschreiber abgefärbt. So wie er daran glaubte, dass man aus einem Mund voll Essen so viele Nährstoffe wie möglich ziehen sollte, so war er auch darauf bedacht, jedes einzelne Blatt Papier maximal auszunutzen.

Etwa ab 1913 ging er dazu über, statt mit doppeltem Zeilenabstand mit einfachem zu schreiben, und er beschrieb nun Vorder- und Rückseite. Da das verwendete Papier nicht nur hauchdünn, sondern auch nahezu durchsichtig war, scheinen auf jeder Seite die Wörter der Rückseite durch, weshalb etliche seiner Episteln, obwohl sie mit der Maschine getippt wurden, praktisch unleserlich sind.

Worauf ich hinaus will, ist Folgendes: Es gibt einen Punkt, an dem Effizienz in Irrsinn umschlägt, und ab diesem Punkt ist das, was man an Geld oder Ressourcen einspart, angesichts des Preises, den man in sonstiger Hinsicht bezahlen muss, die Mühe nicht mehr wert. Horace Fletcher kreiste sein ganzes Berufsleben lang um diesen Punkt. Was mich erstaunt, ist, in welchem Maße seine Ideen trotzdem ernst genommen wurden.

Fletcher gilt als Urheber einer kurzlebigen Begeisterung für extrem gründliches Kauen. Wir sprechen hier nicht davon, jeden Bissen 32-mal zu kauen, wie es der ehemalige britische Premierminister William Gladstone vorgeschlagen hatte. Wir sprechen von: »5 Gramm des mittleren Teils einer jungen Gartenzwiebel, bisweilen auch als Schalotte bezeichnet, erforderten 722 Kaubewegungen, bevor sie durch unabsichtliches Verschlucken verschwanden.« (Mehr über das Kauen und den »Oralapparat« ist in Kapitel 7 zu finden.)

Den meisten Schilderungen zufolge war Fletcher privat überhaupt nicht so schrullig, wie es der zitierte Satz vermuten lässt. Er wird als heiter und charmant beschrieben, als Bonvivant, der gerne cremefarbene Anzüge trug, was zu seinen schlohweißen Haaren passte und seinen sonnengebräunten Teint zur Geltung brachte. Er glaubte an körperliche Fitness und eine anständige Lebensweise, an gute Manieren und Gaumenfreuden.

Zeitlebens leisteten ihm sein wohlgeölter Charme und seine Verbindungen gute Dienste. Seine gründliche Kautechnik, das sogenannte Fletcherisieren, wurde von Generälen und Präsidenten ebenso praktiziert wie von Henry James, Franz Kafka und dem unvermeidlichen Sir Arthur Conan Doyle. Im Jahr 1912, als der Wahn seinen Höhepunkt erreichte, verfasste Robert L. Owen, der damalige Senator von Oklahoma, einen Aufruf – ein Entwurf seines Appells ist unter den Papieren von Fletcher zu finden –, in dem er die Gründung eines nationalen Gesundheitsministeriums basierend auf den Prinzipien des Fletcherismus forderte. Senator Owen bezeichnete übergründliches Kauen als »nationales Gut« und befand, es solle als Pflichtfach in Schulen eingeführt werden. Nur wenig später sicherte sich Fletcher einen Posten beim Belgischen Hilfswerk, das während des Ersten Weltkriegs von Herbert Hoover geleitet wurde.

Diese Stelle hatte er nicht ausschließlich seinem Charisma zu verdanken, sondern auch der intuitiven Anziehungskraft, die der Fletcherismus verströmte. Fletcher glaubte – genauer gesagt beschloss er –, dass man ungefähr die doppelte Menge an Vitaminen und anderen Nährstoffen aufnehmen könne, wenn man jeden Bissen Essen so lange kaut, bis er sich verflüssigt hat. »Die Hälfte dessen, was normalerweise verzehrt wird, ist für einen Menschen vollkommen ausreichend«, erklärte er in einem Brief von 1901. Dies sei nicht nur ökonomisch – Fletcher schätzte, dass durch Fletcherisieren allein in den Vereinigten Staaten täglich eine halbe Million Dollar eingespart werden könnte –, sondern auch gesünder. Zumindest behauptete er das. Indem wir dem Darm haufenweise schlecht verdaute Nahrung vorsetzen, so schrieb er, überfordern wir ihn und verunreinigen die Zellen mit den Abfallprodukten, die bei der »Zersetzung durch Fäulnisbakterien« entstehen. Während andere fäkalienfürchtende Zeitgenossen Einläufe propagierten, um das Essen möglichst schnell durch die Fäulniszone zu jagen (mehr darüber in Kapitel 14), riet Fletcher dazu, die Materialzufuhr zu reduzieren.

Wer die hypereffiziente Fletcher'sche Kaumethode praktiziere, so schrieb er, würde lediglich ein Zehntel der laut der damaligen Gesundheits- und Hygieneliteratur für normal erachteten Menge an Fäkalien produzieren. Und diese seien noch dazu von höherer Qualität – wie ein namenloser »literarischer Proband« demonstrierte, der im Juli 1903 in einem Hotel in Washington, D.C. residierte und sich von einem Glas Milch und vier fletcherisierten Maismehlmuffins pro Tag ernährte – ein Szenario maximaler Effizienz. Nach Ablauf von acht Tagen hatte er 64 000 Wörter geschrieben und nur einen Stuhlgang gehabt.

»Er ging auf dem Zimmerboden in die Hocke und ließ ohne jede erkennbare Anstrengung den Inhalt seines Mastdarms in die hohle Hand gleiten ...«, schrieb der anonym gebliebene Arzt eines Schriftstellers in einem Brief, der in einem von Fletchers Büchern abgedruckt ist. »Die Exkrete hatten die Form nahezu runder Kugeln« und hinterließen keinen Schmutzfleck auf der Hand. »Sie rochen nicht stärker als ein Milchbrötchen.« Die Ausscheidungen des Mannes waren so beeindruckend und unanstößig, dass der Arzt sich dazu veranlasst fühlte, sie an sich zu nehmen und als erstrebenswertes Vorbild zu verwahren. In einer Fußnote berichtet Fletcher, dass »ähnliche [getrocknete] Exemplare ohne sichtliche Veränderung fünf Jahre lang aufbewahrt worden waren« – hoffentlich in sicherer Entfernung von den Milchbrötchen.

Bei einer Kaubewegung pro Sekunde dauerte das Fletcherisieren eines einzigen Bissens einer Schalotte zehn Minuten. Unterhaltungen während des Essens wurden zu einer echten Herausforderung: »Horace Fletcher kam zu einem ruhigen Abendessen, das hinreichend gekaut wurde«, schrieb der Bankier William Forbes 1906 in sein Tagebuch. Wehe den Nicht-Fletcherisierern, die aushalten mussten, was die Historikerin Margaret Barnett als »angespanntes und furchtbares Schweigen, welches … die qualvolle Tortur des Kauprozesses begleitet« beschrieb. Der begeisterte Ernährungsreformer John Harvey Kellogg, in dessen Sanatorium der Fletcherismus* kurzzeitig praktiziert wurde, versuchte, die Essenszeiten unterhaltsamer zu gestalten, indem er ein Quartett anheuerte, das einen eigens von ihm komponierten »Chewing Song«** singen musste, während die Essenden sich, tja, verbissen abmüh-

* Die Wege der beiden trennten sich, da sie sich in Bezug auf das Thema Fäkalien nicht einig werden konnten. Kelloggs Idealvorstellung waren vier lockere Würste pro Tag, während Fletcher ein paar trockene Bällchen pro Woche propagierte. Ihre Auseinandersetzung wurde bald persönlich. »Seine Zunge war stark belegt und sein Atem äußerst übelriechend«, lästerte Kellogg.

** Leider konnte ich nur eine Strophe ausfindig machen, doch die dürfte reichen. Im Original lautet sie: »I choose to chew / because I wish to do / the sort of thing that Nature had in view / Before bad cooks invented sav'ry stew / When the only way to eat was to chew, chew, chew.« (Frei übersetzt klingt sie wie folgt: »Bei mir wird das Essen gekaut / die Natur hat genau hingeschaut / und hat mich entsprechend gebaut / erst später haben schlechte Köche würz'gen Eintopf gebraut / davor wurde das Essen nur gekaut, gekaut, gekaut.«)

ten. Ich habe vergeblich nach Filmaufnahmen gesucht, aber vermutlich hat Barnett recht in ihrer Annahme, dass »Fletcheristen, die bei Tisch sitzen, kein schöner Anblick waren«. Franz Kafkas Vater, so schrieb sie, »versteckte sich während des Abendessens hinter einer Zeitung, um nicht mitansehen zu müssen, wie sein Sohn fletcherisierte«.

Wie konnte es so weit kommen, dass eine derart unansehnliche und extreme Praxis so ernst genommen wurde? Zunächst einmal brachte Fletcher, ein eifriger Netzwerker und umtriebiger Salonlöwe, die Wissenschaftler auf seine Seite. Selbst über keinerlei medizinische oder physiologische Kenntnisse verfügend, scharrte er Freunde um sich, die entsprechendes Fachwissen besaßen. So freundete er sich beispielsweise im Jahre 1900 in einem Hotel in Venedig mit dem Hotelarzt Ernest van Someren an. Obwohl sich dieser zunächst mehr für Fletchers Stieftochter als für dessen Theorien interessierte, gelang es Fletcher schließlich, ihn zu überzeugen (beziehungsweise zu zermürben – Fletchers Briefe arteten, auch wenn sie in heiterem Tonfall gehalten waren*, in ellenlange Tiraden aus). Daraufhin machte sich van Someren daran, Fletchers Theorien mit erfundenem medizinischem Fachjargon wie »dem sekundären Deglutitionsreflex« aufzupeppen.

Da er als Hotelarzt viel Zeit hatte, begann er außerdem damit, Daten zu sammeln. Beide Männer wussten, dass man Fletcher ansonsten in wissenschaftlichen Kreisen nicht ernst nehmen würde. Zwar hatte Fletcher bereits Selbstversuche unternommen, doch damit würde er die Forschungsgemeinschaft vermutlich nicht überzeugen können. Sein Experiment hatte darin bestanden, täglich zu wiegen und zu notieren, was er selbst und sein Butler Carl während einer Fahrradtour

* »Der Vesuv erbricht in besorgniserregendem Umfang Lava.«

durch Frankreich zu sich genommen und wieder ausgeschieden hatten. In einem 1900 verfassten Brief an einen seiner Gönner erläuterte Fletcher, Carl sei »ein junger Tiroler … in Nationaltracht«, den er angestellt habe, damit er die Waage trage, sein Fahrrad die Steigungen hochschiebe und sich »allgemein nützlich« mache.

Bereits 1901 hielt van Someren während einer Konferenz der British Medical Association einen Vortrag über das Thema und referierte auch auf dem International Congress of Physiology darüber. Skeptische, aber neugierig gewordene Wissenschaftler, die einflussreiche Positionen an der Cambridge University oder in der britischen Gelehrtengesellschaft Royal Society in London bekleideten, führten ebenso wie Russell Chittenden aus Yale Folgeuntersuchungen durch, die allerdings keine eindeutigen Befunde erbrachten. Im Rahmen einer dieser Studien wurden im Jahr 1904 dreizehn im Sanitätsdienst der US-Armee tätige junge Männer für ein halbes Jahr von ihren pflegerischen Pflichten entbunden und stattdessen als Versuchskaninchen eingesetzt. Sie sollten Fletchers und Chittendens kalorien- und eiweißarme Extrem-Kaudiät testen. Leider gab es in ihrem Fall keinen strammen Burschen in Lederhosen und Tirolerhut, der sich um das Wiegen und Saubermachen kümmerte. Bereits um 6.45 Uhr mussten die Männer zum Dienst antreten und erst einmal eineinhalb Stunden lang »Hilfstätigkeiten verrichten wie beispielsweise … beim Messen und Wiegen des Urins und der Fäkalien assistieren, selbige in das Labor bringen sowie die Fäkalienbehälter und Urinflaschen reinigen, etc.«.

Chittenden behauptete, beweisen zu können, dass ein Mensch dank des Fletcher'schen Systems mit zwei Dritteln der entsprechend damaliger Ernährungsrichtlinien empfohlenen Kalorienzufuhr und der Hälfte der empfohlenen Eiweißmenge auskomme. Obwohl diese Behauptungen heftig kritisiert und von anderen Wissenschaftlern größtenteils abgelehnt wurden, fanden sie in gewissen Kreisen durchaus Anklang: etwa bei hochrangigen Militärs und anderen Berufsgruppen, die mit begrenzten Finanzmitteln hungrige Horden zu verköstigen hatten. Sowohl in den Vereinigten Staaten als auch in Europa liebäugelten Leiter von Armenhäusern, Gefängnissen und Schulen mit dem Fletcherismus. Die medizinische Einheit der US-Armee formulierte eine »Methode zur Sicherstellung einer wirtschaftlichen Aufnahme von Nahrung« – alias das Fletcher-System –, die es zu beachten galt. (»Jede feste Nahrung ist so lange zu kauen, bis sie sich vollständig verflüssigt hat«, begann das inzwischen hinlänglich bekannte Mantra.) 1917 wurde Chittenden zum wissenschaftlicher Berater von Herbert Hoover ernannt, der zu jener Zeit der U. S. Food Administration vorstand. Fletcher, der während des Ersten Weltkriegs in Belgien lebte und mit dem dortigen US-Botschafter auf Du und Du stand, nutzte diese beiden Verbindungen, um sich zum »ehrenamtlichen Ernährungsexperten« von Hoovers Belgischem Hilfswerks aufzuschwingen. Gemeinsam wollten Chittenden und er Hoover davon überzeugen, den Fletcherismus in die amerikanische Wirtschaftspolitik einzuschreiben. Auf diese Weise hätten die nach Übersee verschifften Lebensmittelrationen für Zivilisten um zwei Drittel reduziert werden können, argumentierten sie. Hoover war jedoch klug genug, dies abzulehnen.

Gelegentlich entlarvte sich der Menschenfreund Fletcher allerdings selbst, etwa wenn er in einem 1910 verfassten Brief damit prahlte, eine fünfköpfige Familie könne in nur fünfzehn Monaten durch Fletcherisieren so viel Geld sparen, dass sie damit eine Fünf-Zimmer-Wohnung einrichten könnte, dann jedoch hinzufügte: »Natürlich muss es sich dabei um Mobiliar der einfachsten Sorte handeln.« Und das von einem Mann, der jahrelang in einer Suite im Waldorf Astoria residierte. Am Ende des Briefs fasst er sein Prinzip wie folgt zusammen: »Mithilfe fachkundiger Ökonomie kann es selbst der Einfältige zu etwas bringen.« Dann sollen sie eben Kuchen kauen.

Bereits im 19. und Anfang des 20. Jahrhunderts hatte eine ganze Kavalkade etwaig wohlmeinender, doch vermutlich lediglich habgieriger Individuen versucht, die Armen mit möglichst geringem finanziellem Aufwand zu verpflegen. Im Falle von Jean d'Arcet Senior und Junior wären allerdings sogar Wasser und Brot noch nahrhafter gewesen als das, was die beiden vorschlugen. D'Arcet der Jüngere, von Beruf Chemiker, entwickelte 1817 eine Methode, um aus Knochen Gelatine zu gewinnen (und das Pariser Wohlfahrtsamt zu schröpfen). Nachdem öffentliche Kranken- und Armenhäuser die völlig absurde Behauptung geschluckt hatten, dass 100 Gramm der d'Arcet'schen Gelatine mindestens den gleichen Nährwert enthielten wie drei Pfund Fleisch, gingen sie dazu über, Suppe zu servieren, die aus ebendieser Gelatine hergestellt worden war.

Allerdings waren die danach auftretenden Beschwerden so zahlreich, dass Ärzte in einem berüchtigten Pariser Armenkrankenhaus, dem Hôtel-Dieu, ein Experiment durchführten, bei dem sie traditionelle Fleischbrühe mit aus Gelatine zubereiteter Bouillon verglichen. Letztere war »widerlicher, verdarb schneller, war schwerer verdaulich, weniger nahrhaft ... und darüber hinaus rief sie oftmals Durchfall hervor«. Die französische Akademie der Wissenschaften verfiel daraufhin in eifrige Untätigkeit und berief einen Ausschuss ein, der die Angelegenheit untersuchen sollte. Die Gelatine-Kommission zögerte geschlagene zehn Jahre, bevor sie endlich den Daumen senkte. Wie die Kommission vermeldete, habe an Tiere verfütterte Gelatine »eine unerträgliche Abscheu ausgelöst, die so stark war, dass die Tiere es vorzogen, zu verhungern«.

Hierzu passt ein 1859 in der Zeitschrift *California Farmer and Journal of Useful Sciences* veröffentlichtes Rezept* für einen nahrhaften Extrakt, der aus dem Guano (also den Exkrementen) peruanischer Seevögel gewonnen werden kann. Sein Erfinder, ein Mr Win. Clark aus England, empfahl das Elixier zwar »für sämtliche gesellschaftliche Schichten«, betrachtete es aber als insbesondere geeignet für all jene, »die große körperliche Anstrengungen vollbringen müssen und nicht über die notwendigen Mittel verfügen, um sich Fleisch zu kaufen«. Mr Clark zufolge entsprachen zwei bis drei Esslöffel der Substanz zwei Pfund Fleisch, boten jedoch gleichzeitig den Vorteil, den Kartoffeln und Erbsen der Arbeiter »einen köstlichen Geschmack« zu verleihen.

Im Jahre 1979 beschlossen zwei Forscher aus Minneapolis, den Fletcherismus auf den Prüfstand zu stellen. Dazu brachten sie zehn Versuchspersonen in das örtliche Veteranenkrankenhaus und erwarben Erdnüsse sowie mehrere Gläser Erdnussbutter. In einer ersten Phase ernährten sich die Versuchspersonen so, dass nahezu das gesamte Fett, das sie zu sich nahmen, von den Erdnüssen stammte. In einem zweiten Schritt wurden die Erdnüsse durch Erdnussbutter – die ästhetisch ansprechendere Variante exzessiv gekauter Erdnüsse – ersetzt. In beiden Fällen wurde im Anschluss die »Verdauungsasche«, wie Fletcher die

* »Man nehme 2 ½ Pfund Guano und 3 Liter Wasser, gebe beides in einen Emailletopf, koche die Mischung drei oder vier Stunden lang und lasse sie dann abkühlen. Dann schöpfe man die klare Flüssigkeit ab, woraufhin man etwa einen Liter dieses gesunden Extrakts erhält.« Allerdings rät der Autor dazu, diesen sparsam zu verwenden, da der Geschmack ansonsten »genauso abstoßend« sei »wie Pfeffer oder Essig«.

Exkremente gerne nannte, analysiert, um herauszufinden, wie viel Erdnussfett jeweils ausgeschieden worden war.

»Möglicherweise ist an Fletchers berühmtem Ausspruch ›Die Natur wird diejenigen bestrafen, die nicht gründlich kauen‹, etwas dran«, lautete das Fazit ihrer Studie, die im Oktober 1980 im *New England Journal of Medicine* erschien. Als sich die Testpersonen von ganzen Erdnüssen ernährten, schieden sie 18 Prozent des zuvor verzehrten Fetts aus. Als sie auf Erdnussbutter umstiegen, verließen nur 7 Prozent ihren Körper über den Stuhl.

Allerdings können Erdnüsse kaum als repräsentativ für eine normale Ernährung gelten. Wie jeder – dank der »visuellen Inspektion von Stuhlproben«, um die Umschreibung des Magazins für den »Blick in die Kloschüssel vor dem Spülen« zu verwenden – weiß, wandern Erdnussstückchen unverdaut durch den Verdauungskanal. Nüsse im Allgemeinen sind dafür bekannt. Erfahrungsgemäß sind gerade Erdnüsse (und Maiskörner) so schwer zersetzbar, dass sie als Marker-Nahrungsmittel in selbst durchgeführten Transitzeitmessungen* zum Einsatz kommen (also in Tests zur Bestimmung der Zeitspanne, die zwischen der Nahrungsaufnahme und der Ausscheidung vergangen ist). Aufgrund dieser Eigenschaft sind Erdnüsse auch für Martin Stocks das Lebensmittel der Wahl. Stocks ist Leiter der Geschäftsentwicklung für den sogenannten »Model Gut«, einen computergestützten Modelldarm**, den man sich ausleihen kann, um Resorptionsuntersuchungen durchzuführen.

* Der menschliche Verdauungstrakt ähnelt der Zugverbindung zwischen Seattle und Los Angeles: Die Fahrzeit beträgt etwa 30 Stunden und die Landschaft auf dem letzten Streckenabschnitt ist ziemlich eintönig.

** »Er kann sich sogar erbrechen«, rühmt der Entwickler das Gerät. Auf meine per E-Mail gestellte Frage, ob der Modelldarm Exkremente ausscheide und wenn ja, wohin, erhielt ich allerdings keine Antwort.

Ich hatte mich an Stocks gewandt, um zu erfragen, ob es möglich sei, mithilfe des Modelldarms Fletchers Kaumethode auf die Probe zu stellen. Dies war tatsächlich der Fall, allerdings würden sich die Kosten dafür »auf wahrscheinlich 10000 bis 20000 Dollar belaufen«. Stocks' Meinung lautete: Zwar kann es bei etlichen widerspenstigen Nahrungsmitteln – hier führte er als Beispiel Nüsse und fast oder ganz rohes Fleisch an – hinsichtlich der aufgenommenen Energie- und Nährstoffmenge einen minimalen Unterschied machen, ob jene gründlich gekaut worden sind oder nicht, es ist jedoch »eher unwahrscheinlich«, dass sich daraus »tief greifende Auswirkungen auf die Nährstoffzufuhr insgesamt« ergeben.

Stocks leitete meine E-Mail an Richard Faulks weiter, den für den »Model Gut« zuständigen wissenschaftlichen Leiter. Faulks hält nichts von übermäßigem Kauen und auch nichts von der damit verwandten Modeerscheinung, Nahrung im Mixer zu pürieren, um die darin enthaltenen Nährstoffe für den Körper besser verwertbar zu machen. Zwar stimme es, dass Speichel ein Enzym enthalte, das in der Lage sei, Stärke zu spalten, doch die Bauchspeicheldrüse produziere dieses Enzym ebenso. Falls etwas zu hastig gekaut worden sei, springe also der Dünndarm ein und erledige verdauungstechnisch gesehen den Rest. Der menschliche Verdauungstrakt habe sich evolutionär so weiterentwickelt, dass er die aufgenommene Nahrung maximal verwerten könne, erklärte Faulks, und mehr brauche es vermutlich nicht. »Die Ernährungswissenschaft wird von der Idee verfolgt, dass, wenn ein wenig von etwas gut ist, mehr davon besser wäre«, meint er, »und daher glauben wir, wir müssten möglichst viel von einem bestimmten Nahrungsbestandteil, der gerade in Mode ist, verwerten. Doch das hieße, die Evolutionsbiologie und das Gebot des Überlebens zu ignorieren.« Damit hat er den guten alten Horace Fletcher im Prinzip einmal durch den Modelldarm gejagt.

Ein Aspekt, der für gründliches Kauen spricht, ist, dass man auf diese Weise langsamer isst. Das kann hilfreich sein, wenn man beispielsweise abnehmen will. Bis das Gehirn registriert, dass der Bauch voll ist, hat ein langsamer Esser, der jeden Bissen 32-mal kaut, deutlich weniger in sich hineingestopft als ein gieriger Esser, der jeden Bissen nur fünfmal kaut. Gründliches Kauen ist jedoch nicht gleich Fletcherismus. Würde man jeden Bissen beispielsweise 100-mal kauen, so Faulks, könne das genau den gegenteiligen Effekt haben. Denn dadurch würde sich eine Mahlzeit derart in die Länge ziehen, dass der Magen Zeit hätte, die ersten Bissen bereits in den Dünndarm zu entleeren, während die letzten Bissen noch auf dem Tisch stehen. Und schon wäre wieder Platz für weitere Nahrung. Theoretisch könnte eine Mahlzeit bei Fletcherismus-Anhängern so unendlich lange dauern, dass sie in dem Moment, wo sie den Teller leergegessen und die Serviette abgelegt haben, schon wieder hungrig sind.

Ganz abgesehen davon, dass der halbe Vormittag vorbei wäre. »Wer hat denn für so etwas Zeit?«, war die Reaktion von Jaime Aranda-Michel, einem Gastroenterologen der Mayo Foundation, den ich anrief und über das Fletcherisieren befragen wollte. »Dann wäre man ja den ganzen Tag nur damit beschäftigt, zu frühstücken. Da verlieren Sie doch Ihren Job!«

Lange bevor Verdauungsforscher mit Modelldärmen und den Fäkalien von Sanitätern herumspielen konnten, hatten sie Alexis St. Martin. Anfang des 19. Jahrhunderts arbeitete St. Martin im heutigen Michigan als Trapper für die American Fur Company. Als er 18 Jahre alt war, wurde ihm versehentlich in die Flanke geschossen. Die Wunde verheilte, doch dadurch, dass das Loch in seinem Magen mit dem darüberliegenden Loch in den Muskeln und in der Haut verwuchs, blieb eine Fistel zurück. Der behandelnde Chirurg William Beaumont erkannte sogleich den Wert dieser ungewöhnlichen Öffnung, stellte sie doch ein sprichwörtliches Fenster zu den Funktionsabläufen des menschlichen Magens und seiner geheimnisvollen Säfte dar, über die bis dato noch wenig bekannt war.

Experiment Nummer 1 begann am 1. August 1825 zur Mittagszeit. »Ich brachte durch die Wunde folgende Nahrungsgegenstände in den Magen, an einer seidenen Schnur befestiget: … ein Stückchen stark gewürztes gedämpftes Rindfleisch (»bœuf à la mode«), ein Stückchen rohes, fettes, gesalzenes Schweinfleisch; ein Stückchen rohes, gesalzenes, mageres Ochsenfleisch; ein Stückchen trockenes Brod und etwas rohen dünn geschnittenen Kohl; … und ließ den Jüngling seine gewöhnliche Beschäftigung im Hause fortsetzen.«*

Bereits am allerersten Tag seiner Forschungskarriere versetzte Beaumont dem Fletcherismus** einen vernichtenden Schlag –

* Dieses Zitat und die folgenden stammen aus der Übersetzung *Neue Versuche und Beobachtungen über den Magensaft und die Physiologie der Verdauung* von Bernhard Luden, Leipzig 1834 (A. d. Ü.).

** Erst vor Kurzem wurde in einem Experiment nachgewiesen, wozu das Verdauungssystem eines gesunden Erwachsenen fähig ist: Von einer zuvor zerlegten und ohne zu kauen heruntergeschluckten Spitzmaus blieb bis auf 28 (von 131) Knochen nichts mehr übrig. (Bei der Studie ging es übrigens nicht darum, den Fletcherismus zu entzaubern. Vielmehr sollten die Ergebnisse Archäologen zur Warnung gereichen, die, basierend auf den Skelettüberresten von Beutetieren, Rückschlüsse auf die Ernährungsweise von Menschen und Tieren ziehen.) In der Danksagung wurde zwar der Spitzmaus gedankt, nicht allerdings der Person, die sie verzehrt hat, was den Schluss nahelegt, dass der Leitautor der Studie, Peter Stahl, die Tat selbst vollbracht hat. Auf Anfrage hat er dies bestätigt und hinzugefügt, dass sie »mit ein bisschen Tomatensoße« ganz gut runtergegangen sei.

und das 75 Jahre, bevor diese Kautechnik überhaupt erfunden wurde: »Um 2 Uhr fand ich den Kohl, das Brod, das Schweinfleisch und das gesottene Rindfleisch gänzlich verdaut und von der Schnur abgefallen.« Kein Kauen war nötig gewesen.* Nur das rohe Stück Rindfleisch war noch vorhanden.

Beaumont führte über hundert Experimente an beziehungsweise in St. Martin durch und veröffentlichte schließlich sogar ein Buch über seine Forschungsarbeit, womit er sich einen Platz in der Geschichte der Medizin sicherte. Auch heute noch findet Beaumont in Lehrbüchern Erwähnung, häufig begleitet von stark übertreibenden Formulierungen wie: »der Vater der amerikanischen Physiologie« oder »der Schutzheilige der amerikanischen Physiologie«. Aus Sicht von Alexis St. Martin wird Beaumont jedoch vermutlich wenig Heiliges oder Väterliches an sich gehabt haben.

* Im Anschluss an einen Vortrag, den Fletcher 1909 während eines zahnärztlichen Kongresses in Rochester im US-Bundesstaat New York gehalten hatte, wurde er in einer Diskussion auf die Forschungsergebnisse von Beaumont aufmerksam gemacht. »Es machte keinen praktischen Unterschied, ob das Essen vorher sehr gründlich gekaut oder ob der Bissen … in fester Form im Ganzen … eingeführt worden war«, warf ein Zuhörer ein. Noch bevor Fletcher sich dazu äußern konnte, gaben zwei weitere Ärzte ihren Senf dazu und es entspann sich eine Diskussion zu allen möglichen Themen. Als Fletcher seinen Vortrag zwei Seiten später im Protokoll wieder aufnahm, war die Erwähnung Beaumonts entweder bereits vergessen oder sie wurde der Einfachheit halber schlicht ignoriert. In jedem Fall ist Fletcher nicht darauf eingegangen.

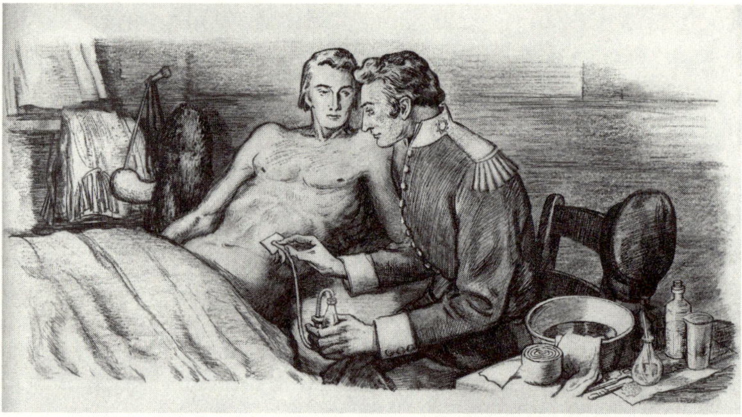

5 Schwer verdaulich

Warum die Beziehung zwischen William Beaumont und Alexis St. Martin einen bitteren Beigeschmack hinterlässt

Es gibt drei berühmte Holzschnitte, die Alexis St. Martin in seiner Jugend zeigen. Ich bin mehrmals auf sie gestoßen, in Biografien seines Chirurgen William Beaumont, in Beaumonts eigenem Buch und in Fachzeitschriften mit Artikeln über das Paar. Obschon die Illustrationen sehr detailreich sind, geben sie keinerlei Aufschluss darüber, wie St. Martin eigentlich aussah. Alle drei beschränken sich auf den unteren Teil seiner linken Brust mit dem berühmten Loch. Bei einer Gegenüberstellung könnte ich leichter St. Martins Brustwarze als seine Augen identifizieren. Dies ist nur folgerichtig, vermute ich; Beaumont war ein Forscher und St. Martin seine Versuchsperson – er war mehr Körper als Mensch. Doch immerhin haben die beiden sich 30 Jahre lang gekannt und insgesamt zehn Jahre lang immer wieder zusammen unter einem Dach gelebt. Hat sich in dieser ganzen Zeit keinerlei Zuneigung zwischen ihnen entwickelt? In welcher Beziehung haben sie zueinander gestanden? Wurde St. Martin misshandelt oder war das Verdauen im Dienste der Wissenschaft der lockerste Job, den sich ein schwer arbeitender Mann erträumen konnte?

Die erste Begegnung zwischen beiden fand im Juni 1822 in einem Laden auf Mackinac Island statt, der zu einem Handelsposten der American Fur Company gehörte. St. Martin war ein frankokanadischer »voyageur« – also ein vertraglich verpflichteter Trapper –, der im Kanu und zu Fuß Pelze durch die waldbedeckte Landschaft des Michigan-Territoriums beförderte. An die denkwürdige Begegnung zwischen beiden wird sich St. Martin allerdings kaum erinnert haben können, denn er lag währenddessen halb bewusstlos auf dem Boden. Kurz zuvor hatte sich aus jemandes Gewehr versehentlich ein Schuss gelöst und St. Martin war von einer Ladung Entenschrot in die Flanke getroffen worden, weshalb man Beaumont, den im nahe gelegenen Fort stationierten Militärarzt, zu Hilfe rief.

Anscheinend lassen sich die Enten auf Mackinac Island nur schwer abschießen: »Fand bei der Untersuchung ein Stück der Lunge, etwa so gross als ein Hühnerei, aus der äussern Wunde heraushängend, verletzt und verbrannt, und gleich darunter noch einen anderen Theil, welcher bei fernerer Untersuchung sich zum Magen zugehörig erwies. Die sämmtlichen Häute desselben waren verletzt, und die Nahrungsmittel, die der Patient zum Frühstück genossen hatte, wurden durch eine Oeffnung, die einen Finger einzubringen erlaubte, daraus hervorgestossen.« So liest sich Beaumonts etwas umständliche Schilderung des Unfalls.

Diese Öffnung – und die breiige Masse aus halb verdautem Fleisch und Brot, die durch die Falten von St. Martins Wollhemd sickerte – sollte Beaumont ins Rampenlicht rücken und ihm zu landesweitem Ruhm verhelfen. Zwar hatten italienische Verdauungsforscher vor ihm bereits lebenden Tieren Essen in den Magen gestopft und wieder herausgezogen, es mithilfe von an Schnüren befestigten Schwämmen aufgesaugt und sogar ihr eigenes Abendessen hochgewürgt, doch St. Martins Guckloch bot erstmals die Gelegenheit, die menschlichen Säfte und Prozesse in vivo zu dokumentieren. (In Kapitel 8 werden wir uns dem Magen in aller Ausführlichkeit widmen; hier möchte ich erst einmal das seltsamste Paar in der Geschichte der Medizin noch etwas näher beleuchten.)

Beaumont war 37 Jahre alt und auf der Suche nach einer etwas glamouröseren Betätigung, als sie ihm sein rustikales, unspektakuläres und mühevolles Dasein als Hilfschirurg in einem militärischen Außenposten bot. Wann genau er den Wert des St. Martin'schen Lochs erkannte – und wie eifrig und gewissenhaft er sich bemühte, es zu schließen –, darüber kann nur spekuliert werden. Der einzige überlieferte Augenzeugenbericht jenes Morgens stammt von einem Mann namens Gurdon Hubbard. Ihm zufolge kam Beaumont deutlich früher zu der Erkenntnis, als er selbst behauptete. »Ich kenne Dr. Beaumont sehr gut. Das Experiment, das darin bestand, Essen durch die absichtlich offen gehaltene und in diesem Zustand verheilte Öffnung einzuführen, hatte der Arzt sehr bald nach der ersten Untersuchung ersonnen.«

Beaumont stritt dies ab. In seinem Tagebuch behauptete er, »alles in meiner Macht Stehende versucht zu haben, um die Öffnung des Magens zu schließen«. Vermutlich liegt die Wahrheit irgendwo in der Mitte. Wenn es sich eher so abgespielt hat wie in Hubbards Version, würde dies erklären, warum Beaumont sich für einen Mann einsetzte, den er nicht kannte und um den er sich qua Geburtsrecht eigentlich nicht hätte scheren müssen. St. Martin war ein »mangeur de lard« – ein »Speckfresser«, der auf der untersten sozialen Stufe der »voyageurs« stand. Als das County im April 1823 nicht mehr für die Krankenhausbehandlung von St. Martin aufkommen konnte, holte ihn Beaumont zu sich nach Hause. In seinem Tagebuch erklärte er, dass ihn »ausschließlich wohltätige Motive« hierzu bewogen hätten, was ich jedoch stark bezweifle.

Sobald es ihm besser ging, musste St. Martin alle möglichen Arbeiten im Haus verrichten. Beaumont hatte von

Anfang an mehr oder weniger buchstäblich ein Auge auf die Fistel: »Wenn er auf der anderen Seite liegt, kann ich genau in die Magenhöhle blicken und beinahe dem Vorgang der Verdauung zusehen«, schrieb Beaumont in sein Tagebuch. Ich wüsste zu gerne, wie er es anstellte, St. Martin die Versuchsanordnung zu vermitteln. St. Martin verstand nichts von wissenschaftlichen Methoden. Er war Analphabet, sprach kaum Englisch und kommunizierte in einem so breiten frankokanadischen Dialekt, dass Beaumont in seinen Notizen über den Tag der Schussverletzung »St. Martin« als »Samata« transkribierte. Beaumont hat zwar Tagebuch geführt, aber weder ich noch der Medizinethiker Jason Karlawish, der einen großartigen, akribisch recherchierten historischen Roman über die beiden verfasst hat, fanden darin irgendeinen Hinweis, wie eigentlich St. Martin auf Beaumonts ungewöhnliches Vorhaben reagiert hat.

In ihrem wissenschaftlichen Artikel »Working Ethics: William Beaumont, Alexis St. Martin, and Medical Research in Antebellum America« beschreibt die Historikerin Alexa Green das Verhältnis zwischen den beiden Männern als eine eindeutige Herr-Knecht-Beziehung. Will der Herr einem ein Stück Hammelfleisch in die Flanke schieben, hat man ihn zu lassen. Weitere Aufgaben sind gemäß der jeweiligen Anweisung zu erledigen. (Als St. Martin so weit wiederhergestellt war, dass der Vorwand, er müsse dauerhaft gepflegt werden, allzu fadenscheinig wirkte, ging Beaumont dazu über, ihm einen Lohn zu zahlen.)

Für zwei Menschen, die angesichts ihrer Klassenzugehörigkeit und ihres Beschäftigungsverhältnisses durch eine gewaltige Kluft getrennt waren, pflegten Beaumont und St. Martin eine merkwürdig intime Beziehung. »Wenn man mit der Zunge den schleimigen Ueberzug des Magens im leeren reizlosen Zustande berührt, kann man keinen Säuregeschmack empfinden.«* Schließlich fand ich doch noch ein Bild, das Alexis St. Martin als ganzen jungen Mann zeigt. Das Gemälde von Dean Cornwell mit dem Titel *Beaumont und St. Martin* ist Teil einer 1938 für eine Werbekampagne in Auftrag gegebenen Bilderserie über die Pioniere der amerikanischen Medizin.

Der Schauplatz des Gemäldes ist Fort Crawford im Michigan-Territorium, etwa um das Jahr 1830, als St. Martin zum zweiten Mal in Beaumonts Diensten stand. In dieser Phase seiner Untersuchungen zur Verdauung versuchte Beaumont herauszufinden, ob der Magensaft auch außerhalb des Magens, abgeschnitten von der »Lebenskraft« des Körpers, seine Funktion erfüllt. (Was er tut.) Er füllte Ampulle um Ampulle mit St. Martins Sekreten und ließ alle möglichen Nahrungsmittel hineinfallen. Das Behandlungszimmer wurde zu einer Art Magensaft-Molkerei. Auf dem Gemälde hält Beaumont das Ende eines Kautschukschlauchs, der in St. Martins Magen führt; das andere Ende tröpfelt in eine Flasche auf seinem Schoß.

Ich habe mir das Bild lange angesehen und versucht, die Beziehung zwischen den beiden zu ergründen. Die Kluft hin-

* Hierfür die Zunge zu verwenden ist weniger seltsam, als es zunächst den Anschein hat. Bevor Ärzte die Körperflüssigkeiten ihrer Patienten zur Untersuchung in ein Labor schicken konnten, lieferten ihnen Zunge und Nase bisweilen wichtige diagnostische Hinweise. Sehr süßer Urin beispielsweise deutet auf Diabetes hin. Eiter kann von Schleim anhand seines »süßlichen, leicht widerlichen« Geschmacks und eines »ihm eigenen Geruchs« unterschieden werden, schrieb Dr. Samuel Cooper in seinem *Dictionary of Practical Surgery* von 1823. Für Ärzte, die mit dieser Unterscheidung ihre Schwierigkeiten haben, weil sie vielleicht versuchen, die hohe Kunst der Chirurgie aus einem Wörterbuch zu erlernen, hat Cooper folgenden nützlichen Hinweis parat: »Eiter sinkt in Wasser; Schleim schwimmt.«

sichtlich ihrer gesellschaftlichen Stellung ist unübersehbar. St. Martin trägt eine an den Knien durchgewetzte Arbeitshose. Beaumont hingegen ist in voller Uniform abgebildet – mit Messingknöpfen und goldenen Schulterklappen an der Uniformjacke und einer paspelierten Uniformhose, die in kniehohen Lederstiefeln steckt. »Ich gebe ja zu«, scheint Cornwell sagen zu wollen, »dass dies für den armen St. Martin eine höchst unangenehme Situation ist, aber seht doch, *seht doch her*, welch prächtigem Mann er die Ehre hat zu dienen.«

Die Situation war vermutlich für beide kein Zuckerschlecken. Mindestens einmal in seinen Aufzeichnungen erwähnt Beaumont St. Martins »Wut und Ungeduld«. Die Experimente waren nicht bloß langweilig und ermüdend, sondern auch in physischer Hinsicht unangenehm. Die Gewinnung des Magensafts, so schrieb Beaumont, »ist gewöhnlich von dem eigenthümlichen Gefühle in der Herzgrube, das man Schwachwerden (›sinking‹) nennt, einem gewissen Grade von Ohnmacht begleitet und der Operation Einhalt zu thun gebietet«.

Der Mangel an Respekt, den Beaumont und die medizinische Fachwelt gegenüber ihrem Versuchskaninchen an den Tag legten – ersichtlich beispielsweise in ihrem Briefwechsel über St. Martin –, hat wohl sein Übriges getan. So wurde St. Martin noch bis er weit über 30 war als »der Junge« bezeichnet. Er war »das menschliche Reagenzglas« oder »Ihr tüchtiger Verdauer«. Für die außerhalb des Körpers stattfindenden Verdauungsexperimente musste St. Martin auf Anweisung von Beaumont Röhrchen mit Magensaft unter seinen Arm klemmen, um auf diese Weise die Temperatur und die Bewegungen des Magens zu simulieren. »Eineinhalb Stunden lang in der Axilla verwahrt und häufig geschüttelt«, kann man in Beaumonts Aufzeichnungen nachlesen. Wüsste man nicht, dass »Axilla« der medizinische Fachbegriff für Achselhöhle ist, könnte man fast meinen, es handle sich um ein Laborgerät und nicht um den Körperteil eines Menschen. Beaumont hat Dutzende von Experimenten durchgeführt, die erforderten, dass St. Martin Glasfläschchen auf diese Weise sechs, acht, elf und sogar vierundzwanzig Stunden lang (Maiskörner!) hielt. Kein Wunder, dass jener zweimal verschwand – beziehungsweise »sich durch Flucht entzog«, wie Beaumont es nannte –, teilweise, um seine Familie in Kanada zu besuchen, aber auch, weil er die Nase voll hatte. Beim zweiten Mal verletzte er dabei einen unterschriebenen Vertrag, was ihm Beaumonts lang anhaltenden Zorn einbrachte. In einem in diesem Zeitraum verfassten Brief an den amerikanischen Generalarzt beklagte sich Beaumont über St. Martins »niederträchtige Sturheit und Garstigkeit«.

Doch Beaumont hatte keine andere Magenfistel, auf die er hätte zurückgreifen können. Auch wenn er seine Experimente inzwischen beendet hatte, brauchte er St. Martin, um seinen Ruf im Ausland zu festigen. Erst spät in seiner Karriere hatte er eine Gruppe von Wissenschaftlern in Europa kennengelernt – Chemiker und andere Forscher, denen er Flaschen mit Magensaft zur Analyse schickte.* (Beaumonts Korrespondenz aus dieser Zeit ist eine Mischung aus makabren Phrasen und Wohlerzogenheit: »Ich danke Ihnen sehr herzlich für Ihre

* Im 19. Jahrhundert war das Verschicken von Körperflüssigkeiten eine recht mühselige Angelegenheit. Eine Lieferung aus den Vereinigten Staaten nach Europa dauerte vier Monate. Häufig war die Flüssigkeit in den Flaschen »verschüttet« oder »verdorben« oder beides. Ein Korrespondent, der kein Risiko eingehen wollte, wies Beaumont an, die Sekrete »in einer sorgfältig gekennzeichneten, versiegelten und mit festen Leder- und Bindfäden verschlossenen Congress-Spring-Wasserflasche in Pint-Größe der Marke Lynch & Clark, in einer Zinnverkleidung und mit angelötetem Deckel« zu verschicken.

Flasche mit der Magenflüssigkeit.« »Ich habe … mit eigentümlichem Vergnügen Versuche mit dem zerkauten Fleisch durchgeführt … wie Sie in Ihrem letzten Brief vorgeschlagen haben.«) Obwohl es keinem dieser Männer gelang, die verschiedenen »Säfte« zu identifizieren, hatte einer von ihnen Beaumont auf eine Vortragsreise in Europa eingeladen, auf die ihn St. Martin als eine Art menschliche PowerPoint-Präsentation begleiten sollte.

Darauf folgte ein Katz-und-Maus-Spiel, das mehr als zehn Jahre andauern sollte. 60 Briefe gingen zwischen Beaumont, St. Martin und verschiedenen Kontaktpersonen bei der American Fur Company, die St. Martin aufgespürt hatten und eine Rückkehr aushandeln wollten, hin und her. Es war ein Verkäufermarkt mit einem fieberhaften Käufer. Mit jeder neuen Nachrichtenrunde – entweder verlangte St. Martin mehr Geld oder machte Ausflüchte, wobei er jedoch immer höflich blieb und »Grüße an die Familie« ausrichten ließ – erhöhte Beaumont sein Angebot: 250 Dollar pro Jahr sowie eine zusätzliche Summe in Höhe von 50 Dollar, um St. Martins Frau und seine fünf Kinder (seinen »Viehbestand«, wie Beaumont sich einmal ausdrückte) umzusiedeln. Vielleicht eine staatliche Rente und ein Stück Land? Sein letzter Vorschlag bestand darin, St. Martin 500 Dollar pro Jahr zu bieten, falls dieser seine Familie zurückließ. Sollte dieser Plan aufgehen, wollte er zu einer nicht näher bezeichneten List greifen: »Sollte es mir gelingen, ihn allein wieder meiner Obhut zu unterstellen, werde ich zusehen, dass ich ihn nach Gutdünken kontrollieren kann.« Doch St. Martin entzog sich abermals seinem Zugriff.

Am Ende starb Beaumont zuerst. Als sich ein Kollege Jahre später St. Martins sagenumwobenen Magen unter den Nagel reißen wollte, um ihn zu untersuchen und im Museum auszustellen, schickten seine Hinterbliebenen ein Telegramm, das dem Beamten im Telegrafenamt vermutlich zu denken gegeben haben wird: »Nicht kommen für Autopsie, sonst werden getötet«.

Gemessen an heutigen Maßstäben der politischen Korrektheit besaß William Beaumont einen geradezu unerträglichen Hang zur Anmaßung und Überheblichkeit, was jedoch meiner Meinung nach nicht daran lag, dass es ihm an moralischen Werten gemangelt hätte. Immerhin haben wir es hier mit einem Mann zu tun, der in seinem Tagebuch von sich behauptete, Benjamin Franklins »Plan zur Erreichung moralischer Vollkommenheit« zu folgen. Ich werte sein Verhalten vielmehr als Produkt der Klassenstrukturen im 19. Jahrhundert und als logische Konsequenz der Tatsache, dass sich die medizinische Ethik damals noch im Larvenstadium befand. Themen wie die ärztliche Aufklärungspflicht und die Rechte menschlicher Versuchspersonen kümmerten die medizinische Fachwelt zu jener Zeit kaum. Es wäre niemandem in den Sinn gekommen, William Beaumont dafür zu verurteilen, einen »Speckfresser« ausgebeutet zu haben, um die wissenschaftliche Forschung oder seine eigene Karriere voranzutreiben. St. Martin habe ja eine Vergütung erhalten, würde man zu bedenken geben; er wurde zu keiner Zeit gegen seinen Willen festgehalten. Beaumont wurde ausschließlich im Hinblick auf sein Engagement und seinen Beitrag für die Physiologie beurteilt. Er war und bleibt eine viel gepriesene Figur in der Geschichte der Medizin.

Die Geschichte von Beaumont und St. Martin ist in erster Linie die Geschichte einer Obsession. Wir reden hier von einem Mann, der sein gesamtes Erwachsenenleben sowie mehr als 1000 Dollar seines Privatvermögens der Erforschung von

Magensäften widmete. Wir reden von einem Mann, der bereit war, im Namen der Wissenschaft zu Speisebrei verarbeitetes Hühnchenfleisch aus dem Magen eines anderen Mannes zu probieren (»fad und süß«). Einem Mann, der, in den Worten seines Biografen Jesse Myer, »sich so sehr in sein Forschungsthema vertiefte, dass es ihm schwerfiel zu verstehen, warum andere nicht ebensoviel Interesse dafür aufbrachten«. Beaumont war zutiefst enttäuscht von den schwachen Verkaufszahlen seines Buchs *Experiments and Observations on the Gastric Juice, and the Physiology of Digestion* (*Neue Versuche und Beobachtungen über den Magensaft und die Physiologie der Verdauung*) in den Vereinigten Staaten und dem unverblümten Desinteresse seitens britischer Verleger. (»Ich habe Beaumonts *Experiments* zurückgeschickt, da ich nicht vorhabe, hierfür ein Angebot zu machen«, lautete ein knapp gefasstes Ablehnungsschreiben in seiner eisigen Gänze.) In den Schriften Beaumonts, die in der Becker Medical Library aufbewahrt werden, sind auch Briefe des Arztes an den Marinestaatssekretär und den Staatssekretär im Kriegsministerium zu finden, in denen er darum bittet, 100 Exemplare des Buchs zu erwerben. (Der Marinemann, dieses Weichei, kaufte zwölf.) Beaumont hatte Freunde in hohen Ämtern, und er schickte jedem einzelnen von ihnen ein signiertes Exemplar. Man stelle sich nur mal vor, wie Martin Van Buren, der damalige Vizepräsident der Vereinigten Staaten, sich in seinen prächtigen ledergepolsterten Schreibtischsessel zurücklehnte, Beaumonts Buch an einer beliebigen Stelle aufschlug und dann lesen musste: »Um 9 Uhr Morgens that ich ein Stück von einem Rippenknochen eines alten Schweines in ein Glas, welches … reinen, diesen Morgen aus dem Magen genommenen Saftes enthielt.« Botschafter, Oberste Richter, Senatoren und Abgeordnete, sie alle waren gezwungen, wertvolle Zeit zu opfern, um Dankesschreiben für ein Buch über Magensekrete zu verfassen. (»Wahrhaftig ein Werk von herausragendem Interesse.« »Ich bedaure sehr, noch nicht die Zeit gefunden zu haben, um mich dem Buch mit angemessenem Interesse zu widmen.«)

Besessenheit und fixe Ideen können wie Scheuklappen wirken, und bei Beaumont saßen sie sehr eng. Er überschätzte bei Weitem die Rolle des Magensaftes und ignorierte, welchen Beitrag das Pepsin und die in den Dünndarm abgegebenen Pankreasenzyme zur Verdauung leisten. Wie Zehntausende von Refluxpatienten – deren Magensäureproduktion pharmazeutisch reduziert wird – bezeugen können, kann man mit äußerst wenig Magensäure auskommen. Die Hauptfunktion der Magensäure besteht ohnehin darin, Bakterien abzutöten – eine Tatsache, die Beaumont überhaupt nicht in den Sinn gekommen ist. Was also lehren uns seine jahrzehntelangen Experimente? Dass Verdauung chemisch und nicht mechanisch abläuft – doch das hatten europäische Forscher bereits zwei Jahrhunderte vor ihm anhand von Tierversuchen bewiesen. Dass Eiweiß leichter zu verdauen ist als pflanzliche Stoffe. Dass Magensäfte auch ohne die »Lebenskräfte« des Körpers funktionieren. Alles in allem also nicht sonderlich viel.

In meinem eigenen Bücherregal steht ein 241 Seiten langes Buch über Speichel. Es ist ein Geschenk der Autorin Erika Silletti, sie hat es eigens für mich signiert. Bestimmt ist sie genauso stolz auf ihr Buch wie William Beaumont es auf seines war, und auch sie hat diese besondere Bürde zu tragen, die auf engagierten Verdauungsforschern lastet: die spitzen Kommentare und das betretene Schweigen von Leuten, die nicht verstehen können, weshalb irgendjemand mit so etwas seinen Lebensunterhalt verdienen will; die Enttäuschung der Eltern, die sich schon darauf gefreut hatten, mit der Chirurgen- oder

Neurowissenschaftlerkarriere ihres Nachwuchses zu prahlen; die zweiten Verabredungen, die nie zustande kommen.

Dr. Silletti war hocherfreut, als sie hörte, dass ich ihr Speichellabor besuchen wolle. Selten bittet jemand darum, ihren Arbeitsplatz besichtigen zu dürfen. Ich interessiere mich ehrlich für das Thema Speichel, aber eben auch für das Thema Besessenheit und für die Frage, welche Rolle Obsessionen im wissenschaftlichen Forschungsprozess spielen. Es ist anzunehmen, dass ein gewisses Maß an Besessenheit eine Voraussetzung für gute Wissenschaft und mit Sicherheit unabdingbar für wissenschaftliche Durchbrüche ist. Hätte ich etwas Zeit mit William Beaumont in seinem Labor verbringen können, wäre mein negativer Eindruck von ihm und seiner Arbeit – seine unorthodoxen Methoden, sein scheinbar gefühlloses Verhalten gegenüber St. Martin – vermutlich einem gewissen Maß an Respekt für den Einfallsreichtum und die Hingabe, mit der er seine Arbeit verrichtete, gewichen. Ich hätte St. Martin bedauert, aber nicht weil Beaumont ihn schlecht behandelte, sondern weil es das Leben selbst nicht gut mit ihm gemeint hat – weil es ihm aufgrund der Umstände seiner Geburt verwehrt blieb, William Beaumont zu werden.

Es kann natürlich sein, dass St. Martin in seiner einfachen Hütte im Kreise seiner Familie glücklicher gewesen ist als Beaumont, der sich, missverstanden von seinen Kollegen, in seinem Labor abgerackert hat. Jedem das Seine. Beaumont war ein Mensch, für den die Karriere an erster Stelle stand. Wie jeder Wissenschaftler war er pedantisch und gründlich. Die Wissenschaft lässt sich kontrollieren, Menschen hingegen sind chaotisch und unvorhersehbar. Auch deshalb stellte St. Martin ein solches Ärgernis für Beaumont dar.

Über Speichel hatte William Beaumont Folgendes zu sagen: »Seine Bestimmung und alleiniger Nutzen ist, nach meiner Meinung, die Speisen schlüpfrig zu machen und dem Bissen seinen Weg durch Schlund und Speiseröhre zu erleichtern.« Beaumont mag ja recht gehabt haben, was bestimmte Dinge angeht, aber in Bezug auf Spucke lag er völlig daneben.

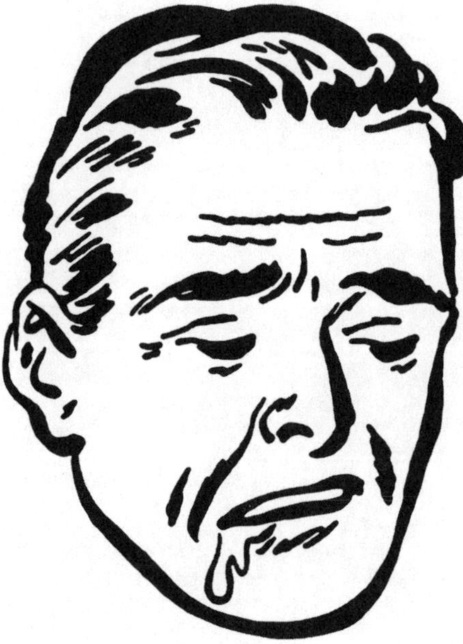

6 Eine Imagepolitur für Spucke

Das Zeug sollte in Flaschen abgefüllt werden

In einem sonnendurchfluteten Labor im obersten Stockwerk eines Gebäudes der niederländischen Stadt Wageningen forscht Erika Silletti zum Thema Speichel. An einer Wand hängt ein Poster von Gaudí, die Fenster sehen frisch geputzt aus. Am Tag meines Besuchs trägt sie einen kurzen, aber nicht zu kurzen, gut sitzenden Wollrock, schwarze Lederstiefel und einen taubengrauen Kaschmirpullover. Würde man ein Foto von Erika Silletti in einer Zeitschrift sehen, würde man sich wahrscheinlich mit dem Gedanken trösten, dass ihre glatte Haut und ihre vollkommen symmetrischen Gesichtszüge bestimmt der Bildbearbeitung von Photoshop zu verdanken sind. Nur ein einziges Detail in diesem Raum entspricht meiner Vorstellung davon, wie Speichelforschung auszusehen hat: ein 60 Zentimeter hoher, frei im Raum stehender Küchenrollenhalter aus Stahl mit der dicksten Küchenrolle, die ich je gesehen habe.

Auf Erika Silletti bin ich gestoßen, als ich die Kurzfassungen der Konferenzbeiträge überflog, die auf einer zahnärztlichen Fachtagung gehalten worden waren. Später erzählt sie mir, ihr Vortrag sei damals mit verständnislosen Blicken quittiert worden. »Sie glauben, der Speichel macht die Nahrung gleitfähig und das war's!« Nach ihrer Präsentation war sie in ihr Hotelzimmer zurückgeeilt und hatte in Tränen aufgelöst ihren Freund angerufen.

Mit sehr hoher Wahrscheinlichkeit gibt es niemanden auf der Welt, der mehr von Speichel versteht und ihn mehr wertschätzt als Erika Silletti.*

Menschen sondern zwei Arten von Speichel ab, den stimulierten und den unstimulierten. Beide ähneln sich nicht stärker als die meisten Geschwister. Das hübschere Kind ist der stimulierte Speichel, auch Reizspeichel genannt. Er wird von den Ohrspeicheldrüsen produziert, die zwischen der Wange und dem Ohr liegen. Wenn Ihnen angesichts der Spaghetti carbonara von Erika Silletti das Wasser im Mund zusammenläuft, dann handelt es sich dabei um stimulierten Speichel. Diese Speichelart macht 70 bis 90 Prozent der ein bis anderthalb Liter aus, die wir täglich an Speichel produzieren.

Wir werden nun gleich ein wenig davon sammeln. Silletti zieht sich ein Paar blauer Latexhandschuhe über, die mit dem Grau ihres Pullovers so perfekt harmonieren, dass man meinen könnte, sie seien Teil ihres Outfits. Dann nimmt sie zwei verschließbare Kunststoffröhrchen zur Hand, die jeweils ein zweites, kleineres Röhrchen enthalten, in dem sich eine Watterolle befindet. Bei diesen Gerätschaften handelt es sich um das Salivette-System zum Sammeln von Speichel. Silletti greift nach einem Edding und beschriftet ein Röhrchen mit *M* für *Mary*, das andere mit *E*.

* Mit Ausnahme vielleicht von Irwin Mandel. Mandel verfasste 100 wissenschaftliche Artikel zum Thema Speichel. Er wurde mit dem Speichelforschungspreis Salivary Research Award ausgezeichnet. Im Jahre 1997 ehrte ihn das *Journal of Dental Research* mit einem ausführlichen Artikel über sein Lebenswerk. 1997 war er zudem Herausgeber der Fachzeitschrift. So weit, die Ehrung selbst zu schreiben, ging er jedoch nicht. Dies übernahmen B.J. Baum, P.C. Fox und L.A. Tabak. Die Tatsache, dass es drei Autoren gibt, bedeutet, dass man niemandem die Schuld an folgendem Satz in die Schuhe schieben kann: »Speichel war sein Medium und er ließ sich davon treiben.«

Die Anleitung für das Salivette-System ist in sechs Sprachen übersetzt. Erika Silletti wurde in Italien geboren, spricht fließend Englisch, lebt in den Niederlanden und kann demzufolge drei davon lesen: »Kauw dan 1 minuut lichtjes op de wattenrol.« »Masticare delicatamente il tampone per un minuto.« »Gently chew the tampon for one minute.« (»Die Watterolle sanft eine Minute lang kauen.«) Das ist die einfachste Methode, um stimulierten Speichel aufzufangen, ohne die Nahrung, die diesen Speichelfluss ausgelöst hat, mit aufzufangen: Man kaut auf dem Gegenstand herum, der gleichzeitig den Speichel sammelt. Diesen Vorgang nennt man auch »mechanische Stimulation« (im Gegensatz zur gustatorischen und olfaktorischen Stimulation, zu denen wir später noch kommen werden). Zunächst wird also »il tampone« unseren Speichelfluss absorbieren, dann wird Silletti die beiden Watterollen zurück in ihre Röhrchen befördern und diese in eine Zentrifuge stellen. Die Flüssigkeit wird durch die schnelle Drehung aus der Watte herausgeschleudert werden, dann durch eine Öffnung am Boden des inneren Röhrchens fließen und schließlich im äußeren Gefäß landen.

Die Salivette macht unmissverständlich klar: Ihren Ohrspeicheldrüsen ist es vollkommen egal, was Sie kauen. Supersaugfähige Watte erinnert nicht im Entferntesten an etwas zu essen und trotzdem machen sich die Drüsen beherzt ans Werk. Sie sind ihre ergebenen Diener. Egal, was Sie essen wollen, Boss, wir helfen Ihnen, es runterzuschlucken.

Hilfe bei der Nahrungsaufnahme ist wohl der offensichtlichste, aber bei Weitem nicht der einzige Gefallen, den Ihnen Ihr Speichel tut. Silletti holt eine Flasche Weinessig aus einer Einkaufstasche. Mithilfe einer Pipette träufelt sie ein paar Tropfen auf meine Zunge. »Spüren Sie das? Es bildet sich Speichel im Mund, der die Säure verdünnt.« Es fühlt sich an, als hätte ich einen Schluck lauwarmes Wasser getrunken. »Die Kommunikation zwischen Gehirn und Mund«, erklärt Silletti voll ansteckender Bewunderung, »ist einfach unglaublich schnell!«

Sowohl Essig als auch Cola, Zitrussaft und Wein befinden sich im sauren Bereich der pH-Skala, ihre pH-Werte liegen ungefähr zwischen 2 und 3. Alles unter einem pH-Wert von 4 löst Kalziumphosphat auf, einen wichtigen Bestandteil des Zahnschmelzes. Dieser Prozess wird Demineralisierung genannt. Wenn Sie etwas Säurehaltiges trinken, werden Sie, wenn Sie darauf achten, eine warme Flüssigkeit bemerken, die plötzlich hereingeschwappt kommt: von den Ohrspeicheldrüsen produzierter Speichel, der wie die Kavallerie heranrückt, um den pH-Wert wieder in den sicheren Bereich zu bringen. Zuvor hatte Silletti ein niederländisches Lehrbuch über Speichel (»speeksel«) durchgeblättert, um mir Nahaufnahmen von Zähnen bei Mundtrockenheit zu zeigen. Davon sind etwa Sjögren-Syndrom-Patienten betroffen oder Menschen, deren Speicheldrüsen durch eine Strahlentherapie beschädigt wurden. »Es ist wirklich erschreckend«, meinte sie, und das war es auch: Entlang des gesamten Zahnfleischrands waren deutliche braune Stellen zu sehen. »Ihre Zähne sind so weich, dass sie nicht mal richtig essen können.«

Zucker indes trägt nur indirekt zur Entstehung von Karies bei. Genau wie Menschen stehen auch Bakterien auf Zucker. »Die Bakterien geraten ganz aus dem Häuschen – juchu, Party –, wenn sie auf Süßes stoßen. Sie verstoffwechseln den Zucker, bauen ihn ab und setzen dabei Stoffwechselprodukte frei. Und *die* sind dann sauer« (wenn auch nicht so sauer wie Cola oder Wein). Mit anderen Worten, die Löcher in den Zähnen stammen nicht vom Zucker, sondern von den sauren Stoffwechselprodukten der Bakterien, die sich von Zucker ernähren. Genau wie bei säurehaltiger Nahrung verdünnt auch hier der

Speichel die Säure und sorgt wieder für einen neutralen pH-Wert im Mund.

Sie fragen sich jetzt vielleicht, warum Neugeborene – die ja noch keine Zähne haben, die geschützt werden müssen – so viel Sabber produzieren. Silletti hat Antworten. Ein Grund ist schlicht mechanischer Natur. »Sie haben noch keine Zähne, die dafür sorgen, dass der Speichel drinbleibt.« Unsere unteren Schneidezähne sind wie ein Wellenbrecher, der die Speichelflut zurückhält. Der zweite Grund ist die fettreiche, zu 100 Prozent aus Vollmilch bestehende Nahrung von Neugeborenen. Babyspeichel – ach, wie süß! – enthält besonders viel Lipase, ein Enzym, das Fette spaltet. (Bei Erwachsenen kommt Lipase hauptsächlich im Darm vor.) Je mehr Speichel, desto mehr Lipase. Wenn Babys dann zu einer abwechslungsreicheren Ernährung übergehen, reduziert sich die Speichellipase allmählich.

Das wichtigste Verdauungsenzym im stimulierten Speichel – in *jedem* Speichel, unabhängig vom Alter seines Besitzers – ist jedoch Amylase. In Sillettis beschwingtem italienischem Akzent klingt das Wort wie ein Likör oder eine europäische Jungschauspielerin. Amylase spaltet Stärke in Einfachzucker auf, die der Körper verwerten kann. Das kann man schmecken, wenn man ein Stück Brot kaut. Wenn sich der Speichel mit der Stärke vermischt, entsteht ein süßer Geschmack. Gibt man einen Tropfen Speichel auf einen Löffel Vanillepudding, verflüssigt sich dieser innerhalb von Sekunden.

Wäre es da nicht naheliegend, Speichel – oder noch besser: den Sabber von Neugeborenen – zu verwenden, um Lebensmittelflecken vorzubehandeln? Hersteller von Waschmitteln werben ja damit, dass sie Enzyme enthalten. Aber handelt es sich dabei tatsächlich um Verdauungsenzyme? Ich schickte eine E-Mail an das American Cleaning Institute. Was nach einer hochmodernen Forschungseinrichtung klingt, ist in Wirklichkeit ein Branchenverband von Seifen- und Waschmittelherstellern, der zuvor den etwas weniger gewichtigen Namen Soap and Detergent Association trug.

Deren Pressesprecher Brian Sansoni verwies mich an einen Chemiker namens Luis Spitz. Seiner Mail war nicht zu entnehmen, ob ihm bewusst war, wie witzig seine Antwort in meinen Ohren klingen musste.* Und als Dr. Spitz antwortete: »Es tut mir leid, aber ich kenne mich nur mit seifenbezogenen Themen aus«, gab mir Sansoni – noch immer ohne eine Spur von Heiterkeit – die Telefonnummer eines für die Waschmittelbranche tätigen Beraters namens Keith Grime.**

Als ich mich wieder hinreichend beruhigt hatte, rief ich bei Grime an. Die Antwort lautete »Ja«, höherpreisige Waschmittel enthalten tatsächlich mindestens drei Verdauungsenzyme: Amylase, das stärkehaltige Flecken zersetzt, Protease gegen Eiweiße und Lipase gegen Fettflecken (darunter nicht nur essbare Fette, sondern auch vom Körper produzierte Öle wie Hauttalg). Im Grunde genommen ist Waschpulver ein Verdauungstrakt in einer Schachtel. Dasselbe gilt für Geschirrspülmittel: In diesem Fall machen sich Protease und Lipase über das Essen her, das Ihre Gäste verschmäht haben.

Die Idee, Verdauungsenzyme zum Waschen und Putzen zu verwenden, stammt von dem Chemiker und Erfinder des Plexiglases, Otto Röhm. Im Jahr 1913 extrahierte Röhm aus den Bauchspeicheldrüsen von Schlachtvieh Enzyme, mit denen er schmutzige Wäsche vorbehandelte. Allerdings ist das Extrahieren von Enzymen aus tierischen Verdauungstrakten teuer und

* Der Name des Chemikers hört sich im Englischen an wie »Luis spits«, also »Luis spuckt« (A.d.Ü.).

** »Grime« beschreibt im Englischen den Schmutz, der sich an der Oberfläche beispielsweise von Kleidern festgesetzt hat (A.d.Ü.).

arbeitsintensiv. Für das erste industriell hergestellte Waschmittelenzym setzten Wissenschaftler daher auf eine aus Bakterien gewonnene Protease. Industriell hergestellte Lipase folgte kurze Zeit später. In diesem Fall wurde das entsprechende Gen in einen Wirtspilz eingeschleust. Ein Pilz ist größer und daher leichter zu handhaben als Bakterien. Man braucht kein Mikroskop, um die Herde zu sehen oder die Ernte oder welcher Sammelbegriff auch immer für Pilze gebraucht wird.

Grime erzählte mir von einem Enzym, das man im Waldboden entdeckt hatte und das die Zellulose von toten umgestürzten Bäumen zersetzt. Als er noch für Procter & Gamble tätig war, hatte er ausprobiert, ob man es als Weichspüler nutzen könnte. (Richtig, so funktionieren Weichspüler. Sie verdauen die Fasern – aber natürlich nur ganz sanft.) Dies funktionierte zwar nicht, aber dafür tat das Enzym etwas viel Besseres: Es verdaute die Baumwollfäserchen, die sich immer verheddern und Fusseln auf Ihrem Pullover bilden. (Bedauerlicherweise funktioniert das Anti-Fussel-Enzym nicht auf Wolle.)

Wir waren inzwischen ziemlich weit vom Thema Speichel abgekommen und ich hatte noch immer nicht die Frage gestellt, deretwegen ich eigentlich angerufen hatte. Zeit, den Spaziergang im Wald zu beenden.

»Wenn man sich beim Essen das Hemd bekleckert, wäre es dann sinnvoll, den Fleck mit Speichel zu betupfen? Als eine Art natürliche Vorbehandlung der Wäsche?«

»Ein interessanter Gedanke.«

Dr. Grime trägt einen Fleckenstift der Marke Tide bei sich. Seinen eigenen Speichel benutzt er nicht. Kunstrestauratoren schon. »Wir stecken Wattebäusche auf Bambusstäbchen und befeuchten die Watte in unserem Mund«, erklärt Andrea Chevalier, leitende Gemälderestauratorin bei der Intermuseum

Conservation Association (ICA) in Cleveland, Ohio. Speichel ist besonders bei empfindlichen Oberflächen hilfreich, die sich bei der Anwendung von Lösungsmittel oder Wasser auflösen würden. 1990 schickte ein Team von portugiesischen Restauratoren Speichel gegen vier häufig verwendete nicht anatomische Reinigungslösungen ins Rennen. Aufgrund der Tatsache, dass Speichel mittels Polimentvergoldung aufgetragenes Blattgold sowie bemalte Tonoberflächen, die bei niedrigen Temperaturen gebrannt worden waren, reinigte, ohne diese zu beschädigen, wurde er »als bestes Reinigungsmittel« bewertet. Denaturierter Speichel, das heißt Speichel, der seine enzymatische Funktion eingebüßt hat, wurde ebenfalls getestet, erwies sich gegenüber reiner Spucke aber als weniger geeignet.

Wenn es um nicht ganz so heikle Reinigungsarbeiten geht, tun es Gemälderestauratoren den Waschmittelherstellern aber gleich und nutzen ebenfalls industriell hergestellte Verdauungsenzyme. Protease, das Enzym, das Eiweiß verdaut, wird verwendet, um Malschichten aus Eiklar oder Hautleim aufzulösen. (In alten Zeiten schmierten weniger gut informierte Restauratoren Leim aus Kaninchenhäuten auf Leinwände, um das Abblättern der Farbe zu verhindern.) Lipase, der Fettverdauer, frisst sich durch die Leinölschichten, die Maler im 18. und 19. Jahrhundert aufgetragen hatten, um die Lichtbrechung und die Tiefenwirkung ihrer Kunstwerke zu verbessern.

Chevalier hat mir erzählt, dass der Speichel mancher Restauratoren sichtlich besser reinige als der anderer, was gelegentlich zu Spekulationen darüber führe, wie viele Martinis sich die betreffende Person zum Mittagessen wohl genehmigt habe. In Wahrheit bestehen von Natur aus sehr große Unterschiede, was die chemische Zusammensetzung des Speichels betrifft.

Was die Flussraten angeht, übrigens auch. Silletti und ich beispielsweise kauten genau gleich lang auf unseren Watterollen herum. Ich produzierte in dieser Zeit 0,78 Milliliter stimulierten Speichel, sie 1,4 Milliliter. Sie versuchte, mich zu trösten. »Das sagt doch überhaupt nichts darüber aus, wie gut Sie oder ich Speichel produzieren können.«

»Ich bin eine vertrocknete Mumie, Erika.«

»Sagen Sie doch nicht so etwas, Mary.«

Silletti entschuldigt sich. »Ich hole kurz ein wenig Eis. Denn schon nach einer Minute wird das hier anfangen, ganz schlimm zu stinken.«*

Während sie weg ist, will ich die Gelegenheit nutzen, um Ihnen von den höchst überraschenden Erkenntnissen zu berichten, zu denen man in Bezug auf die olfaktorische Stimulation von Speichel gelangt ist. Der Wissenschaft zufolge entspricht nämlich das Gefühl, dass einem das Wasser im Munde zusammenläuft, wenn es nach Essen riecht, nicht den Tatsachen. Das haben Forscher wieder und wieder behauptet, zuletzt 1991 am King's College London. Dort zogen sich zehn Versuchspersonen Gerüche zuführende Gesichtsmasken aus Kunststoff sowie 50 Cent große Lashley-Auffanggefäße

* Das kann ich bezeugen. Ich inspizierte einmal den Kühlschrank des Forschungsinstituts Hill Top Research, wo Geruchsexperten die Wirksamkeit von desodorierenden Produkten wie Mundwasser und Katzenstreu testen. Der damalige Geschäftsführer Jack Wild war auf der Suche nach der übelriechenden Geruchskomponente in Achselschweiß, an der ich schnuppern wollte. Er öffnete ein Gläschen nach dem anderen und murmelte dabei vor sich hin: »Ne, das sind Käsefüße, nein, das sind fischige Amine« (Vaginalgeruch). Ich fragte ihn, was der schlimmste Geruch von allen sei. »Inkubierter Speichel«, antwortete er, ohne zu zögern. »Thelma und ich mussten beide würgen.« Ich kann mich nicht mehr an Thelmas genaue Jobbezeichnung erinnern, aber egal, worin ihre Tätigkeit bestand, ich finde, sie hat eine Gehaltserhöhung verdient.

über. (Das sogenannte Lashley-Auffanggefäß, eine Art Baskenmütze für Drüsen, passt genau auf die Ohrspeicheldrüse und fängt ihre Sekrete auf.) Alsdann stiegen den Freiwilligen verschiedene Essensdüfte in die Nase: Vanille, Schokolade, Pfefferminz, Tomate und Rindfleisch. Lediglich ein Geruch führte zu einer deutlichen Zunahme des Speichelflusses, und das auch nur bei einer Versuchsperson. Merkwürdigerweise war diese Versuchsperson Vegetarierin und der Duft, den sie roch, war Rindfleisch. Als sie dazu befragt wurde, erklärte die Frau, ihr sei von dem Geruch übel geworden. In ihrem Fall war es der typische Speichelfluss gewesen, der dem Erbrechen vorausgeht.

Es ist leicht, die Studie zu kritisieren. Mit einer Kunststoffmaske über dem Gesicht in einem Labor zu sitzen und dabei synthetische Geruchsstoffe zu erschnuppern, kommt dem typischen Das-Wasser-läuft-einem-im-Munde-zusammen-Szenario während einer Mahlzeit nicht einmal ansatzweise nahe. Der folgende Versuch jedoch schon. Im Jahre 1960 machte sich ein junger Physiologe mit strahlenden Augen und vollen Lippen namens Alexander Kerr in seinem Labor in Harvard daran, Eier und Speck zu braten. Dies tat er vor drei hungrigen Freiwilligen, deren von den Ohrspeicheldrüsen produzierter Speichelfluss mithilfe eines Typ-II-Ausfluss-Aufzeichnungsgeräts* gemessen

* Das ist weniger Hightech, als es klingt. Die Versuchspersonen beugten sich nach vorne und spuckten alle zwei Minuten in das Gerät. Immerhin aber war es eine minimale Verbesserung gegenüber der frühesten Messmethode von circa 1935: »Die Versuchsperson sitzt mit nach vorne geneigtem Kopf da, lässt den Speichel in den vorderen Mundbereich laufen… und zwischen den leicht geöffneten Lippen herauströpfeln.« Auf einem Foto in Kerrs Monografie ist eine schick gekleidete Frau mit Bobfrisur zu sehen, ihre Hände liegen mit den Handflächen nach unten auf dem Tisch vor ihr, ihre Stirn liegt auf einer Stütze auf. Eine Emailleschüssel wurde sorgfältig platziert, um die Tropfen aufzufangen.

wurde (das Lashley-Auffanggefäß war noch nicht erfunden worden). Doch nicht einmal bei diesem Versuch produzierte irgendjemand mehr Speichel als vor Beginn des Kochvorgangs. Der als A. G. bezeichnete Proband wollte das partout nicht glauben. A. G. war davon überzeugt, dass er spüren konnte, wie ihm, kurz bevor er anfing zu essen, das Wasser »auf das Heftigste« im Munde zusammenlief. Kerr beharrte darauf, dass dies nicht der Fall sei. Er erklärte A. G., dieser Eindruck sei nicht real, sondern lediglich ein Produkt seiner Vorstellung. Das Gefühl sei darauf zurückzuführen, dass er seine Aufmerksamkeit in jenem Moment auf die Mundhöhle lenke und sich plötzlich darüber »bewusst werde, dass sein Mund Speichel enthalte«. Obwohl ich die Untersuchungsergebnisse gesehen habe, fällt es auch mir schwer, Dr. Kerr zu glauben.

Es hat den ganzen Morgen geschneit. Nasse Schneeflocken legen sich auf die Äste und Zweige der Bäume draußen vor dem Labor. Silletti gesellt sich zu mir ans Fenster. Sie hat die kleinen Glasbecher dabei, die unsere frisch aus der Zentrifuge entnommenen stimulierten Speichelproben enthalten.

»Wunderschön«, sage ich. Silletti nickt, doch mir fällt auf, dass sie dabei gar nicht aus dem Fenster blickt. Kann es sein, dass sie denkt, ich würde vom Inhalt der Becher sprechen? Ja, das ist durchaus möglich. Denn so klare, rein wirkende Spucke haben Sie mit Sicherheit noch nie gesehen. Stimulierter Speichel sieht aus, schmeckt und fließt wie Wasser – kein Wunder, er besteht ja auch zu 99 Prozent aus Wasser. Wasser plus Eiweiße und Mineralstoffe. Wie Wasser aus verschiedenen Quellen so ist auch der Speichel jedes Menschen unterschiedlich; er enthält Mineralien in einem spezifischen Mischungsverhältnis. (Leute, deren Speichel von Natur aus sehr viel Salz enthält, schmecken Salz im Essen weniger stark heraus.)

»Man könnte also einen Geschmackstest mit verschiedenen Speichelsorten durchführen«, bemerke ich.

»Wenn sich jemand finden würde, der bereit wäre, das zu tun, ja.«

Doch diesen Jemand gibt es nicht. Ich zeige auf den mit *E* beschrifteten Becher. »Was ist mit Ihrem eigenen Speichel? Würden Sie je ...«

»Nein. Nicht mal ich würde das tun. Obwohl man ihn ja eigentlich die ganze Zeit trinkt.«

»Eben, deswegen ... «

»*Nein.*«

Was den eigenen Speichel angeht, wird verblüffenderweise mit zweierlei Maß gemessen. Solange er sich im Mund befindet, ist er harmlos und sogar willkommen; er wird genauso wenig als eklig empfunden wie Wasser, nach dem er ja auch schmeckt. Außerhalb des eigenen Mundes ist er jedoch fast so widerlich und ekelerregend wie der Speichel eines Fremden. Im Rahmen einer Studie forderte unser Freund Paul Rozin vom Institut für Psychologie der University of Pennsylvania Versuchspersonen dazu auf, sich einen Teller ihrer Lieblingssuppe vorzustellen und dann zu beurteilen, wie gern sie ihn mögen. Anschließend sollten sie denselben Teller Suppe erneut bewerten, nachdem sie sich vorgestellt hatten, sie hätten hineingespuckt. Bei 49 von 50 Versuchspersonen fiel die Bewertung schlechter aus. Innerhalb bestimmter Kasten in Indien, schreibt Edward Harper in seinem im *Journal of East Asian Studies* veröffentlichten Artikel »Ritual Pollution as an Integrator of Caste and Religion«, versetze das Anspucken einer anderen Person sogar den Spuckenden »in einen Zustand schwerwiegender Unreinheit«, da angenommen wird, etwas von seinem Speichel werde »auf ihn zurückgeworfen«.

Das Speicheltabu kann Forschern das Leben schwer machen. Sillettis Kollege René de Wijk untersuchte vor Jahren im Rahmen einer Studie, wie durch den speichelbedingten Abbau von Stärke Fette mobilisiert werden und der Geschmack verbessert wird. (Fett ist Geschmacksträger Nummer eins.) Dazu mussten die Versuchspersonen den Geschmack von Vanillepuddingproben bewerten, denen entweder ein Tropfen ihres eigenen Speichels hinzugefügt worden war oder nicht. Man kann sie natürlich nicht einfach hineinspucken lassen, erklärte er, denn dann würde keiner das Zeug mehr anrühren. Deshalb musste er Speichelproben von ihnen sammeln, ohne zu erklären, weshalb, und diese dann, wie eine boshafte Kellnerin, heimlich unter den Pudding mischen.

Dieselbe Doppelmoral gilt in Bezug auf alle »Körperprodukte«, wie Rozin sie nennt. (Damit schafft er es, Rotz und Spucke wie Wellness-Artikel klingen zu lassen.) Wir sind riesige, mobile Gefäße, vollgefüllt mit eben jenen Substanzen, die uns – sobald sie sich außerhalb unseres Körpers befinden – widerlich vorkommen.

Paul Rozin hat sich sehr viele Gedanken über etwas gemacht, das er die psychologische Mikroanatomie des Mundes nennt: Wo genau befindet sich die Grenze zwischen dem eigenen Körper und dem Außen? Wenn man während des Essens die Zunge herausstreckt und dann wieder zurückzieht, ekelt man sich dann vor dem eingespeichelten Essen? Nein. Die Grenzen des Ichs schließen alles in Reichweite der Zunge mit ein. Auch die Lippen werden als Erweiterung des Mundinnenraums angesehen und gelten deshalb als Teil der eigenen Person. Allerdings fallen diese Grenzen je nach Kultur unterschiedlich eng aus. Unter religiösen indischen Brahmanen, so schreibt Edward Harper, wird selbst der Speichel auf den eigenen Lippen als »äußerst verunreinigend und entweihend«* empfunden, und zwar in einem solchen Maße, dass jemand, der »unabsichtlich seine Lippen mit seinem Finger berührt, ein Bad nehmen oder zumindest seine Kleider wechseln sollte«.

Üblicherweise werden die Grenzen des eigenen Ichs so weit ausgedehnt, dass sie auch die körpereigenen Substanzen uns nahestehender Personen umfassen. Rozin sagt dazu: »Speichel und Scheidensekrete beziehungsweise Sperma sind unter Liebespaaren bisweilen positiv besetzt; ebenso gibt es Eltern, die die Körperprodukte ihrer kleinen Kinder nicht als widerlich empfinden.«

Ich kann mich noch daran erinnern, in der Grundschule gelernt zu haben, dass Eskimos sich küssen, indem sie ihre Nasen aneinanderreiben. Haben wir es hier also mit einer Kultur zu tun, die selbst mit dem Speichel einer geliebten Person nur ungern in Berührung kommt? Gabriel Nirlungayuk, mein Ansprechpartner für alle Eskimo- beziehungsweise Inuit-Themen, bestätigte, dass »kunik« beziehungsweise Nasenreiben nach wie vor die traditionelle Alternative zu einem Kuss darstellt. »Bis heute ›kunike‹ ich meine Kinder, wenn ich länger weg war, auch wenn sie schon erwachsen sind.« Freundinnen jedoch nie. Schon zu Nirlungayuks Teenagerzeit hatte sich das Küssen »im Stil der Weißen« durchgesetzt. Keiner schien ein Problem damit gehabt zu haben, diese Grenzen zu erweitern. Im Gegenteil, die Inuit sind führend auf diesem Gebiet. »Manchmal, wenn meine ›erngutak‹ – meine Enkelin – voller

* Das ist jedoch nichts im Vergleich zu Krähenkot. Laut Harper besteht das traditionelle Reinigungsritual, das ein mit Krähenexkrementen beschmutzter Brahmane vollziehen muss, darin, »tausendundeins Bäder« zu nehmen. Dank der Erfindung des Duschkopfs und eines raffinierten religiösen Schlupflochs ist das Prozedere inzwischen allerdings weniger mühsam: »Das durch jedes einzelne Loch austretende Wasser zählt als separates Bad.«

Rotz ist, machen meine Frau oder ich sie mit dem Mund sauber und spucken es dann aus. Bei anderen Kindern kämen wir allerdings nie auf die Idee, das zu tun.«

Ein ähnlicher psychologischer Mechanismus greift in Bezug auf Muttermilch. Es gilt als natürlich, dass ein Kind oder sogar der Partner die Milch der Mutter trinkt, aber niemals ein Fremder. (Daher kam es 2010 auch zu einem Aufruhr, als ein New Yorker Restaurantbesitzer seine Gäste dazu einlud, einen Käse zu probieren, den er aus der Muttermilch seiner Frau hergestellt hatte.) Das Trinken von Muttermilch gilt als zuverlässiges Kriterium zur Abgrenzung des engsten Familienkreises. So kennt beispielsweise der Islam eine Kategorie namens »Milchgeschwister«, für die die Regeln der Geschlechtertrennung nicht gelten. Ein Mann kann also mit einer Frau allein sein, wenn sie eine unmittelbare Familienangehörige ist oder wenn sie ihn als Kind gestillt hat. (Schwestern beispielsweise stillen hin und wieder gegenseitig ihre Säuglinge; ihre Kinder werden auf diese Weise zu »Milchgeschwistern«.) Milch ist dicker als Blut oder hat zumindest dieselbe Konsistenz.

Silletti reicht mir einen Plastikbecher und stellt einen Wecker. Wir gehen nun zu unstimuliertem Speichel beziehungsweise Ruhespeichel über. Dabei handelt es sich um den Speichel, der die ganze Zeit über im Hintergrund fließt, wenn auch wesentlich langsamer. Eine Minute vergeht. Wir drehen uns voneinander weg und spucken leise in unsere Becher.

»Sehen Sie doch mal, wie anders er aussieht im Vergleich zu stimuliertem Speichel.« Silletti hält ihren Becher schräg. »Man kann ihn gar nicht ausgießen, so zähflüssig ist er. Sehen Sie?« Sie taucht das Ende einer Glaspipette in ihre Probe und zieht es wieder heraus. Silletti benutzt das schöne Wort »Filament«, um den schleimartigen Faden zu beschreiben, der daran herunterhängt.

Über unstimulierten Speichel ist relativ wenig bekannt. Teilweise deshalb, meint sie, weil niemand damit arbeiten will.

»Weil er so eklig ist?«

»Weil er sich schwerer sammeln lässt. Und weil man ihn nicht filtrieren kann. Er verstopft den Filter, wie Haare den Abfluss. Und man kann nicht so präzise sein, weil er so schleimig ist.«

»Sag ich doch, er ist eklig.«

Silletti streicht sich eine Strähne ihrer glänzenden schwarzen Haare hinters Ohr. »Es lässt sich schwerer damit arbeiten.«

Die für unstimulierten Speichel so typische Dickflüssigkeit ist auf Mucine zurückzuführen, lange Ketten aus Aminosäuren, die sich wiederholen und auf diese Weise riesige Netze bilden. Mucine sind der Grund für die weniger liebenswerten Eigenschaften des Speichels – seine Zähflüssigkeit, seine Elastizität und seine Klebrigkeit.* Doch auch seine heldenhafteren Attribute haben wir ihnen zu verdanken. Unstimulierter Speichel bildet einen Schutzfilm, der sich an die Oberfläche der Zähne anlagert. Die darin enthaltenen Proteine binden Kalzium und Phosphat und sorgen so für die Remineralisierung des Zahn-

* Sie sind jedoch nicht der Grund für die darin vorkommenden Bläschen. Schaumbildung ist ein Kennzeichen von Proteinen generell; und in Speichel sind über tausend verschiedene Proteine enthalten. Proteine binden Luft. Wenn man Sahne oder Eier schlägt, setzt man eine maximale Anzahl von Proteinen der Luft aus, die dann in die Flüssigkeit eingebracht wird und Blasen bildet. Bei dem beunruhigenden weißen Schaum auf den Backen und dem Hals von Rennpferden handelt es sich um Speichel, der von der Kandare verquirlt wurde. (Das Schaumigschlagen von Sperma wird übrigens erschwert durch dessen Gerinnungsfaktor. Falls Sie mehr darüber erfahren möchten, verweise ich Sie auf die klebrig-schleimigen Stränge des World Wide Web.)

schmelzes. Zudem verfangen sich in den Mucine-Netzen Bakterien, die anschließend verschluckt und von der Magensäure vernichtet werden. Das ist gut, weil sich im Mund jede Menge Bakterien befinden. Und jedes Mal, wenn man etwas isst oder sich den Finger in den Mund steckt, kommen neue hinzu. Stellen Sie sich eines dieser kleinen silbernen Kügelchen vor, die man zum Dekorieren von Torten benutzt. Denken Sie sich den Überzug weg und die Konsistenz etwas weicher. Was Sie jetzt vor Ihrem geistigen Auge sehen, ist die Menge der Bakterien, die sich in einem Milliliter unstimulierten Speichels tummeln. Silletti hat unsere Proben inzwischen in die Zentrifuge gestellt und auf diese Weise zelluläre und nicht zelluläre Bestandteile voneinander getrennt. Was wir nun betrachten, sind zum Teil abgelöste Mundzellen, zu einem weitaus größeren Teil jedoch Bakterien – etwa 100 Millionen. Über 40 Arten.

Nichtsdestotrotz hat sich in meinem bakterienverseuchten Mund noch nie eine Verletzung oder eine wunde Stelle entzündet. Speichel ist zwar einerseits ein Bakterienpfuhl, andererseits aber auch ein antimikrobielles Wunder – Letzteres bedingt durch Ersteres. Was die keimtötende Wirkung angeht, lässt Speichel jedes Mundwasser alt aussehen.* Speichel verhindert außerdem, dass Bakterien verklumpen und an den Zähnen oder am Zahnfleisch Kolonien bilden. Manche im Speichel vorhandenen Proteine behalten ihre antimikrobielle Wirkung sogar dann bei, wenn sie selbst abgebaut werden.

* Folgende Information aber auch: Die Behauptung der Hersteller, Mundwasser töte 99 Prozent der Bakterien im Mund ab, ist irreführend. Laut Silletti kann die Hälfte der Arten nicht in einem Labor gezüchtet werden, da sie ausschließlich im Mund wachsen. Oder *auf anderen Bakterien.* »Wenn man die Firmen nach einem wissenschaftlichen Nachweis für ihre Behauptungen fragt, zeigen sie einem einfach die Statistiken für diejenigen Arten, die sie züchten können.« Wie viele andere Arten es gibt oder was Mundwasser mit ihnen anstellt, ist nicht bekannt.

»Und möglicherweise sind sie dabei noch effektiver als das Protein in seiner ursprünglichen Form«, ruft Silletti begeistert aus. »Unglaublich!«

Mit den antimikrobiellen Eigenschaften des Speichels lassen sich etliche der volkstümlichen Hausmittel erklären, die seit dem 17. Jahrhundert kursieren. In einem 1763 veröffentlichten Traktat wird empfohlen, »den Nüchternspeichel eines 70- oder 80-jährigen Mannes oder einer 70- oder 80-jährigen Frau« auf syphilitische Schanker der Eichel aufzutragen. Wie bei dem der alten chinesischen *Materia Medica* entnommenen Rezept, laut dem Speichel »unter den Armen angewendet werden sollte, um übel riechendem Schweiß entgegenzuwirken«, so nimmt man auch in diesem Fall an – beziehungsweise *hofft* –, dass zum Auftragen des Speichels ein anderer Applikator als die Zunge zum Einsatz kam.

»Es ist eine dem gemeinen Volk allseits bekannte Beobachtung, dass der Speichel ein wirksames Mittel zur Säuberung faulender Wunden ist und die Narbenbildung frischer Wunden befördert. Indem Hunde also ihre Wunden lecken … sorgen sie dafür, dass diese innerhalb sehr kurzer Zeit heilen«, schrieb der Arzt Herman Boerhaave im 18. Jahrhundert. Er hatte recht. Wunden, die auf der Haut erst nach mehreren Wochen verheilen, verschwinden im Mund innerhalb von sieben Tagen. In einer 2008 an Nagetieren durchgeführten Studie vollzog sich der Heilungsprozess bei Tieren, die ihre Wunden leckten, schneller als bei Tieren, die dies nicht konnten (weil man ihnen die Speicheldrüsen durchtrennt hatte – eine Verletzung, bei der leider nicht einmal Speichel helfen kann).

Doch Speichel tut weit mehr, als die Wunde lediglich zu desinfizieren. Der Speichel von Nagetieren enthält Nerven- und Hautwachstumsfaktoren. In menschlichem Speichel sind

Histatine enthalten, die unabhängig von ihrer antibakteriellen Wirkung den Wundverschluss beschleunigen. Niederländischen Forschern gelang es, dies im Labor zu beobachten. Sie züchteten Hautzellen, ritzten sie mit einer winzigen sterilen Nadelspitze an, tauchten sie in den Speichel von sechs verschiedenen Personen und maßen, wie lange es im Vergleich zu einer Kontrollgruppe dauerte, bis die Verletzungen verheilt waren. Weitere Bestandteile des Speichels sorgen dafür, dass Viren – darunter auch HIV, das Virus, das AIDS auslöst – in den meisten Fällen nicht ansteckend wirken. (Erkältungen und Grippe werden übrigens nicht dadurch übertragen, dass man aus dem Glas einer kranken Person trinkt, sondern dadurch, dass man das Glas berührt. Durch die Berührung werden Viruspartikel vom Finger einer Person auf das Glas übertragen, der Finger der nächsten Person nimmt sie dann auf und sie gelangen in die Atemwege, indem diese sich die Augen reibt oder in der Nase bohrt.*)

* Im Jahr 1973 untersuchten neugierige Erkältungsforscher von der medizinischen Fakultät der University of Virginia »die Häufigkeit der Exposition der Schleimhaut der … Nase gegenüber dem Kontakt mit dem Finger unter natürlichen Umständen« – im Klartext, wie häufig Leute in der Nase bohren. Unter dem Vorwand, sich Notizen zu machen, nahm ein Zuschauer während einer Vorlesung im Hörsaal eines Krankenhauses Platz und fing an zu zählen. Im Verlauf von sieben 30- bis 50-minütigen Beobachtungsphasen bohrte eine Gruppe von 124 Ärzten und Medizinstudenten 29-mal in ihrer kollektiven Nase. Etwas geringer fiel diese Zahl bei erwachsenen Besuchern einer Sonntagsschule aus, jedoch nicht, weil religiöse Menschen bessere Manieren haben als ärztliches Personal, sondern weil, so vermuteten die Forscher, deren Stühle in einem Kreis aufgestellt waren. In einer separaten Untersuchungsphase kontaminierten die Forscher bei sieben Versuchspersonen den Bohrfinger mit Erkältungsviruspartikeln und ließen sie anschließend in der Nase bohren. Zwei von sieben erkrankten an einer Erkältung. Für den Fall, dass Sie noch einen Grund gebraucht haben, um mit dem Nasebohren aufzuhören.

Dem Durchschnittsmenschen ist all das natürlich nicht bewusst. Speichel wird als grausig empfunden, das zeigt schon die Zahl der Hollywood-Monster, denen der Geifer aus dem Maul rinnt. Und er wird entsprechend schlechtgemacht, selbst in medizinischen Fachkreisen. Unter medizinischem Notfallpersonal hält sich seit Langem die Annahme, dass sich Menschenbisse besonders häufig entzünden und mit größerer Wahrscheinlichkeit eine Blutvergiftung – eine potenziell tödliche systemische Infektion – nach sich ziehen. »Selbst die einfachste Wunde muss gründlich ausgespült und gesäubert werden«, warnen die Autoren des Artikels »Managing Human Bites« im *Journal of Emergencies, Trauma, and Shock.*

Nicht so schnell, entgegnet das konkurrierende *American Journal of Emergency Medicine.* Der Titel des Artikels sagt schon alles: »Low Risk of Infection in Selected Human Bites Treated without Antibiotics« (»Niedriges Infektionsrisiko bei ausgewählten, ohne Antiobiotika behandelten Menschenbissen«). Nur einer der insgesamt 62 Patienten, die von einem Menschen gebissen wurden und keine Antibiotika erhielten, erkrankte an einer Infektion. Allerdings hatten die Autoren hochriskante Bisse, darunter sogenannte »fight bites«, von der Studie ausgeschlossen. In letzterem Fall ist es der Angreifer, der »gebissen« wird – wenn seine Faust beziehungsweise die Fingerknöchel die Zähne des Gegners treffen und dabei verletzt werden. »Fight bites«* haben ein hohes Infektionsrisiko, doch daran ist nicht nur der Speichel, sondern auch der Knöchel schuld. In den Sehnen und Sehnenscheiden der Fingergelenke ist der Blutfluss relativ eingeschränkt, daher ver-

* Mit einem »fight bite« ist nicht zu spaßen: Er kann septische Arthritis auslösen. Einer Studie zufolge musste in 18 von 100 Fällen am Ende ein Finger amputiert werden. Hoffentlich der Mittelfinger. Das könnte bei aggressiven Patienten eine sinnvolle Präventionsmaßnahme sein.

fügt das Immunsystem über weniger Ressourcen, um sich zu wehren. (Der Ohrmuschelknorpel wird vom Blutgefäßsystem ähnlich schlecht versorgt – falls Sie also vorhaben, mit Mike Tyson in den Ring zu steigen, sollten Sie vorher gut üben, wie man Wunden säubert.)

Auch wenn man den schlechten Ruf des Speichels vermutlich größtenteils den Bakterien und seiner widerwärtigen Dickflüssigkeit anlasten muss, tragen die Schriften Hippokrates' und Galens, der einflussreichsten frühen (d.h. dreistellig vor und nach Christus) Denker der westlichen Medizin, möglicherweise eine Mitschuld. Beide waren davon überzeugt, dass sich der Körper mithilfe von Schweiß und Speichel von krankheitsverursachenden Verunreinigungen befreie. Bevor Wissenschaftler herausfanden, dass Syphilis und Malaria durch Mikroorganismen ausgelöst werden, behandelte man diese Krankheiten, indem man die Patienten in sogenannte »Salivationszimmer« setzte. Man berief sich dabei auf dasselbe in medizinischer Hinsicht altertümlich anmutende Prinzip, das noch heute in Form von Sauna- oder Dampfbadbesuchen existiert, die unternommen werden, »um Giftstoffe auszuschwitzen«. Nur dass die Dämpfe damals gasförmiges Quecksilber enthielten, um dem Patienten mehr Speichel zu entlocken. Niemandem fiel auf, dass übermäßige Speichelbildung ein Symptom für eine akute Quecksilbervergiftung ist. Im 18. Jahrhundert besaß jedes Krankenhaus ein Salivationszimmer. Patienten mussten so lange darin verbleiben, bis sie knapp 3 Liter Speichel produziert hatten – was etwa dem Dreifachen der Menge entspricht, die die meisten Menschen pro Tag produzieren.

Doch nicht in allen Kulturen wird Speichel so abfällig bewertet. Alten taoistischen Gesundheitslehren zufolge nährt stimulierter Speichel – der »Jadesaft« – das Qi, das die Immunabwehr stärkt und, wie ein Taoist im 7. Jahrhundert schrieb, »dafür sorgt, dass ein Mensch unerreichbar für Schicksalsschläge ist«. Angesichts dieser Tradition des Zurückbehaltens von Speichel zur Nährung des Qi frage ich mich, warum ich alte Chinesen so häufig ausspucken sehe. Silletti weist mich darauf hin, dass es sich in diesem Fall nicht um Speichel handelt, sondern um Schleim aus den Lungen oder den Nasennebenhöhlen, der ausgehustet wird. Sie spuckten ihn aus, erklärte sie weiter, weil sie keine Taschentücher benutzen wollten. Sie fänden es widerlich, dass wir hierzu unsere Hände benutzen.

Es gibt jedoch kaum ein Land, das dem Speichel derart positiv gegenübersteht, wie Griechenland. »Griechen spucken auf nahezu alles und jeden, den sie vor dem bösen Blick schützen oder dem sie Glück wünschen wollen«, erläutert Evi Numen. Numen ist Ausstellungsleiterin im Mütter Museum, einer Sammlung medizinischer Kuriositäten, die von Thomas Mütter zusammengetragen wurde und heute im College of Physicians of Philadelphia zu sehen ist. Obwohl sie schon von Berufs wegen die nötige Qualifikation mitbrächte, um sich zu allem, was mit dem Körper zusammenhängt und Ekel hervorruft, zu äußern, ist ihre Sachkenntnis im Hinblick auf das Thema Speichel auf ihr Elternhaus zurückzuführen. Numen ist griechischer Abstammung. Und Griechen spucken auf Babys. Sie spucken auf Bräute. Sie bespucken sich selbst. Auch wenn dabei keine wirkliche Spucke herausgeschleudert wird. »Die meisten Leute«, erklärt Numen, »sagen einfach ›ftu ftu ftu‹, statt wirklich zu spucken.«

Die Griechen haben diesen Brauch von den römischen Katholiken übernommen, deren Priester früher mit Spucke zu taufen pflegten. Dies hatten sie dem Markusevangelium entnommen – genauer gesagt, der Stelle, an der Jesus einen

Blinden heilt, indem er Erde mit seinem Speichel vermischt und diesen Brei auf dessen Augenlider aufträgt. »Es handelt sich hierbei um eine höchst interessante Passage«, erklärte mir der ehemalige katholische Pfarrer Tom Rastrelli, »denn die Verfasser des Lukas- beziehungsweise des Matthäusevangeliums, die Markus als Quelle nutzten, haben hier eine Zeile wegredigiert.« Bei Markus war ein Satz enthalten, der beschreibt, wie ein Blinder seine Augen öffnet und etwas erblickt, das aussieht wie herumlaufende Bäume. Mit anderen Worten, der Erfolg der Behandlung war offenbar nur gering. Ein Wunder, das darin besteht, dass Jesus die Sehkraft eines Blinden nur ansatzweise wiederherstellt, hat aber natürlich nicht dieselbe Wirkung auf den Leser, also wurde diese Zeile gestrichen.

Die Niederländer sind traditionell ein Volk von Milchbauern. Erwachsene trinken zum Abendessen Milch. Jede Kleinstadt hat einen eigenen Laden, in dem nur Käse verkauft wird. Das niederländische Nationalgericht, seufzt Silletti, ist Vla: ein weicher Pudding. Ich wohnte während meines Besuchs dort bei dem Ernährungswissenschaftler René de Wijk, dem weltweit führenden Experten auf dem Gebiet der halbfesten Substanzen, zu denen auch Vla gehört. Als ich Silletti dies erzählte, lud sie mich sofort, als handele es sich um einen medizinischen Notfall, zu sich nach Hause ein, um mir ein selbst gekochtes italienisches Essen vorzusetzen.

Silletti hat eine Laktoseintoleranz und ist, was niederländische Küche angeht, generell intolerant. »Alles basiert auf Milch«, klagt sie, während sie getrocknete Tomaten auf einem Antipasti-Teller anrichtet.

Sillettis Wohnung ist lediglich 20 Autominuten von Deutschland entfernt, wo die Supermärkte ein ordentliches Angebot an italienischen Produkten führen. Sie fährt regelmäßig über die Grenze, um sich damit einzudecken. Ich kann es ihr nicht verübeln. Im Supermarkt neben de Wijks Haus findet man Produkte wie »gortepap« – Gerstengrütze – und »Smeer'm«, eine streichfähige Käse-Widerwärtigkeit. Ich habe den Laden mit einer Gurke und Erdnüssen verlassen, weil ich etwas Richtiges essen wollte, etwas, das man kauen kann und das nicht nach einer gynäkologischen Untersuchung klingt. Es gab einen ganzen Gang nur für Vla.

»Die Niederländer und ihr Vla…« Silletti spricht es wie ein Schimpfwort aus. »Das ist doch kein richtiges Essen. Man braucht dafür *weder* Zähne *noch* Speichel!«

Eigentümlicherweise ist die als »Food Valley« bekannte Ansammlung von Universitäten und Forschungseinrichtungen in der Region um Wageningen sowohl die Heimat des führenden Experten für die physikalischen Grundlagen knuspriger Lebensmittel als auch die eines Mannes, der mehr über das Kauen weiß als irgendjemand sonst auf der Welt. Ich werde sie beide morgen kennenlernen, im Restaurant der Zukunft. Dabei handelt es sich um eine Kantine der Universität von Wageningen, in der Forscher mithilfe von versteckten Kameras beispielsweise ermitteln können, in welcher Weise eine bestimmte Beleuchtung das Kaufverhalten beeinflusst oder ob Leute mit größerer Wahrscheinlichkeit Brot kaufen, wenn sie es selbst schneiden dürfen. Silletti meint, sie würde niemals dort essen.

»Wegen der Kameras?«

»Wegen des Essens.«

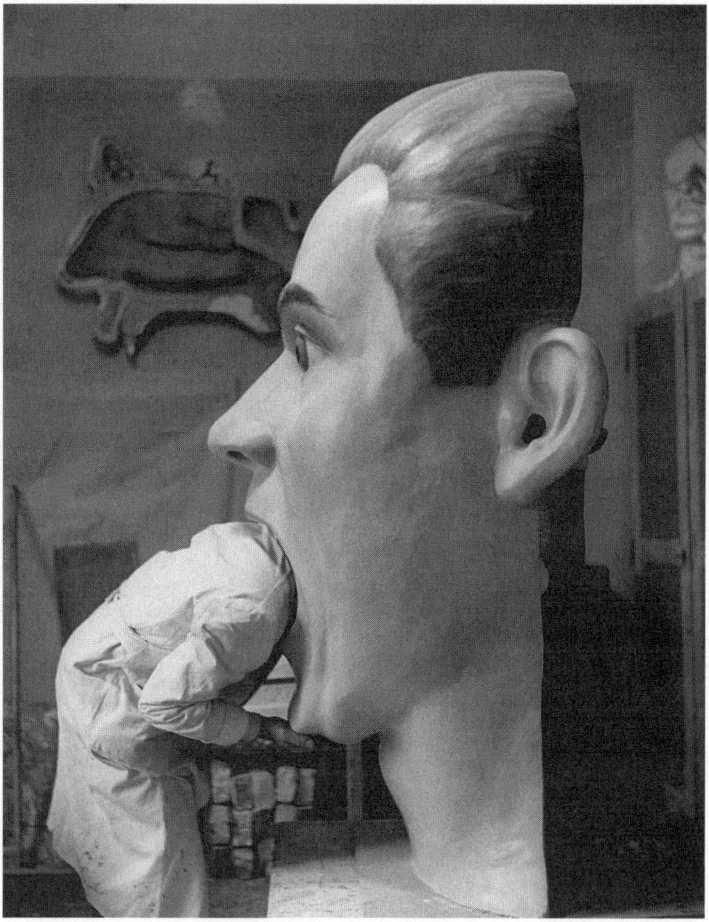

7 Ein Bolus Buntes

Ein Blick ins Labor für orale Nahrungsverarbeitung

Wenn ich Leuten davon erzählte, dass ich ins Food Valley reisen würde, beschrieb ich es als eine Art Silicon Valley des Essens: 15 000 Wissenschaftler, die ausschließlich damit beschäftigt sind, die Qualität unserer Nahrung zu verbessern beziehungsweise – je nachdem, wie Sie zu industriell verarbeiteten Lebensmitteln stehen – zu mindern. Als ich den Vergleich mit dem Silicon Valley anstellte, hatte ich allerdings nicht erwartet, dass man mir echtes Silikon vorsetzen würde. Doch da steht es nun, eine Schüssel voller gummiartiger weißer Würfel, die etwa so groß sind wie Salatcroûtons. Andries van der Bilt hat sie aus seinem Labor in der etwas flapsig als »Kopf-und-Hals« bezeichneten Abteilung des nahe gelegenen Medizinischen Zentrums der Universität Utrecht mitgebracht.

»Für Sie, zum Kauen«, sagt er.

Van der Bilt forscht seit 25 Jahren zum Thema Kauen. Könnte man von einem Menschen sagen, dass er einem Zahn ähnelt, dann wäre van der Bilt ein unterer Schneidezahn, lang und knochig, mit einem rechteckigen Kopf und einer steifen, aufrechten Haltung.

Wir sitzen im mit Kameras zugepflasterten Restaurant der Zukunft, wo kaum etwas los ist, da gerade keine Essenszeit ist. Die Speisenausgabe ist unbesetzt, die Kassen sind verschlossen. Wenn man durch die hohen Glasscheiben nach draußen blickt, sieht man, dass es schneit. Die Niederländer strampeln sich auf ihren Fahrrädern ab. Sie scheinen verrückt zu sein – oder mit Photoshop ins Bild montiert.

Die Würfel sind aus einer Abdruckmasse namens Comfort Putty hergestellt, die in nicht gehärteter Form normalerweise dazu verwendet wird, Gebissabdrücke zu machen. Van der Bilt ist jedoch kein Zahnarzt. Er ist Mundphysiologe. Er benutzt die Würfel, um die »mastikatorische Leistung« zu messen – sprich, wie effektiv eine Person kaut. Versuchspersonen müssen einen Würfel 15-mal kauen und ihn dann in seinem neuen, unwürfelförmigen Zustand an van der Bilt aushändigen, der mithilfe einer Reihe von Sieben prüft, wie viele der Würfelbissen fein genug sind, um durchzupassen.

Ich nehme einen aus der Schüssel. Van der Bilt, die Kameras sowie eine Emotionserkennungssoftware namens Noldus FaceReader sehen dabei zu, wie ich kaue. Durch das Verfolgen von Gesichtsbewegungen kann die Software erkennen, ob Kunden angesichts ihrer Essensauswahl glücklich, traurig, ängstlich, angewidert, überrascht oder wütend sind. Vielleicht sollte der FaceReader eine spezielle Emotion für Leute, die Comfort Putty bestellt haben, in sein Repertoire aufnehmen. Falls Sie jemals als Kind auf einem dieser lustigen Radiergummis in Form eines Tiers oder einer Frucht herumgekaut haben, dann wissen Sie, wie dieses Gericht schmeckt.

»Tut mir leid.« Van der Bilt guckt etwas beschämt. »Die sind schon ein bisschen älter.« Als ob frische Silikonwürfel besser schmecken würden.

Die Art und Weise, wie man kaut, ist so individuell und unveränderlich wie die Art und Weise, wie man geht oder Hemden zusammenlegt. Es gibt schnelle und langsame Kauer, lange und kurze Kauer, Leute, die links und Leute, die rechts kauen. Manche kauen ausschließlich von oben nach unten, andere kauen wie Kühe von links nach rechts. Van der Bilt erzählt mir von einer Studie, bei der 87 Menschen in einem Labor zusammenkamen und dort haargenau die gleiche Menge geschälter Erdnüsse kauten. Obwohl jeder von ihnen ein vollständiges und gesundes Gebiss hatte, reichte die Anzahl der Kaubewegungen von 17 bis 110. Im Rahmen eines anderen Forschungsprojekts mussten Versuchspersonen sieben Lebensmittel von höchst unterschiedlicher Konsistenz kauen. Wie lange ein Lebensmittel vor dem Hinunterschlucken gekaut wurde, hing dabei nicht von seiner Beschaffenheit ab, sondern in erster Linie davon, wer kaute. Wie Sie persönlich in Ihrem Mund Nahrung verarbeiten, ist sozusagen Ihr physiologischer Fingerabdruck. Genau wie beim tatsächlichen Fingerabdruck haben die meisten von uns keine Ahnung, wie ihrer wohl aussieht.* Bei einer Gegenüberstellung wären wir nicht in der Lage, unseren eigenen kauenden Mund zu identifizieren, obwohl es sicherlich interessant wäre, dies einmal zu versuchen.

Van der Bilt erforscht die neuromuskulären Grundlagen des Kauens. Man hört ja oft von der beeindruckenden Kraft der Kiefermuskulatur. Im Hinblick auf den Druck, der bei einer einzelnen Beißbewegung ausgeübt wird, handelt es sich in der Tat um die stärksten Muskeln, die wir haben. Was van der Bilt fasziniert, ist jedoch nicht die zerstörerische Kraft des Kiefers, sondern dessen differenzierte Fähigkeit, zu schonen und zu schützen. Stellen Sie sich eine Erdnuss zwischen

* Es gibt drei Arten von Fingerabdrücken: Schleifen (65 Prozent), Wirbel (30 Prozent) und Bögen (5 Prozent). Im Hinblick auf die orale Verarbeitung halbfester Nahrungsmittel unterscheidet man vier Typen: den »einfachen Verarbeiter« (50 Prozent), den »Schmecker« (20 Prozent), den »Manipulator« (17 Prozent) und den »Zungenverarbeiter« (13 Prozent). Daher die Millionen feiner Unterschiede, die Sie zu dem einzigartigen und liebenswerten Puddingesser und Fingerabdruck-Hinterlasser machen, der Sie sind.

zwei Backenzähnen vor, die gleich zermahlen wird. Genau in der Millisekunde, in der die Nuss nachgibt, nehmen die Kaumuskeln dies wahr und lassen reflexartig locker. Ohne diesen Reflex würden die Backenzähne unbekümmert immer weiter aufeinanderprallen, obwohl sich gar keine intakte Nuss mehr zwischen ihnen befindet. Damit Ihr Kaumuskel, dieser Kraftprotz, nicht Ihr wertvolles Gebiss zertrümmert – das einzige, das Sie haben –, hat der Körper ein automatisches Bremssystem entwickelt, das schneller und raffinierter ist als das eines Lexus. Der Kiefer ist immer wachsam. Er weiß um seine eigene Stärke. Je schneller und unvorsichtiger Sie Ihren Mund zumachen, desto weniger Kraft sind die Muskeln gewillt aufzuwenden – ohne dass Sie bewusst darüber nachdenken müssten.

Diesen Sicherungsreflex kann man beobachten, wenn man die Kiefermuskulatur einer Versuchsperson an einen Elektromyografen anschließt: In dem Moment, in dem etwas Hartes seinen Widerstand aufgibt, fällt auch der Messwert für die elektrische Aktivität ab. »Diese Phase wird auch »silent period« genannt«, erläutert van der Bilt. (Das hört sich nach einem Ausdruck an, den Kindergärtnerinnen verwenden oder Leute bei einem Quäkertreffen.) All die Jahre habe ich also genau falsch herum gedacht. Die Zähne und der Kiefer sind nicht aufgrund ihrer Stärke beeindruckend, sondern aufgrund ihrer Feinfühligkeit. Lassen Sie sich das auf der Zunge zergehen: Die menschlichen Zähne können ein Sandkorn beziehungsweise ein Steinchen mit einem Durchmesser von 10 Mikrometer wahrnehmen. Ein Mikrometer sind 1/1000 Millimeter. Würde man eine Coladose so weit schrumpfen lassen, bis ihr Durchmesser dem eines menschlichen Haars entspräche, dann wäre der Buchstabe O im Produktnamen etwa 10 Mikrometer groß. »Wenn in Ihrem Salat beispielsweise noch Erde ist, merken Sie das sofort. So wird man vor Sachen gewarnt, die man nicht essen soll.« Van der Bilt hat dieses Experiment selbst durchgeführt. »Wir haben etwas Vla genommen ...« Pudding! In den Niederlanden scheint Vla allgegenwärtig zu sein. »Dann haben wir Plastikkörnchen in verschiedenen Größen untergemischt ...«

Van der Bilt unterbricht sich. »Ich weiß gar nicht, ob Sie das alles hören wollen.« Er spricht zögerlich und halb entschuldigend, wie jemand, der bereits damit rechnet, dass seine Zuhörer mittendrin einfach aufstehen, sich empfehlen und gehen. Davor hatte er mir erzählt, dass seine Abteilung in Utrecht voraussichtlich schließt, wenn er in einem Jahr in den Ruhestand gehen wird. »Es besteht nicht genug Interesse«, meinte er.

Ich vermute, es hat einen anderen Grund.

Bei der Erforschung der oralen Nahrungsverarbeitung geht es nicht ausschließlich um Zähne. Es geht um den gesamten »Oralapparat«: Zähne, Zunge, Lippen, Backen und Speichel, die gemeinsam auf ein einziges, wenig pittoreskes Ziel hinarbeiten: die Bolusbildung. Das Wort »Bolus« hat zahlreiche Bedeutungen, aber in diesem Zusammenhang ist damit Folgendes gemeint: eine Masse aus zerkauten, mit Speichel befeuchteten Speisepartikeln. Essen, das sich – wie es ein Forscher ausgedrückt hat – in einem verschluckbaren Zustand befindet.

Wenn Sie mich fragen, sind die Wissenschaftler nicht uninteressiert. Ich glaube, sie sind schlicht angewidert. Ein beliebiger Arbeitstag eines Oralphysiologen könnte darin bestehen, »intraorale Rollbewegungen des Bolus« aufzuzeichnen oder mit der Zungenkamera der Universität Wageningen vergrößerte Nahaufnahmen von »zurückbehaltenen Puddingresten« zu machen. Will man beispielsweise die von Lucas entwickelte Formel für den Boluszusammenhalt anwenden, muss man dazu die Viskosität und die Oberflächenspannung des befeuchtenden Speichels, den durchschnittlichen Radius der gekauten Speisepartikel sowie die durchschnittlichen Entfernungen zwischen ihnen ermitteln. Hierfür braucht man einen Bolus. Man muss also eine Versuchsperson dazu bringen, dass sie kurz vor dem Schlucken innehält und einem – wie eine Siamkatze mit einem Haarballen – die Masse überlässt. Wenn es sich bei dem Bolus um eine halbfeste Substanz handelt – Joghurt und Vla werden nicht gekaut, sondern »im Mundraum manipuliert« und mit Speichel vermischt –, ist die Aufgabe noch weniger schön.

Menschen und selbst Physiologen denken nicht gerne über Essen nach, wenn sie erst einmal begonnen haben, es zu verarbeiten. Dieselbe mit Pfifferlingen und Gorgonzola gefüllte Galette, angesichts deren die Gäste in Verzückung gerieten, wird nach lediglich zwei Sekunden im Mund zu einem Gegenstand des allgemeinen Abscheus.

Als Methode zur Gewichtsreduzierung ist das »Kauen und Ausspucken« (»chewing and spitting« oder CHSP) in Bulimikerkreisen bei Weitem am unpopulärsten. Lediglich 8 Prozent der an Bulimie leidenden Patienten, die in der Klinik für Essstörungen der University of Minnesota untersucht wurden, gaben an, mehr als dreimal pro Woche CHSP zu praktizieren – üblicherweise nur, wenn sie sich nicht dazu bringen konnten, zu erbrechen, oder weil die erbrochene Magensäure ihre Zähne oder ihre Speiseröhre angegriffen hat. Jim Mitchell, der Autor der Studie, trifft nur selten auf Patienten, »deren einziges Problem CHSP ist«.

Dass CHSP so unbeliebt ist, liegt nicht nur an den damit einhergehenden Ekel- und Schamgefühlen, sondern auch daran:

Kauen ohne herunterzuschlucken ist nicht Essen. Es befriedigt kein Bedürfnis. Denn genau darin liegt der Sinn des Hinunterschluckens: Bedürfnisbefriedigung. Beim Essen, so erklärte mir Mitchell, stellt die Speiseröhre eine imaginäre Grenze dar. »Alles, was oberhalb des Halses passiert – Riechen, Schmecken, Sehen –, bringt einen dazu, zu essen, und alles, was unterhalb passiert, sorgt dafür, dass man aufhört.« Durch das Kauen wird Speichel abgesondert, wodurch sich die Nahrung auflöst und mehr Nahrungsbestandteile mit den Geschmacksknospen in Kontakt kommen. Die Geschmacksrezeptoren erkennen die darin enthaltenen Salze, Zucker, Fette, also all die Dinge, die der Körper braucht, damit es ihm gut geht, und veranlassen uns dazu, die Vorräte aufzufüllen. Während sich der Magen füllt und das Sättigungsgefühl zunimmt, gibt der Kopf allmählich Ruhe und der Teller wird kurz darauf weggeschoben. Wenn man jedoch Essen kaut, ohne es herunterzuschlucken, wird die Grenze am Hals nie überschritten. Der Kopf quengelt folglich lautstark weiter.

Was uns zu einem weiteren Grund dafür führt, weshalb CHSP nicht weit verbreitet ist. Es ist teuer. Manche der Frauen, die Mitchell befragte, gaben an, für gewöhnlich mehrere Dutzend Donuts zu »fangen und wieder freizulassen« und auf diese Weise auf einen Schlag mehr als 20 Dollar die Toilette hinunterzuspülen.

Jianshe Chen kann Ihnen verraten, mit welcher Fließgeschwindigkeit ein Bolus von hoher Viskosität durch den Rachenraum gleitet.* Er kennt die Scherfestigkeit eines Speisebreis aus Ricotta und er weiß um die Verformbarkeit von Nutella

* Vergleichbares Gelände und gleiche Gepäckmenge vorausgesetzt, etwa so schnell wie eine Schildkröte: 0,35 Kilometer pro Stunde.

und wie viele Kaubewegungen nötig sind, bevor ein McVitie's Digestive-Keks heruntergeschluckt werden kann (acht). Im Internet fand ich eine Version von Chens PowerPoint-Präsentation über die »Dynamik der Bolusbildung und des Schluckvorgangs«, daher kenne ich diese Daten inzwischen ebenfalls. Was ich jedoch nicht weiß, ist, wozu all dies erforscht wird. Chen hat den Fehler gemacht, seine University-of-Leeds-E-Mail-Adresse auf der Website anzugeben.

Er schrieb mir sofort zurück. Experten auf dem Gebiet der oralen Nahrungsverarbeitung scheinen von Presseanfragen nicht gerade überschwemmt zu werden. Das Ziel seiner Arbeit sei es, so erklärte er, »Empfehlungen zu geben, wie Nahrungsmittel zusammengesetzt sein müssen, damit sie auch von benachteiligten Kunden sicher verzehrt werden können«. Die Bolusbildung sowie der Schluckvorgang werden über eine perfekt aufeinander abgestimmte Abfolge neuromuskulärer Ereignisse und Reflexe gesteuert. Wird nur eines dieser Elemente funktionsunfähig – etwa aufgrund eines Schlaganfalls, einer neurodegenerativen Erkrankung oder der Bestrahlung eines Tumors –, gerät dieses eingespielte feuchte Ballett aus den Fugen. Der Überbegriff hierfür ist Dysphagie (was aus dem Griechischen stammt und »gestörtes Essverhalten« bedeutet).

Den Großteil der Zeit, während man lediglich atmet und nicht schluckt, verschließt der Kehldeckel die Speiseröhre. Ist ein Mund voll Essen oder Trinken schluckfertig, muss sich der Kehldeckel heben, damit zum einen der Zugang zur Speiseröhre freigemacht und zum anderen die Luftröhre verschlossen wird, damit das Essen nicht »in den falschen Hals gerät«. Dazu wird der Bolus einen Moment lang auf dem Zungenrücken zurückbehalten, eine Art anatomische Ampelanlage. Wenn sich in Folge einer Dysphagie der Kehlkopf nicht schnell genug bewegt, kann es passieren, dass die Nahrung stattdessen in die Luftröhre gelangt. Dann besteht natürlich Erstickungsgefahr. Noch unheilvoller ist, dass die eingeatmete Nahrung oder Flüssigkeit eine gefährliche Menge an Bakterien in die Atemwege befördert. Diese können eine Infektion auslösen, die sich zu einer Lungenentzündung auswachsen kann.

Ein weniger tödlicher und lustigerer Fehltritt beim Schlucken ist die sogenannte nasale Regurgitation, also das Zurückdringen von Nahrung durch die Nase. In diesem Fall hat es das Gaumensegel – an dem das Gaumenzäpfchen*, jener eigenartige winzige Stalaktit, der in der Mundhöhle herabhängt – versäumt, die Öffnung der Nasenhöhle zu verschließen. Dadurch kann es passieren, dass beispielsweise Milch oder zerkaute Erbsen durch die Nasenlöcher austreten. Nasale Regurgitation kommt häufig bei Kindern vor, weil sie beim Essen oft lachen und weil ihr Schluckmechanismus noch nicht vollständig entwickelt ist.

Eine »noch nicht vollständig ausgereifte Schluckkoordination« ist auch der Grund, weshalb 90 Prozent der Todesfälle durch Ersticken beim Essen Kindern unter fünf Jahren widerfahren. Was ebenfalls dazu beiträgt: ein noch nicht voll entwickeltes Gebiss. Kinder bekommen erst Schneide- und dann Backenzähne; eine kurze Zeit lang können sie also Nahrungsstücke zwar abbeißen, diese aber noch nicht kauen. Runde Lebensmittel sind besonders tückisch, weil sie die gleiche Form wie die Speiseröhre besitzen. Wenn beispielsweise eine Traube in die falsche Röhre gelangt, ist der Luftweg völlig versperrt. Für ein Kind wäre es günstiger, ein Plastiktierchen oder einen Spielzeugsoldaten zu verschlucken, weil es dann wenigstens durch dessen Beine beziehungsweise dessen Gewehr noch Luft

* Der medizinische Fachbegriff – und zugleich mein künftiges Pseudonym, sollte ich mich je beruflich umorientieren und anfangen, Liebesromane zu schreiben – lautet Uvula palatina.

holen könnte. Hotdogs, Trauben und runde Bonbons standen ganz oben auf der Liste tödlicher Nahrungsmittel, die in der Juliausgabe 2008 des *International Journal of Pediatric Otorhinolaryngology* veröffentlicht wurde, ein Name, der einem ebenfalls leicht im Hals stecken bleiben kann. Jennifer Long, eine Professorin für Kopf- und Halschirurgie an der University of California in Los Angeles, ging so weit, Hotdogs zu einem Problem für die öffentliche Gesundheit zu erklären. Süßwaren mit dem Namen Lychee Mini Fruity Gels, kleine Fruchtgummis mit Litschigeschmack, haben zu so vielen tödlichen Unfällen geführt, dass die US-amerikanische Gesundheitsbehörde ein Importverbot verhängte.

Ab und zu stößt man auf Lebensmittel, die sich so schwer im Mund weiterverarbeiten lassen, dass selbst gesunde Erwachsene, die nicht an Schluckstörungen leiden, Probleme haben, sie hinunterzubekommen. An Mochi, einem klebrigen Reiskuchen, der in Japan traditionell an Neujahr gegessen wird, sterben jedes Jahr etwa ein Dutzend Menschen – sie gehören neben dem Kugelfisch zu den riskantesten Speisen der Welt.

Am sichersten sind natürlich jene Nahrungsmittel, die bereits angefeuchtet und maschinell vorgekaut auf den Teller kommen, sodass für Ihren eigenen Verarbeitungsapparat kaum noch etwas zu tun bleibt. In der Regel sind dies auch die unbeliebtesten. Breiiges, verkochtes Essen stellt eine Form der sensorischen Deprivation dar, einen Mangel an Sinnesreizen. Genau wie ein dunkles, geräuschloses Zimmer einen irgendwann dazu bringt, zu halluzinieren, rebelliert der Verstand gegen fades Essen, das bloß eine einzige Konsistenz aufweist, gegen Nahrungsmittel, die den Oralapparat nicht beanspruchen. Brei ist für Babys. Wer kann, will kauen.

Das Einzige, was trauriger ist, als Brei zu schlucken, ist, überhaupt nicht zu schlucken. Künstliche Ernährung über eine Magensonde ist eine durch und durch deprimierende Angelegenheit. Die folgende Geschichte beweist, wie sehr Menschen kauen wollen. Wie Sie sich bestimmt erinnern, wird durch Dysphagie der Reflex beeinträchtigt, durch den der Kehlkopf nach vorne oben gezogen wird, damit Nahrung in die Speiseröhre gelangen kann. Von Jennifer Lang weiß ich, dass Patienten mit Schluckstörungen gelegentlich darum bitten, dass man ihnen den Kehlkopf operativ entfernt, damit sie wieder schlucken können. Mit anderen Worten, sie wollen lieber stumm sein, als sich über eine Magensonde ernähren zu müssen.

Einen ganz besonderen, unwiderstehlichen Reiz übt knuspriges Essen auf uns aus. Ich wollte von Chen wissen, was hinter diesem scheinbar allgemein verbreiteten Bedürfnis stecken könnte, Dinge in unserem Mund zu zermahlen. »Ich glaube, uns Menschen liegt ein zerstörerischer Charakter in den Genen«, antwortete er. »Menschen haben eine merkwürdige Art, Stress abzubauen, indem sie beispielsweise hauen, treten, etwas zerschlagen oder anderen Formen von zerstörerischen Aktivitäten nachgehen. Auch das Essen könnte eine solche Form sein. Das Zermalmen von Nahrung mit den Zähnen ist ein zerstörerischer Prozess, aus dem wir Vergnügen ziehen oder mit dessen Hilfe wir Stress abbauen.«

Als ich abends wieder bei René de Wijk ankomme, will ich von ihm wissen, was er von Chens Theorie hält. Er hat es sich auf dem Sofa gemütlich gemacht, sein krauses Haar fällt ihm in die Stirn. Zwischen uns sitzt sein Sohn und spielt am Fernsehbildschirm Assassin's Creed. Ein Mann in einem Kapuzengewand ist gerade dabei, Stress abzubauen, indem er Leute zusammenschlägt und sie mit einem Schwert aufschlitzt.

René teilt Chens Einschätzung. »Bei knusprigem Essen ist es wirklich offensichtlich, dass man es zerstört, um eine entsprechende Empfindung daraus zu ziehen. Was könnte schöner sein, als mit dem Mund eine richtige Struktur zu kontrollieren?« Zwar kann mir René aus dem Stand keine Studie nennen, die sich mit den psychologischen Aspekten von knusprigem Essen beschäftigt, aber er verspricht, per Mail einen Kollegen, Ton van Vliet, zu fragen, der die vergangenen acht Jahre damit verbracht hat, zu einem tieferen Verständnis der Thematik »knusprig-knackig« zu gelangen.

Der Assassine zweiteilt den nächsten Bürger, während René und seine Frau über das Problem mit dem Thermostat diskutieren. Die Heizungsleute waren da, um es zu reparieren, doch sie müssen nochmals kommen, da es schon wieder spinnt. Ich zeige mit meiner Stiefelspitze auf den Fernseher. »Der Typ hier macht einen ziemlich effizienten Eindruck. Warum holt ihr den nicht mit ins Boot?«

René blickt auf den Bildschirm. »So wie der drauf ist, würde er die Heizungsleute wahrscheinlich umbringen!«

Eigentlich hätte ich diesen Nachmittag zusammen mit René im Mundlabor der Universität Wageningen verbringen sollen. Er hatte mir versprochen, mich an den Artikulografen anzuschließen und ein 3D-Profil meines Kaustils zu erstellen, doch dann wusste er nicht mehr genau, welcher Sensor wohin gehörte. Also saß ich da mit einem Bart aus bunten Drähten, die mir von den Wangen herunterhingen, während René in der Gebrauchsanleitung blätterte. Und dann musste er los zu einem Meeting.

Doch immerhin gelang es ihm, andere gestresste Kollegen davon zu überzeugen, sich von mir ihre Zeit stehlen zu lassen. Ton van Vliet erklärte sich bereit, sich am nächsten Tag mit uns in meinem neuen Zuhause, dem Restaurant der Zukunft, zu treffen.

Van Vliet ist schon da, als René und ich eintreten. Er sitzt mit dem Rücken zu uns an einem Tisch in der Mitte des Raums. René erkennt ihn an seinen weißen Haaren. Die längeren Strähnen scheinen einer Quelle an seinem Hinterkopf zu entspringen und von dort aus nach vorne zu fallen. Vielleicht ist er ja zu Fuß hergekommen, mit heftigem Rückenwind.

Van Vliet blickt ein wenig erschrocken auf, als wäre er tief in Gedanken versunken gewesen, und streckt mir die Hand entgegen. Seine feinen Gesichtszüge werden durch seinen Amish-artigen Bart und eine dünne Drahtbrille zusätzlich betont. Ich möchte nicht das Wort »elfenhaft« verwenden, da dies verniedlichend und herabsetzend klingen könnte, doch es kam mir durchaus in den Sinn.

Van Vliet will mich zunächst mit den Grundlagen der Knusprig-knackig-Thematik vertraut machen. Wir beginnen mit der Version, die in der Natur vorkommt, einem knackigem Apfel und einer frischen Karotte. »Man muss sich vorstellen, das sind alles Blasen und Balken«, erklärt er, während er ein Netz aus wassergefüllten Zellen und Zellwänden auf meinen Notizblock zeichnet. Wenn man in einen Apfel beißt, verformt sich das Fruchtfleisch, bis irgendwann die Zellwände zerplatzen. So entsteht das knirschend-zermalmende Geräusch. (Dasselbe geschieht bei knusprigen Snacks, mit dem einzigen Unterschied, dass hier die Zwischenräume mit Luft gefüllt sind.) »Aus diesem Grund ist frisches Obst knackig und auch ein wenig saftig«, meint van Vliet.

Wenn Obst oder Gemüse zu verfaulen beginnt, zerreißen die Zellwände und Wasser läuft aus. Jetzt gibt es nichts mehr, was platzen könnte. Die Frucht ist nicht mehr knackig. Sie ist mehlig oder welk oder matschig geworden. Das Gleiche passiert, wenn Snacks feucht werden: Die Zellwände lösen sich auf, die Luft tritt aus und der Snack verliert seine Knusprigkeit.

Je älter und weicher Chips sind, desto leiser werden sie. Damit ein Nahrungsmittel, wenn es zerbricht, ein hörbares Geräusch erzeugt, muss es zu einem sogenannten Sprödbruch kommen – einem plötzlichem, sich mit hoher Geschwindigkeit ausbreitendem Riss. »Das funktioniert so.« Van Vliet zeichnet wieder Schaubilder. Wenn man die Zähne zusammenbeißt, um einen Kartoffelchip zu zerkauen, entsteht Energie, die gespeichert wird. In der Millisekunde, in der der Chip nachgibt, wird gleichzeitig die gespeicherte Energie freigesetzt. »Krach!« ist ein wunderbarer lautmalerischer Ausdruck: Das Wort klingt wie das Geräusch, und das Geräusch steht für den Moment, in dem etwas zu Bruch geht oder zersplittert. (Mürbes, krümeliges Essen hingegen zerbricht leise, da die Energie nicht auf einmal freigesetzt wird.)

Van Vliet greift nach einer Tüte mit gepufften Maniokchips, die René als Anschauungsmaterial für uns besorgt hat. Er zerbricht einen Chip in zwei Teile. »Um dieses Geräusch zu erzeugen, braucht man Bruchgeschwindigkeiten von 300 Metern pro Sekunde.« Schallgeschwindigkeit. Das Zerkauen eines Chips ist wie ein winziger Überschallknall im Mund. Van Vliet reibt die Handflächen gegeneinander, um die Krümel loszuwerden. Auch dies erzeugt ein Geräusch, trocken, wie raschelndes Papier. Der niederländische Winter ist ein unbarmherziges Trockenmittel, um mich eines Ausdrucks aus der Snackartikelbranche zu bedienen.

René und ich haben uns inzwischen durch die Anschauungsmaterialien gearbeitet. Er hält van Vliet die Tüte hin, doch der winkt ab. »Chips und solchen Kram mag ich nicht.«

René und ich tauschen einen kurzen, ungläubigen Blick: Das gibt's doch gar nicht! »Ich mag lieber Beschuit …« Er dreht sich zu mir. »Das ist ein runder niederländischer Zwieback, den es gibt, wenn Kinder auf die Welt kommen.«

Renés Gesicht hat einen Ausdruck angenommen, den der FaceReader problemlos entschlüsseln könnte. »Ist das dein Ernst? Die Dinger sind *staub*trocken. Da schläft einem die Zunge ein. Man kann wirklich nur hoffen, dass nie wieder Kinder geboren werden.«

»Stimmt gar nicht, die sind sehr lecker«, beharrt van Vliet. »Man muss nur Butter und Honig draufschmieren.«

Ich will welche holen gehen, aber das Restaurant verkauft sie nicht.

Van Vliet schiebt trotzig sein Kinn vor. »Dann ist das hier kein gutes Restaurant.«

René beugt sich lachend zu van Vliet. »Ganz im Gegenteil. Es ist ein *ausgezeichnetes* Restaurant, dem das Wohl seiner Gäste am Herzen liegt.«

Im weiteren Gesprächsverlauf liefert mir van Vliet die Antwort, nach der ich gesucht habe: Wir mögen knuspriges und knackiges Essen deshalb so gern, weil es uns Frische signalisiert. Altes, matschiges und fauliges Obst und Gemüse kann krank machen. Zumindest hat es einen Großteil seiner Nährwert-Power verloren. Dass Menschen eine Vorliebe für knuspriges und knackiges Essen entwickelt haben, ergibt also durchaus einen Sinn.

Hinzu kommt, dass wir bis zu einem gewissen Grad mit unseren Ohren essen. Das Geräusch, das entsteht, wenn man von einer Karotte abbeißt – mehr noch als ihr Geschmack oder ihr Geruch – teilt uns mit, dass sie noch frisch ist. René erzählt mir von einem Experiment, bei dem Versuchspersonen Kartoffelchips aßen, während ein Forscher die dabei produzierten Kaugeräusche digital veränderte. Wenn das Knabbergeräusch gedämpft oder die höheren Frequenzen unkenntlich gemacht wurden, konnten die Leute nicht mehr wahrnehmen, dass die Chips knusprig waren. »Sie gaben an, die Chips seien alt, selbst wenn sich die Konsistenz überhaupt nicht verändert hatte.«

Van Vliet nickt. »Die Leute essen Physik. Man isst physikalische Eigenschaften mit ein bisschen Geschmack und Aroma. Und wenn die physikalischen Eigenschaften nicht stimmen, dann isst man es nicht.«

Knusprigkeit und Knackigkeit sind die Eselsbrücken, die den Körper erkennen lassen, ob etwas gesund ist. Die Snackhersteller schlagen aus dieser Tatsache Profit, indem sie knusprige Lebensmittel herstellen, die man geräuschvoll knabbern kann, die jedoch in puncto Gesundheit und Überleben nicht halten, was sie versprechen.

Offensichtlich ist bei der Entwicklung des optimalen Knabbergeräuschs ein ziemlicher Aufwand betrieben worden. »Am liebsten mögen es die Leute, wenn die Lautstärke bei etwa 90 bis 100 Dezibel liegt«, erläutert van Vliet. Hierfür müssen etwa hundert Blasen in rascher Folge zerplatzen. »Also eine Lawine von Krachgeräuschen in Ihrem Mund! Für das Ohr klingt das nach einem einzigen Geräusch, doch in Wirklichkeit besteht es aus gut einhundert Geräuschexplosionen.« Erreicht wird dies, indem man mit den Blasen und den Balken herumspielt – mit ihrer Größe und ihrer Brüchigkeit.

Es erscheint wie ein Wunder: derart komplexe physikalische Vorgänge im Dienste des Junkfood. Ich frage van Vliet, welche knusprig-knackigen Snacks er mitentwickelt hat. Sein Gesichtsausdruck spiegelt sowohl Belustigung als auch eine etwas trübseligere Gefühlsregung wider. »Ach so, nein, die Lebensmittelkonzerne machen sich diese wissenschaftlichen Erkenntnisse nicht zunutze. Sie stellen bloß ein Produkt her, geben es jemandem zum Probieren und fragen dann: ›Und, wie schmeckt's?‹«

René bestätigt dies. »Die sind technologisch gesehen unglaublich rückständig. Die haben *keine* Ahnung.« Es dauert fünf bis zehn Jahre, bis die Erkenntnisse der Lebensmittelphysik in die Industrie durchsickern.

Doch was ist dann der Sinn der ganzen Forschung? Für van Vliet jedenfalls liegt der Sinn in der Physik. Als ich mich eine Weile zuvor darüber beschwert hatte, dass es in den einschlägigen Lebensmitteltextur-Fachzeitschriften »bloß um Physik« gehe, war van Vliet richtiggehend schockiert. »Aber Physik ist doch etwas so Schönes!« Es war, als hätte ich einen Freund von ihm beleidigt.

René reckt den Hals in Richtung der Speisenausgabe. »Willst du nicht zum Mittagessen bleiben, Ton?« Es ist 12.30 Uhr und alles, was wir bisher gegessen haben, sind Maniokchips. Mit der Zunge löst René etwas davon von einem Backenzahn.*

Van Vliet überdenkt diesen Vorschlag. »Tja, dann müsste ich meiner Frau Bescheid sagen. Wie Sie sehen, bin ich ein guter Niederländer und fahre jeden Tag zum Essen nach Hause! Mit dem Fahrrad.« In den acht Jahren, in denen er an der Universität Wageningen arbeitet, fügt er hinzu, habe er noch nie das Essen im Restaurant der Zukunft probiert. Wir können nicht sagen, ob das ein Ja oder ein Nein ist. René fragt ihn, ob er ein Handy besitzt, mit dem er seine Frau anrufen kann.

»Ja, zu Hause haben wir eins.«

Wir lassen es dabei bewenden. Später, als wir zum Parkplatz gehen, erhaschen wir einen Blick auf van Vliet, der auf einem Campusradweg durch die schneebedeckte Landschaft fährt.

* Der technische Fachbegriff für die Menge an Produktresten, die nach dem Herunterschlucken in den Zahnoberflächen hängenbleibt, lautet »toothpack«.

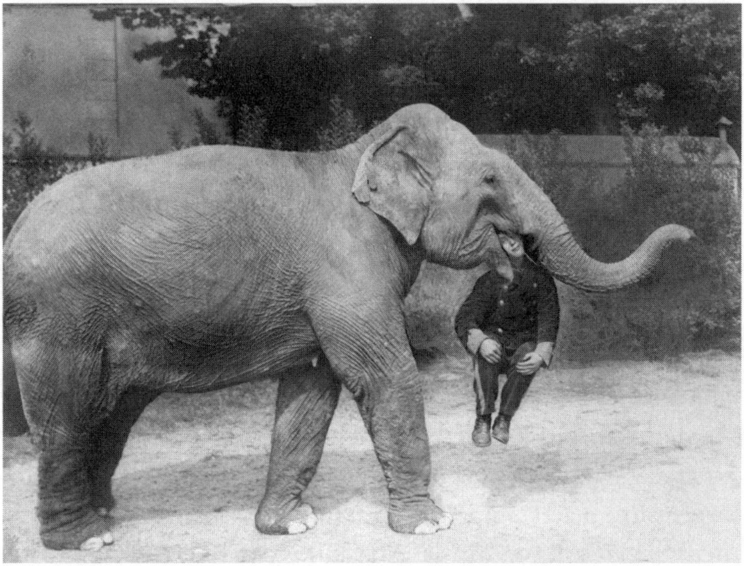

8 Der große Haps

Wie man es überlebt, bei lebendigem Leib verschluckt zu werden

Auf der ganzseitigen Abbildung, die in der Bibel meiner Mutter die Geschichte von Jona und dem Wal illustriert, ist ein Fischer zu sehen, der halb im Mund einer unbestimmten Bartenwal-Spezies steckt. Er trägt ein ärmelloses rotes Gewand, und seine Haare, die an den Schläfen bereits dünner werden, sind vom Meerwasser nach hinten geklatscht. Ein Arm ist ausgestreckt, als wollte er sich freischwimmen. Bartenwale ernähren sich, indem sie ihre Nahrung aus dem Wasser filtern. Sie trinken einen großen Schluck Meer, schließen dann ihr Maul und benutzen ihre Zunge, um das Wasser durch den riesigen Kamm aus Barten zu pressen. Das Meerwasser wird dadurch herausgedrückt, kleine Fische, Krill und sonstige feste Objekte hingegen bleiben hängen. Eine relativ sanfte Art, gefressen zu werden, die man vielleicht sogar überleben könnte. Die Beute ist allerdings selten größer als ein menschlicher Fuß und entsprechend sind auch die Wale gebaut.

»Bartenwale haben eine sehr kleine Speiseröhre«, erklärt der Walbiologe Phillip Clapham von der US-amerikanischen Wetter- und Ozeanografiebehörde National Oceanic and Atmospheric Administration. »Sie könnten nie und nimmer ein glückloses Opfer göttlichen Zorns verschlucken.« Pottwale jedoch schon. Ihre Speiseröhre ist breit genug, und auch wenn sie Zähne besitzen, so kauen sie ihre Nahrung damit nicht. Pottwale ernähren sich, indem sie ihre Beute einsaugen. Und offensichtlich saugen sie dabei ziemlich kräftig: 1955 wurde ein 184 Kilogramm schwerer – und ohne Tentakeln 2 Meter langer – Riesenkalmar intakt aus dem Magen eines Pottwals geborgen, den man vor der Küste der Azoren gefangen hatte.

Und dann gibt es natürlich noch James Bartley. Am 22. November 1896 griff die *New York Times* die Geschichte eines Matrosen auf dem Walfangschiff »Star of the East« auf, der in den Gewässern um die Falklandinseln spurlos verschwunden war, nachdem ein harpunierter Pottwal, »allem Anschein nach im Todeskampf«, dessen Walboot zum Kentern gebracht hatte. In der Annahme, Bartley sei ertrunken, machte sich der Rest der Besatzung daran, den Wal, der seinem Todeskampf inzwischen erlegen war, in Stücke zu schneiden und seine Fettschicht abzutrennen. »Die Arbeiter waren höchst verwundert, … als sie [im Magen] etwas Zusammengekrümmtes entdeckten, das sporadische Lebenszeichen von sich gab. Der riesige Hautsack wurde an Deck gehievt und aufgeschnitten und darin wurde alsdann der vermisste Matrose gefunden, … bewusstlos«, aber am Leben – nachdem er 36 Stunden im Inneren des Wals verbracht hatte.*

* 1896 war ein hervorragendes Jahr, was das Verschlucken von Menschen beziehungsweise den Sensationsjournalismus anging. Zwei Wochen nach der Veröffentlichung der Bartley-Meldung brachte die *Times* einen Folgeartikel über einen Matrosen, der im Meer bestattet worden war. Neben anderen Gegenständen hatte man in den Leichensack auch eine Axt und einen Schleifstein gepackt, um das Bündel zu versenken. Der Sohn des Mannes stürzte außer sich vor Trauer über Bord. Am nächsten Tag hievte die Besatzung einen riesigen Hai an Bord, aus dessen Inneren ein merkwürdiges Geräusch drang. Im Magen fanden sie sowohl den Vater als auch den Sohn, die beide noch am Leben waren; der eine drehte den Schleifstein, während der andere die Axt schärfte, »in Vorbereitung darauf, sich den Weg nach draußen freizuschneiden.« Der Vater, so wurde in dem Artikel erklärt, habe sich »lediglich in einem Trancezustand befunden«. Genau wie allem Anschein nach auch das Redaktionsteam der *Times*.

Biblizisten griffen die Bartley-Story begierig auf. Jahrzehntelang tauchte sie in religiösen Traktaten und fundamentalistischen Predigten auf. Schließlich machte sich im Jahr 1990 der Historiker Professor Edward B. Davis, der damals am Messiah College in Grantham (Pennsylvania) lehrte, daran, die Geschichte einem Faktencheck zu unterziehen. Seine Nachforschungen, die er in einem 19 Seiten langen Artikel detailliert beschreibt, führten ihn von den Zeitungsarchiven der British Library bis in die Abteilung für Geschichte der öffentlichen Bibliothek der Stadt Great Yarmouth. Die Kurzversion lautet: Die »Star of the East« war gar kein Walfänger und in den Gewässern um die Falklandinseln wurden zu jener Zeit auch keine Wale gejagt. Niemand namens James Bartley war damals auf dem Schiff gewesen und die Frau des Kapitäns war sich sicher, dass kein Mitglied der Besatzung je über Bord gegangen und dann verschwunden sei.

Doch wir wollen die geschichtlichen Tatsachen einmal beiseitelassen und stattdessen die verdauungstechnischen Hintergründe des Falls Bartley beleuchten. Wenn das Überleben im Magen eines Wals nur eine Platzfrage wäre, hätte niemand von uns ein Problem. Der Vormagen eines Schwertwals – also eines wesentlich kleineren Lebewesens als der Wal, in dem sich Barley angeblich befand – misst unausgedehnt 1,50 Meter mal 2 Meter – ist also in etwa so groß wie ein Zimmer in einem Kapselhotel in Tokio und ähnlich spartanisch eingerichtet. Abbildung 55 im Fachbuch *Riesen des Meeres. Eine Biologie der Wale und Delphine* des angesehenen Walforschers E. J. Slijper ist eine maßstabgerechte Zeichnung eines 7 Meter langen Schwertwals mitsamt den vierzehn Robben und dreizehn Delfinen, die aus seinem Magen geborgen wurden. Die Beutetiere erscheinen unter dem Walbauch, nebeneinander aufgereiht wie skurrile Bomben, die von einem Flugzeug abgeworfen wurden.

Ein Matrose könnte es also sehr wohl überleben, von einem Pottwal eingesaugt und verschluckt zu werden. Problematisch wird es – zumindest auf den ersten Blick –, wenn er im Magen ankommt. »Bartleys Haut hatte sich überall dort, wo sie der Wirkung der Magensäfte ausgesetzt gewesen war, in auffälliger Weise verändert. Sein Gesicht und seine Hände waren so ausgebleicht, dass sie aussahen wie bei einem Toten, und die Haut war runzelig geworden, was dem Mann den Anschein gab, als sei er halb gekocht worden.« Scheußlich. Und, wie sich herausstellte, blanker Unsinn. Der Vormagen des Wals sondert nämlich gar keine Verdauungssekrete ab. Erst im zweiten Magen, dem Hauptmagen, werden Salzsäure und Verdauungsenzyme sezerniert, und der Übergang zwischen dem ersten und dem zweiten Magen ist zu klein, um einen Menschen durchzulassen.

Während das Nichtvorhandensein von Magensäure im Vormagen des Pottwals die Glaubwürdigkeit der Bartley-Geschichte weiter untergräbt, erscheint die Jona-Parabel dadurch geringfügig überzeugender. Nehmen wir einmal an, der Wal habe, als er auftauchte, um Jona zu verfolgen, etwas Luft verschluckt. Oder wir spulen gleich ein paar Jahrhunderte vor und statten ihn mit einer Pressluftflasche aus. Hätte er unter diesen Umständen eine Überlebenschance?

Im Prinzip ja, wenn nicht Folgendes der Fall wäre: Wale »kauen« ihr Essen mithilfe ihres Magens, schreibt Slijper. Da Pottwale ihre Beute wie gesagt im Ganzen verschlucken, müssen sie sie auf irgendeine andere Weise in kleinere, leichter verdauliche Häppchen zerlegen. Die Muskelwand des Vormagens ist bei manchen Arten über 7 Zentimeter dick. Slijper vergleicht den Vormagen von Walen mit dem Muskelmagen von Vögeln – ein anatomischer Fleischwolf, der die Backenzähne ersetzt.

Aber würde ein Mann im Vormagen eines Wals zermahlen oder lediglich ein bisschen zerknittert werden? Ist die auf ihn wirkende Kraft tödlich oder bloß unangenehm? Soweit ich weiß, hat bisher niemand die Kontraktionskraft eines Pottwalvormagens gemessen; bekannt ist hingegen, wie viel Druck ein Muskelmagen ausüben kann. Die Messung wurde im 17. Jahrhundert vorgenommen, um einen Streit zwischen zwei italienischen Forschern, Giovanni Borelli und Antonio Vallisneri, beizulegen, die sich uneins waren, welcher Hauptmechanismus der Verdauung zugrunde liege. Borelli behauptete, die Verdauung laufe rein mechanisch ab: Der Muskelmagen eines Vogels übe 4448 Newton Kraft aus und unter diesen Umständen bedürfe es keiner chemischen Auflösung. »Vallisneri hingegen«, schrieb der Autor Stephen Paget in einer 1906 erschienenen Chronik früher Tierversuche, »hatte die Gelegenheit gehabt, den Magen eines Straußes zu öffnen, und dort eine Flüssigkeit* vorgefunden, die auf darin eingetauchte Gegenstände Wirkung zu zeigen schien.«

Im Jahre 1752 ersann ein französischer Naturforscher eine Möglichkeit, den Streit zu schlichten – und nahm damit unfreiwillig zu der irrwitzigen Überleben-im-Bauch-eines-Wales-Untersuchung eines amerikanischen Autors Stellung – zweieinhalb Jahrhunderte, bevor sie stattfand. René Réaumur besaß – oder konnte zumindest verfügen über – einen kleinen Greifvogel der Gattung Milan. Wie die meisten fleischfressenden Vögel würgt auch der Milan ein Gewölle aus Haaren und Federn hoch, nachdem er die verdaulichen Bestandteile seiner

* Vallisneri taufte die Flüssigkeit »aqua fortis« – nicht zu verwechseln mit Aquavit, einem skandinavischen Branntwein mit einer, so tat es das Internet kund, »langen und illustren Geschichte als Getränk erster Wahl für … besondere Anlässe« – beispielsweise Feiertage oder das Öffnen eines Straußenmagens.

Beute zu Ende verspeist hat. Dies brachte Réaumur auf eine Idee. Könnte man nicht im Futter des Vogels ein kleines Röhrchen verstecken, das etwas Fleisch enthielt? Durch das Röhrchen würde verhindert werden, dass der Muskelmagen das Fleisch zerkleinert; gleichzeitig könnten durch das Maschengitter an beiden Enden Magenflüssigkeiten, falls vorhanden, eindringen und das Fleisch verdauen. Der Muskelmagen wiederum würde das Röhrchen für einen ungewöhnlich großen, harten Knochen halten und es praktischerweise wieder ans Tageslicht befördern. Hätte sich das Fleisch in dem hochgewürgten Röhrchen aufgelöst, wäre dies der Beweis dafür, dass irgendeine Art von Flüssigkeit die Verdauungsarbeit vollbringt. Diesen Versuch führte Réaumur schließlich an verschiedenen Federvieh-Arten durch. Für unsere Zwecke interessant ist jedoch eher das Schicksal der Röhrchen und weniger, was aus dem Fressen geworden ist. Die aus Glas hergestellten Gefäße zerbrachen aufgrund der Kontraktionsbewegungen des Muskelmagens, ebenso die stattdessen eingesetzten Zinnröhrchen. Réaumur war gezwungen, Röhrchen aus Blei zu verwenden, die einer Kraft von fast 2224 Newton standhalten konnten, bevor sie heil wieder herauskamen.

Um einen Eindruck davon zu bekommen, wie sich ein Aufenthalt in einem Muskelmagen oder, im weiteren Sinne, im Magen eines Pottwals wohl anfühlt, gab ich bei Google »500 pound-force« ein, was 2224 Newton entspricht. Dies ist unter anderem die maximale Kraft, die der Schnabel eines Molukkenkakadus ausüben kann – ein Vogel, der in der Lage ist, einem Menschen den Finger abzubeißen. Es entspricht der Kraft, die eine 60 Kilogramm schwere Person erzeugt, wenn sie einen Schritt macht, das heißt, sich in einem Muskelmagen zu befinden, fühlt sich in etwa so an, wie wenn ich auf Sie drauftrete, vielleicht weil ich es eilig habe, vor Ihrem Kakadu davonzulaufen. Und nicht zuletzt lässt uns der amerikanische Automobilverband wissen, dass 500 pound-force der Kraft entspricht, mit der ein viereinhalb Kilogramm schwerer nicht gesicherter Hund bei einem Frontalzusammenstoß und einer Kollisionsgeschwindigkeit von 80 Stundenkilometern gegen die Windschutzscheibe prallen würde.

Hinzu kommt: Die Muskeln im Vormagen eines Pottwals sind höchstwahrscheinlich um einiges kräftiger als die im Muskelmagen eines Truthahns. Ich vermute, Ihre Chancen, im Magen eines Pottwals zu überleben, sind bestenfalls gering. Wahrscheinlich wären Sie besser dran als unangeschnallter Chihuahua in dem kollidierenden Pick-up.

In der biblischen Erzählung von Jonas peinvollen Erlebnissen wird das Wort »Wal« allerdings gar nicht ausdrücklich verwendet. Vielmehr ist die Rede von einem »großen Fisch«. Der Biologin Terrie Williams von der University of California, Santa Cruz, bot sich einmal, als sie gerade auf Hawaii arbeitete, die Gelegenheit, den Magen eines fast 5 Meter langen Tigerhais zu öffnen. Eine Frau war beim Schwimmen ums Leben gekommen, nicht weit von der Stelle, wo der Hai gefangen worden war: Nun zog man Williams hinzu, um zu untersuchen, ob sich im Inneren des Tiers noch Reste der Frau befänden. Dies war nicht der Fall; stattdessen fand Williams drei kanaldeckelgroße intakte Suppenschildkröten, alle mit dem Blick nach vorne gerichtet. »Sie haben es überhaupt nicht kommen sehen. Bestimmt sind sie fröhlich herumgeschwommen und haben gedacht: ›Ach wie schön, alles ist so blau, Hawaii ist einfach der Hammer‹. Und in dem Moment hat sich auch schon ein riesiges Maul um sie geschlossen.« Übrigens sondern Haimägen, anders als die Vormägen von Pottwalen, durchaus Magensäure und Enzyme ab. Williams schätzt, dass die Schildkröten, zurückgezogen in ihren Schutzpanzer und mithilfe des in ihren Muskeln gespeicherten Sauerstoffs etwa einen halben Tag lang hätten überleben können.

Was ist mit einem Sporttaucher, der mit einem Neoprenanzug und einer Pressluftflasche ausgerüstet ist? Wie lange könnte er in einem Tigerhai durchhalten? Die Website *Christiananwers.net* führt ein faszinierendes verdauungstechnisches Schlupfloch ins Feld, das, falls es denn stimmt, dem Taucher – und übrigens auch Jona – zugutegekommen wäre: »So lange das … verschluckte Tier noch am Leben ist, kann der Verdauungsprozess nicht beginnen.«

Dieses sich hartnäckig haltende Verdauungsammenmärchen geht auf den schottischen Anatomen John Hunter zurück, einen ansonsten renommierten Wissenschaftler, der im 18. Jahrhundert mehr oder weniger die moderne Chirurgie erfand. Bei den Hunderten von Sektionen, die Hunter im Laufe seiner Karriere vorgenommen hatte, war er auf etliche Leichen gestoßen, die mysteriöse Verletzungen an der Magenwand aufwiesen. Zunächst nahm er, was auch halbwegs logisch gewesen wäre, an, dass sie daran gestorben waren. Doch die Läsionen fanden sich selbst bei kräftigen jungen Männern, die durch Schlägereien umgekommen waren, darunter auch bei einem Mann, der gestorben war, nachdem ihm jemand mit einem Schürhaken eins übergebraten hatte. Auch in diesem Fall war der Magen des Mannes glatt durchgebrochen und die einzelnen Bestandteile seines Abendessens – Käse, Brot, kalter Braten und Ale – hatten sich, wie Hunter feststellte, in die Körperhöhle ergossen. Dieser Fall lehrt uns Verschiedenes: dass sich das in britischen Pubs servierte Essen in den letzten 200 Jahren kaum geändert hat und dass Kneipenbesitzer gut daran täten, das Kaminbesteck hinter der Theke aufzubewahren. Hunter hingegen lehrte es, dass die unerklärlichen

Verletzungen, die er beobachtet hatte, keine Erkrankungen, sondern Fälle von Selbstverdauung waren. Das Magengewebe, so vermerkte er, war auf die gleiche Weise zersetzt worden wie der verdaute kalte Braten. Mit anderen Worten, wenn man stirbt, beginnt der Magen, sich selbst zu verdauen.

Das warf die Frage auf, was den Magen davon abhält, dies zu tun, während man noch lebt. Hunters Erklärung – die wiederum Anlass gab für den auf Christiananswers.net verbreiteten Unfug – lautete, dass lebendes Gewebe eine Art schützendes Lebenskraftfeld ausstrahle. »Thiere …, mit Lebenskraft in den Magen genommen, werden nicht im mindesten von den Kräften des Eingeweides angegriffen …«, erklärte Hunter in einem Text von 1772. Das Gleiche gilt für verschluckte Menschen: »Wenn es möglich wäre, daß man z.B. eine menschliche Hand in den Magen eines lebenden Thieres bringen, und da eine beträchtliche Zeit erhalten könnte«, schrieb Hunter an anderer Stelle, »so würde man finden, daß die auflösenden Kräfte des Magens nicht auf sie wirken könnten.« Ein kleiner und nur vorübergehender Trost, so bleibt festzuhalten.

Der französische Physiologe Claude Bernard war mehr als skeptisch. Also brachte er diverse Tiere in einen Magen ein und erhielt sie dort eine beträchtliche Zeit lang. Man schrieb das Jahr 1855. Der Magen gehörte zu einem lebenden Hund, und war mit einer Fistelöffnung versehen worden, ähnlich der Öffnung, die es William Beaumont etliche Jahrzehnte (und Kapitel) vorher ermöglicht hatte, Alexis St. Martins Verdauungsaktivitäten unter die Lupe zu nehmen. Bernard band den Hund fest und führte anschließend durch die Fistel die Hinterbeine eines Froschs ein. Nach 45 Minuten waren die Froschbeine »großteils verdaut« – für einen Franzosen nichts Neues, außer dass der Frosch in diesem Fall noch gelebt hatte. Wie das Experiment zeige, so schloss Bernard, »stellt das Leben kein Hindernis für die Aktivität der Magensäfte dar«. Und Grausamkeit kein Hindernis für die Aktivitäten von Claude Bernard.*

Im Jahr 1863 weitete der englische Physiologe Frederick W. Pavy Bernards Untersuchungen auch auf Säugetiere aus. Passend zum Thema »Markttag in Frankreich« entschied er sich für ein Kaninchen, dessen Ohr er in den Magen eines ebenfalls fistulierten Hunds steckte, als dieser gerade sein Fressen verdaute. Vier Stunden später war ein Zentimeter der Spitze »fast vollständig verschwunden; es verblieb lediglich ein kleines Stück, das über einen schmalen Streifen mit dem restlichen Ohr verbunden war.« Erneut hatten die Verdauungsaktivitäten ohne Rücksicht auf das »Lebensprinzip« oder das Anstandsgefühl ihren Lauf genommen.

Hunter hatte also unrecht. Es gibt keine Lebenskraft, die ein Lebewesen vor den Auswirkungen der Magensekrete schützen würde. Doch aus welchem Grund verdaut sich ein Magen dann nicht selbst? Weshalb verdauen die Magensäfte problemlos Haggis oder Kutteln, nicht jedoch den Magen, der die Säure produziert?

Die Antwort auf diese Fragen ist etwas verzwickt. Ein Magen kann sich in der Tat selbst verdauen. Magensäure und Pepsin sind recht wirkungsvoll, wenn es darum geht, die Zellen der Magenschleimhaut, also der Schutzschicht des Magens, zu verdauen. Was zu Hunters Lebzeiten niemand

* Irgendwann im Laufe des Experiments oder möglicherweise während des darauffolgenden Versuchs, bei dem ein lebender Aal so weit in den Magen geschoben wurde, dass »nur noch der Kopf herausschaute«, oder auch während irgendeiner der Dutzenden anderer Vivisektionen kam Bernards Frau herein. Marie Françoise »Fanny« Bernard – deren Mitgift die Experimente finanziert hatte – war entsetzt. 1870 verließ sie ihren Mann und ließ ihn ihre eigene Form von Grausamkeit spüren. Sie gründete eine Antivisektionsgesellschaft. Go, Fanny, Go!

erkannte, war, dass das Organ rasch wieder aufbaut, was es zuvor zersetzt hat. Bei einem gesunden Erwachsenen erneuert sich die Magenschleimhaut alle drei Tage. (Und der Magen hat noch weitere clevere Tricks auf Lager: So werden beispielsweise die Bestandteile der Magensäure separat abgesondert, damit sie nicht die Zellen angreifen können, von denen sie produziert werden.) Die Mägen der von John Hunter sezierten Leichen waren deshalb so durchlöchert, weil sich die schleimproduzierende Maschinerie im Todesfall abschaltet. Wenn jemand während einer Mahlzeit stirbt – insbesondere in wärmeren Gefilden, wo das Wetter die fehlende Körperwärme wettmacht –, verrichten die Verdauungssäfte einfach weiter ihre Arbeit, obwohl die Schutzschicht der Magenschleimhaut nicht mehr erneuert wird.

Falls Sie unbedingt Zeit in einem Verdauungsorgan verbringen müssen, empfehle ich den Pinguinmagen. Pinguine können ihre Verdauung herunterfahren, indem sie die Temperatur innerhalb ihres Magens so weit senken, dass die Magensäfte nicht mehr aktiv sind. Der Magen wird auf diese Weise zu einer Art Kühlbox, in der sie die Fische, die sie für ihre Jungen gefangen haben, nach Hause bringen können. Die Jagdreviere der Pinguine können oft mehrere Tagesreisen von ihrem Nest entfernt sein. Ohne diesen praktischen Kühlmodus wären die verschluckten Fische vollkommen verdaut, bis die erwachsenen Tiere wieder an ihrem Nest ankommen – »als würde man einkaufen gehen und schon auf dem Nachhauseweg alles aufessen, was man gekauft hat«, wie es die Meeresbiologin Terrie Williams formulierte.

Ein Grund, weshalb sich die Idee des Lebensprinzips in John Hunters Kopf festsetzte, mag gewesen sein, dass sie eine medizinische Erklärung für im Magen lebende Schlangen bot.

Bereits in Babylon und im alten Ägypten hatten Menschen Ärzte aufgesucht und darüber geklagt, dass in ihrem Inneren Reptilien oder Amphibien lebten. Im späten 18. Jahrhundert nahm dieses Leiden erstaunliche Ausmaße an. »Daher finden wir«, schrieb Hunter in seinem 1772 erschienenen Artikel über das Lebensprinzip, »daß verschiedene Thiere nicht nur im Magen leben können, sondern daselbst sogar ausgebrütet und fortgepflanzt werden.«

Bis zum Ende des Jahrhunderts und vermutlich sogar darüber hinaus glaubten Biologen ersten Ranges – nicht nur Hunter, sondern beispielsweise auch Carl von Linné –, dass Frösche und Schlangen als Parasiten im menschlichen Körper überleben könnten und sich von den täglich verzehrten Speisen ernährten. Der Medizinhistoriker und Autor Jan Bondeson machte in medizinischen Fachzeitschriften aus dem 17., 18. und 19. Jahrhundert insgesamt etwa fünf Dutzend entsprechende Berichte ausfindig. 18 davon hatten Eidechsen oder Salamander zum Gegenstand; in 17 wurde behauptet, im Magen des Patienten befände sich eine Schlange, 15 gingen von Fröschen aus, 12 von Kröten.

Trotz der taxonomischen und geografischen Unterschiede, die diese Fälle auszeichnen, beruhen sie alle auf derselben Grundannahme: Der Patient, der von merkwürdigen Empfindungen oder Schmerzen im Unterleib gequält wird, erinnert sich plötzlich an einen Ausflug aufs Land. Als er damals spätabends nach Hause spazierte, so die typische Schilderung, machte er kurz Halt, um aus einem Teich – oder einem Sumpf, einem Bächlein oder einer Quelle – zu trinken. Da es dunkel war, konnte er nicht sehen, was er schluckte. Oder er war betrunken und es fiel ihm nicht auf. Manchmal glaubte er, Eier oder Laich verschluckt zu haben, ein andermal das eigentliche Tier. In einigen Fällen hatte sich die Person auch zum

Schlafen hingelegt oder das Bewusstsein verloren, woraufhin eine längliche, kaltblütige Kreatur durch ihre Speiseröhre in den Darm geglitten war.

Diese Wahnvorstellung wird in den Augen des Patienten dadurch erhärtet, dass er kurz darauf im Nachttopf ein Tier erspäht. »Beim Stuhlgang verspürte sie ungewöhnliche Schmerzen im Rektum und anschließend glaubte sie, gesehen zu haben, wie sich im Topf etwas bewegt«, heißt es in einer typischen Fallstudie von 1813. Oft war den Patienten zuvor ein Abführmittel verabreicht worden, um ihre Symptome zu lindern. So auch in der folgenden Fallstudie über eine im Magen lebende Nacktschnecke aus dem Jahre 1865: »Dem Patienten war per anum eine Injektion verabreicht worden … und unmittelbar danach bemerkte er, dass sich unter seinem Gewand etwas bewegte.«

Der wahrscheinlichere Gang der Ereignisse ist natürlich, dass sich das Tier schon die ganze Zeit über unbemerkt im Nachttopf oder im Bett befunden hatte und dass die Verfasser jener wissenschaftlichen Artikel entweder denkfaul oder, was ebenso wahrscheinlich ist, gerissene Karriereopportunisten waren. Fälle wie die hier beschriebenen galten als medizinisches Kuriosum und wurden deshalb von medizinischen Fachzeitschriften und Zeitungen begierig aufgegriffen, wodurch der Name des Arztes Bekanntheit erlangte und sich sein Ansehen erhöhte.

Allerdings waren einige Einzelheiten auch wie geschaffen, um die Behauptungen glaubwürdig erscheinen zu lassen. Genauso wie die zeitgenössischen Großstadtlegenden hielten sich auch die Geschichten von im Magen lebenden Fröschen und von Schlangen im Busen, weil sie sich intuitiv wahr anfühlten. Kaum jemand würde eine Geschichte über einen Mann glauben, in dessen Verdauungstrakt ein Säugetier lebt –

obwohl Bondeson auch ein Beispiel einer im Magen lebenden Maus zutage förderte –, aber ein den Bauch bewohnender Frosch ist biologisch betrachtet durchaus plausibel. Professionelle Regurgitatoren, die auf Jahrmärkten oder im Zirkus auftraten, arbeiteten mit Fröschen, da diese über die Haut Sauerstoff aus dem Wasser aufnehmen können. Man kann also einen Frosch in einem großen Glas Wasser verschlucken und er wird überleben – zumindest bis zum Ende der Show.

Wechselwarme Tiere haben generell geringere Stoffwechselanforderungen, da sie keine über die Nahrung aufgenommene Energie verbrauchen, um sich aufzuwärmen. Manche Froscharten fahren ihren Stoffwechsel im Winter fast völlig herunter. »Es würde mich nicht überraschen, wenn Fischer im Winter beim Ausnehmen von Barschen lebende Frösche finden würden«, sagte mir der Wildtierbiologe Tom Pitchford. Doch in einem menschlichen Bauch ist es nicht kalt. Es ist tropisch. Um 1850 wollte der deutsche Physiologe und Zoologe Arnold Adolph Berthold dem Frosch-im-Bauch-Irrsinn ein Ende bereiten und legte zu diesem Zweck verschiedene Arten von nordeuropäischen Fröschen und Eidechsen in Wasser, das Körpertemperatur hatte. Die erwachsenen Tiere starben und der Laich der Tiere verfaulte.

Dass Schlangen die Liste anführen, ist nicht verwunderlich. Als Kaltblüter sind sie generell hart im Nehmen, und sie scheinen darüber hinaus ein spezielles Talent für das Überleben in einem Magen-Darm-Trakt zu haben. Phillip Clapham, der Walforscher, dem ich zu Beginn dieses Kapitels auf den Geist gegangen bin, erzählte mir die Geschichte von Gracie, einer Dobermannmischlingsdame, die einmal während einer Dinnerparty eine 60 Zentimeter lange Strumpfbandnatter auf den Fußboden des Clapham'schen Wohnzimmers erbrach. Seine damalige Frau habe die Schlange in der Annahme, sie sei tot, mit einem Berg von Papiertüchern aufgehoben und sie dann vor Schreck fast wieder fallengelassen, als sie ihre kleine gespaltene Zunge herausstreckte. Clapham betonte, dass Gracie davor mindestens zwei Stunden lang nicht mehr draußen gewesen war. »Das Viech war also schon eine ganze Weile lang da drin.«

Der Schlangenverdauungsexperte Stephen Secor von der University of Alabama beobachtete einmal, wie eine Königsnatter wieder zu Bewusstsein kam, nachdem sie sich zwischen 10 und 25 Minuten in einer anderen Königsnatter befunden hatte. Er hatte die beiden in dasselbe Terrarium gesperrt, ohne zu ahnen, dass die eine Schlange die andere als ihr Abendessen ansehen würde. Secor verließ den Raum und als er zurückkam, war das Abendessen schon »drin«. Er zog sie auseinander und war erleichtert und überrascht, als er feststellte, dass das Abendessen immer noch einen Herzschlag hatte.

Nichtsdestotrotz muss man unterscheiden zwischen einem kurzen Aufenthalt und einer dauerhaften Einwanderung. Seriösere Ärzte erkannten schon damals, was hinter im Magen lebenden Schlangen steckte: Wahnvorstellungen, ausgelöst durch Magenbeschwerden. Die zugrunde liegende Erkrankung war üblicherweise unspektakulär: ein Magengeschwür, Laktoseintoleranz, Trunksucht, Blähungen. Oft war die Ursache bereits zu erahnen, wenn die Patienten die Angewohnheiten ihrer Untermieter beschrieben. Andrews Schlange beispielsweise machte immer dann Theater, wenn er Alkohol oder Milch trank. »Sie erlaubt mir nie, Whiskey zu trinken«, zitiert ihn sein Arzt Alfred Stengel in dem 1903 veröffentlichten Artikel »Sensations Interpreted as Live Animals in the Stomach«. »Das kann sie auf den Tod nicht ausstehen.« Die Schlange im Magen einer Frau aus Castleton im US-Bundesstaat Vermont war immer dann am aktivsten, wenn die Frau »ausgiebig der

Völlerei gefrönt und dabei fettiges Essen zu sich genommen hatte«.

Bisweilen war sogar auch alles in Ordnung, und was die Patienten als vermeintliche Beschwerden ansahen, war lediglich das normale Knurren und Gluckern – der Borborygmus – des Darms. Der Chirurg Frederick Treves beschrieb Ende des 19. Jahrhunderts fünf Fälle von Patienten, die über schlängelnde Bewegungen beziehungsweise über lebende Schlangen in ihrem Körper klagten. Nachdem er sie operiert hatte und nichts als die normalen Bewegungen eines gesunden Verdauungstrakts vorfand, prägte er den Begriff »Darmneurose«, der auch heute noch existiert – wenn auch abzüglich der Schlangen.

Ein Gastroenterologe erzählte mir von einem bedauernswerten Menschen, der sämtliche Kliniken in Nordamerika abklapperte, welche sich auf die Behandlung von Störungen der Darmmotilität spezialisiert hatten. Mit dabei hatte er ein Video von sich selbst in Unterwäsche und mit Penny-Stapeln auf dem Bauch, um zu demonstrieren, welche beunruhigenden Bewegungen seine (völlig gesunden) Eingeweide vollführten.

Mitunter war es Patienten sogar gelungen, den angeblichen Plagegeist einzufangen und in die Sprechstunde mitzubringen. Während etliche Ärzte die Tiere behielten, um sie in Kuriositätenkabinetten auszustellen – oder gelegentlich sogar als Haustier zu halten –, sahen die etwas wissenschaftlicher veranlagten Mediziner darin eine willkommene Gelegenheit für eine forensische Tatsachenüberprüfung. Jan Bondeson schildert einen berühmten Fall eines Zwölfjährigen aus dem 17. Jahrhundert, der über Bauchkrämpfe klagte und innerhalb eines nicht näher spezifizierten Zeitraums angeblich einundzwanzig Molche, vier Frösche und »mehrere Kröten« erbrach. Einer der Ärzte, die den Jungen behandelten, hatte daraufhin die glänzende Idee, einmal die Mägen der Amphibien zu sezieren. Falls die Geschichte stimmte, müsste die in den winzigen Mägen der Tiere gefundene Nahrung ihrem Lebensraum im Magen-Darm-Trakt entsprechen. Stattdessen fanden sich darin halb verdaute Insekten. Im Jahr 1850 wandte sich Arnold Adolph Berthold, richtig, der Wissenschaftler mit dem verfaulten Froschlaich, an Direktoren deutscher Medizinmuseen, in deren Sammlungen sich Reptilien und Amphibien befanden, die angeblich nach jahrelangem Aufenthalt im Verdauungstrakt eines Menschen ausgespuckt oder ausgeschieden worden waren. Auch in diesem Fall stellte man, nachdem man die Mägen der Präparate geöffnet hatte, fest, dass viele von ihnen Insekten in verschiedenen Stadien der Auflösung enthielten.

»Es ist ein merkwürdiges psychologisches Phänomen, mitzuerleben, mit welch fester Überzeugung … und mit welch außerordentlichem Detailreichtum intelligente Personen bisweilen derartige Geschichten vortragen«, schrieb J. C. Dalton, ein Professor für Physiologie am College of Physicians and Surgeons in New York, der mithilfe von Experimenten das Hirngespinst von lebenden Tieren im Bauch als falsch entlarven wollte. »Wenn die Schilderungen uns von Dritten zugetragen werden, können wir dem natürlichen Wachstum der Wunder, das erfolgt, wenn Geschichten von Mund zu Mund wandern, mit Nachsicht begegnen. Doch selbst wenn die geschilderten Tatsachen vom Erzähler selbst beobachtet wurden, ist die Diskrepanz zwischen seinen Überzeugungen und der Wahrheit bisweilen beträchtlich.«

Weise Worte, die auch heute noch Gültigkeit haben dürften. Wir schreiben das Jahr 2011, während ich diese Zeilen zu Papier bringe, und die Geschichte besteht noch immer fort. Nur dass die Eidechsen und Frösche ins Abseits geraten sind.

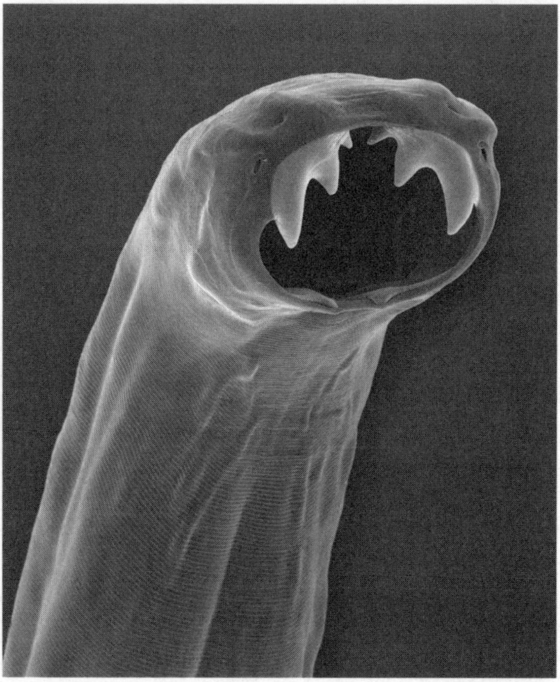

9 Die Rache des Abendessens

Kann sich einmal Gefressenes wieder herausfressen?

Den Mehlkäfer, klein und unscheinbar mit seinem dezenten mattschwarzen Panzer, kennt man eher in seiner heranwachsenden Gestalt, dem Mehlwurm. Mehlwürmer und ihre Cousins, die Larven des Großen Schwarzkäfers, auch Superwürmer genannt, werden gerne als Lebendfutter an Reptilien und Amphibien verfüttert, die keine toten Beutetiere fressen. Bereits seit vielen Jahren kursiert diesbezüglich in der Terra-Szene (sprich unter eingefleischten Terrarianern) ein beunruhigendes Gerücht, wie folgender Beitrag beweist, der von Fishguy2727 im Forum *Aquaticcommunity.com* gepostet wurde: »Ich habe mich mit mehreren Leuten unterhalten, die aus erster Hand und mit eigenen Augen gesehen haben, wie das Tier einen Mehlwurm gefressen hat... und dann hat sich der Mehlwurm zehn bis zwanzig Sekunden später aus dem Bauch des Tiers herausgefressen.«

Ich hörte von diesem Phänomen aus zweiter Hand, und zwar von dem Wildtierbiologen Tom Pitchford. Auf den Mehlwurm kam ich, als ich von Tom wissen wollte, ob ihm irgendein nicht parasitäres Lebewesen bekannt sei, das längere Zeit in einem Magen überleben könne. Ihm war zu Ohren gekommen, dass in manchen Online-Foren für Terrarienfreunde empfohlen wird, Mehlwürmern vor dem Verfüttern den Kopf zu zerdrücken. »Während das Insekt dann mit dem Tod ringt, kommt die Eidechse angerannt und frisst es.«

Mehlwurmzüchter können darüber nur den Kopf schütteln. »Das ist definitiv ein Ammenmärchen«, verkündet die Website Wormman.com. Der Besitzer der Bassetts Cricket Ranch, die nicht nur Grillen, sondern auch Mehlwürmer züchtet, erklärte mir, dass schon ein Scheibchen Karotte für einen Mehlwurm ein zweitägiges Projekt darstelle. »Sie können sich nicht herausfressen«, meinte er. (Obwohl sich offensichtlich genug Leute darüber Sorgen machen, dass sich schon ein eigenes Verb dafür herausgebildet hat.) Doch Mehlwurmverkäufer sind natürlich nicht neutral, was das Thema angeht. Was sagen Reptilien- und Amphibienhändler dazu? Carlo Haslam, der Geschäftsführer des Reptilien- und Amphibienfachgeschäfts East Bay Vivarium bei mir um die Ecke, betonte, dass er dieses Phänomen in den 40 Jahren, in denen er bereits in dieser Branche tätig sei, weder selbst beobachtet noch von Kunden darüber gehört habe. Er wies mich darauf hin, dass Eidechsen ihr Fressen kauen, bevor sie es hinunterschlucken. Frösche zwar nicht, Eidechsen aber schon. Und die meisten Geschichten handeln ja von Eidechsen. Fishguy2727 lässt sich davon nicht trösten. »Nur weil es 1000 Leute gibt, denen das noch nie passiert ist, heißt das nicht, dass es unmöglich ist. So was kann definitiv passieren!«

Wie so häufig, wenn es um Geschichten mit eher zweifelhaftem Wahrheitsgehalt geht, ist es leicht, jemanden zu finden, der jemanden kennt, der derartiges erlebt hat. Weniger einfach ist es hingegen, einen tatsächlichen Augenzeugen ausfindig zu machen. Einer, der behauptet, einen solchen Vorfall beobachtet zu haben, ist John Gray, ein Tierpfleger am Tracy Laboratory der University of Nevada in Reno. Sein Chef, Richard Tracy, ist ein auf physiologische Ökologie spezialisierter Wissenschaftler. Er sagt voraus, in welchen Regionen Tiere zukünftig besonders stark vom Aussterben bedroht sein werden. Sein Schwerpunkt liegt auf Reptilien und Amphibien. Achtzehn Eidechsen, vierzig Kröten und fünfzig Frösche befinden sich in John Grays Obhut, doch den Vorfall hat er nicht bei seinen Schützlingen, sondern bei einem Zaunleguan beobachtet, den er als Zwölfjähriger im Garten eingefangen hatte. Er weiß noch genau, wie er seinem neuen Haustier abends einen Superwurm vorsetzte. Als er am nächsten Morgen nach dem Leguan sehen wollte, war dieser tot und »aus seiner Seite hing der Superwurm heraus«.

Tracy ist skeptisch. Seiner Theorie zufolge hat sich die Geschichte erstmals 1979 mit dem Kinofilm *Alien* im öffentlichen Bewusstsein festgesetzt. Der titelgebende Charakter wächst darin im Körper eines Besatzungsmitglieds heran und bricht schließlich während eines geselligen Beisammenseins aus der Brust des Mannes heraus. Tracy traut Grays Erinnerungsvermögen nicht. Wer kann sich schon zuverlässig und präzise an die Einzelheiten eines Ereignisses erinnern, das 30 Jahre zurückliegt? Zu den natürlichen Verhaltensweisen des Mehlwurms gehört es, unter Gegenstände zu kriechen. »Mehlwürmer mögen es, wenn es dunkel ist und ihr Körper ein Objekt berührt«, erfährt man auf dem Informationsblatt über Mehlkäfer beziehungsweise Mehlwürmer der University of Arizona unter der Überschrift »Interessante Verhaltensweisen«. Mit keiner Silbe erwähnen die Autoren des Informationsblatts, dass sich Mehlwürmer durch Mägen hindurchfressen können – und das müsste doch wirklich unter interessante Verhaltensweise fallen. Genau wie mit den im Magen lebenden Schnecken und Schlangen, die man dereinst nach der Verabreichung eines Abführmittels zu sehen glaubte, ist die wahrscheinlichere Erklärung auch in diesem Fall, dass sich der Wurm bereits am Tatort befand, sich verstecken wollte und nur durch Zufall zum Hauptverdächtigen wurde.

Allerdings geht es Tracy nicht anders als den meisten Menschen, die mit in Gefangenschaft lebenden Reptilien und

Amphibien arbeiten; auch ihm fällt es schwer, die Geschichten einfach abzutun. Daher tut er etwas, das Experimentalbiologen in solchen Situationen immer tun: Er führt ein Experiment durch.

Zunächst einmal hat sich Professor Tracy ein Endoskop geliehen. Es ist dünner als die meisten Endoskope, da es speziell für die Untersuchung von Harnröhren entwickelt wurde. Tracy verfügt über keinerlei finanzielle Mittel für dieses Experiment, ihn treibt lediglich sein Forschungsenthusiasmus an. Er telefoniert mit Kollegen und Bekannten und erzählt ihnen von seinem Vorhaben. Glücklicherweise lassen sie sich begeistern und bieten ihm Hilfe an. Walt Mandeville, der Tierarzt der Universität, wird die Betäubungen vornehmen und Tracys Doktorand, Lee Lemenager, wird das Endoskop bedienen.

»Und das sind Frank und Terry von OMED«, erklärt Tracy, als zwei weitere Männer im Labor auftauchen. Die Firma OMED aus Nevada verkauft gebrauchte medizinische Geräte. »Sie haben uns eine 10000 Dollar teure Videoausrüstung geliehen, die 40 Jahre alt und vermutlich wertlos ist. Herzlich Willkommen!« Tracy ist einer jener äußerst sympathischen Professoren, mit denen die Studenten noch viele Jahre nach Abschluss ihres Studiums in Kontakt bleiben. Die hintere Wand des Labors von Tracy ist übersät mit Porträtfotos ehemaliger Doktoranden. Sein weißes Haar verrät, dass er kurz vor der Emeritierung steht, doch man kann ihn sich nur schwer beim Golfen oder tagsüber zu Hause vor dem Fernseher vorstellen.

Tracy hält jetzt einen Nordamerikanischen Ochsenfrosch fest, während Lee das Endoskop langsam in dessen Maul einführt und dann in Richtung Magen vorschiebt. Unser Ziel ist es, einen Superwurm zu beobachten, den der Frosch vor weniger als zwei Minuten heruntergeschluckt hat. Das Endoskop, ein biegsamer, an einem Ende mit einer winzigen Kamera und einer Lichtquelle versehener Glasfaserschlauch, ist an einen Videomonitor angeschlossen, sodass alle zusehen können, was im Magen vor sich geht. Der Frosch ist betäubt, aber wach. Er leuchtet wie eine dekorative Tischlampe, eine von der Art, die Stimmung schafft, deren schummriges Licht aber nicht zum Lesen reicht. Das Bild auf dem Monitor ist komplett rosa: die Innenansicht eines gut ausgeleuchteten Froschmagens.

Und dann wird es plötzlich braun. »Da ist er!« Lee stellt scharf auf verräterische dunkelbraune, hellbraune und schwarze Ringe. Der Superwurm bewegt sich nicht. Um herauszufinden, ob er noch lebt, führt Walt, der Tierarzt, eine Biopsiezange durch das behelfsmäßige Spekulum ein, das Lee zu Beginn des Experiments durch die Speiseröhre des Froschs geschoben hatte. Mithilfe der am Kopf der Zange befindlichen Backen kneift er sanft in den Mittelteil der Larve. Sie windet sich, und wir rufen spontan im Chor: »Sie lebt!«

»Kaut sie auch?«, fragt jemand, und wie auf Knopfdruck gehen wir alle mit dem Kopf näher an den Monitor. »Das ist der Schwanz«, erklärt Walt. Er hat eine sehr gute Beobachtungsgabe, geschärft durch seine langjährige Tätigkeit als Geflügelkontrolleur (»4,8 Sekunden pro Vogel«).

Lee zieht am Endoskop und bewegt es hinüber zum anderen Ende. Die Fresswerkzeuge der Larve regen sich nicht. Nichts rührt sich. Walt erzählt uns von einem Phänomen, das er den »Deckeneffekt« nennt. Um ein unruhiges Pferd zu beruhigen, kann ein Tierarzt es vor der Behandlung in eine schmale, mit Schaumstoffchips ausgekleidete Box führen, wodurch ein sanfter Druck auf die Flanken des Tiers ausgeübt wird. Das gleiche Prinzip kommt zum Einsatz, wenn man Säuglinge puckt, einen verzweifelten Freund umarmt oder einen Hund, der Angst vor Donner hat, in ein elastisches Thundershirt steckt (erhältlich in den Farben Rosa, Marineblau und Anthrazit). Zum Glück für den Frosch scheinen seine Magenwände auf Superwürmer wie ein Thundershirt zu wirken.

Bevor der Superwurm dem Frosch vorgesetzt wurde, hatte Lee einen Faden um sein Mittelteil gewickelt und mit chirurgischem Kleber befestigt, um ihn anschließend wieder herausholen zu können. Der Zeitpunkt ist nun gekommen. Der Frosch scheint sein Mittagessen recht gelassen wieder herauszurücken, die Larve landet in einer Petrischale und darf sich kurz erholen. Dann holt John Gray einen Leguan und setzt ihm die Larve in den Rachen. Das Ergebnis ist dasselbe. Die Larve hört ziemlich schnell auf, sich zu bewegen, stirbt jedoch nicht.

Eins haben diese Experimente deutlich gezeigt: Mehlwürmer kümmert es wenig, wenn sie in Berührung mit Magensäure – sprich Salzsäure – kommen. Viele Menschen stellen sich unter Salzsäure mehr oder weniger dasselbe vor wie unter Schwefelsäure, der Säure, die in Batterien und Abflussreinigern enthalten ist und die hasserfüllte Männer verwenden, um das Gesicht einer Frau zu verunstalten. Schwefel verbindet sich bereitwillig mit Proteinen und ändert dabei radikal deren Struktur. Wenn es sich bei dieser Struktur um Ihre Haut handelt, werden Sie aus dieser Verbindung katastrophal verändert hervorgehen. Salzsäure ist da weniger ätzend.

Meine diesbezügliche Verwirrung lässt sich zurückführen auf den Kinofilm *Anaconda*, und dabei insbesondere auf die Szene, in der die Riesenschlange aus dem Wasser auftaucht und die von Jon Voight gespielte Figur ausspuckt. Das Gesicht des Schauspielers ist zerschmolzen wie Wachs.

Vor einiger Zeit besuchte ich das Labor meines Lieblingsexperten für Schlangenverdauung, Stephen Secor, der bei *Anaconda* als technischer Berater mitgewirkt hat. Ich erklärte ihm, dass ich gerne einmal erleben wolle, wie sich Magensäure anfühlt, um einen Eindruck davon zu bekommen, was es heißt, wenn man bei lebendigem Leib verschluckt wird. Erst musste ich ihm versprechen, seiner Frau nichts davon zu erzählen, die für die Überwachung der Sicherheitsprotokolle in den Universitätslaboren zuständig ist, dann nahm er aus einem Regal ein Fläschchen mit Salzsäure heraus und tupfte mir einen Klecks – 5 Mikroliter – auf das Handgelenk. Ich stellte mich darauf ein, dass es gleich brennen würde. Doch erst nach Ablauf einer vollen Minute begann ich überhaupt etwas zu spüren und dann juckte es lediglich ganz leicht. Secor tupfte einen weiteren Tropfen darauf. Nach drei Minuten wurde aus dem Jucken eine leichte Reizung, die 20 Minuten lang mehr oder weniger konstant anhielt und dann abklang. Spuren blieben nicht zurück.

Doch ein Magen sondert mehr als bloß einen Tropfen Salzsäure ab. Vor allem sondert er permanent Salzsäure ab, um auf diese Weise den pH-Wert zu korrigieren, der dadurch schwankt, dass die Nahrung, die gerade verdaut wird, die Säure abpuffert. Ich schätze, dass die Situation innerhalb eines aktiv absondernden Magens irgendwo zwischen dem anzusiedeln ist, was auf meinem Handgelenk geschah, und dem, was mit einem japanischen Fabrikarbeiter passierte, der in einen 2 Meter hohen Salzsäuretank gefallen war. Dem Unfallbericht zufolge verfärbte sich seine Haut braun und im empfindlichen Gewebe der Lunge und der Verdauungsorgane kam es zu einer »trockenen Koagulationsnekrose«. Durch Verbrennungen – egal ob sie durch die Einwirkung von Säure oder extreme Hitze entstehen – denaturieren Proteine, das heißt, sie verändern ihre Struktur. Durch Denaturierung wird ein kochendes Ei hart, Milch gerinnt und die Haut von Verbrennungsopfern verformt sich. Innerhalb eines Magens denaturiert die Salzsäure essbare Proteine, damit die Verdauungsenzyme diese leichter aufspalten können.

Die Auswirkungen von Magensäure sind tückisch, aber keineswegs unmittelbar zu spüren, insbesondere wenn das gefressene Wesen wie im Falle einer Großen Schwarzkäferlarve durch ein Außenskelett geschützt ist. Angeblich rappelten sich Krebse, die nach drei Stunden im Magen einer asiatischen krebsfressenden Krebstrugnatter ausgespuckt wurden, wieder auf und rannten davon. Und hierfür habe ich sogar einen Augenzeugen: der Biologe Bruce Jayne von der University of Cincinnati hatte die Bäuche der Schlangen »sanft massiert«, um sie dazu zu bringen, die gefressenen Beutetiere wieder herauszugeben, damit er sie für seine Forschung nachzählen konnte. Man kann sie nämlich nicht einfach darum bitten.

Wenn jedoch Bruce Jayne nicht gerade den Bauch massiert, Lee Lemenager nicht am chirurgischen Faden zieht oder Gott den Wal nicht zum Würgen bringt, scheint es unmöglich zu sein, wieder nach draußen zu gelangen.

Die einzige Ausnahme bilden Parasiten. »Parasiten bohren sich überall durch«, erklärt Professor Tracy. Manche sind mit einem Bohrzahn ausgestattet, der wie eine an der Oberseite des Kopfes eingebaute Bohrspitze funktioniert. »Das haben sie im Laufe der Evolution gelernt. Aber hier handelt es sich verdammt noch mal um Mehlwürmer.« Die Larven graben, aber sie bohren nicht. »Woher um alles in der Welt sollten sie auf einmal wissen, wie sie sich herausgraben können?« Walt, der Tierarzt, stimmt zu und hat auch gleich eine passende Geschichte auf Lager. Sie handelt vom Riesennierenwurm, einem Parasiten, der sich erst durch das gesamte Organ bohrt und dann den Körper durch die Harnröhre verlässt. Er deutet mit dem Ellbogen in Richtung des Endoskops. »Mit diesem Gerät hier könnten Sie ihn kommen sehen.«

Wenn nun aber der Magen eine Schwachstelle aufweist? Wäre es unter diesen Umständen möglich, zu entkommen, indem man ihn mit einer kräftigen Drehbewegung aufreißt? Genau das scheint auf einem Foto passiert zu sein, das sich im Jahr 2005 wie ein Lauffeuer im Internet verbreitete. Auf dem Bild ist eine tote Python in einem Sumpf in Florida zu sehen, aus der seitlich der Schwanz und die Hinterbeine eines Alligators herausragen.

»Ja, das dachten damals alle: dass der Alligator sich nach draußen getreten hat«, erklärte mir Stephen Secor. Secor war von einem TV-Produktionsteam des National Geographic Channel an den Schauplatz des Geschehens geflogen worden. Dort sollte er im Rahmen einer einstündigen Sondersendung, die anlässlich der schimärischen Überreste gedreht wurde, als Experte vor die Kameras treten. Bereits vor seiner Ankunft wusste Secor, dass das Szenario des »Abendessens, das sich mittels Fußtritten seinen Weg in die Freiheit bahnt« extrem unrealistisch war. Pythons töten ihre Beute, bevor sie sie auffressen.* »Und ist ein Viech erst mal drin, kann es sich unmöglich mehr bewegen.«

* *Wie* sie das anstellen, ist nach wie vor umstritten. Ich hatte gehört, dass Pythons ihre Beute ersticken, indem sie sich beim Ausatmen um sie zusammenziehen und so verhindern, dass sie weiter einatmen kann. Secor verneint dies; dafür verlören die Beutetiere zu schnell das Bewusstsein. »Würde Ihre Erklärung stimmen, dann würde im Körper der Beute immer noch mit Sauerstoff angereichertes Blut zirkulieren, so, als hätte das Tier lediglich die Luft angehalten.« Er hält es für wahrscheinlicher, dass durch das Einschnüren der Blutstrom zum Gehirn unterbrochen wird, dass es sich also eher um eine Strangulation handelt. An der UCLA war geplant, ein diesbezügliches Experiment durchzuführen, doch der Tierschutzbeauftragte der Universität schob dem einen Riegel vor. Secor hätte sich sogar selbst als Versuchsperson angeboten. »Jeder träumt doch davon, unter kontrollierten Bedingungen von einer Riesenschlange zusammengeschnürt zu werden und zu sehen, was dann passiert. Könnte man dann zum Beispiel noch einatmen?« Gut möglich, dass Stephen Secor ein bisschen durchgeknallt ist. Aber auf liebenswürdige Weise.

Es gab tatsächlich eine Schwachstelle. Secor zeigte auf die ausgedruckte Fotografie, die ich mitgebracht hatte, als ich ihn Ende 2010 in seinem Labor besuchte. Wenn man genau hinguckt, kann man auf der Außenseite der Python auf etwa zwei Drittel der Länge eine Stelle mit schwarzem (toten) Gewebe sehen – eine schlecht verheilte Wunde von einem früheren Zwischenfall. Das Aufreißen dieser Wunde wurde Secor zufolge von einem anderen Alligator verursacht, den wir hier der Einfachheit halber Alligator B nennen wollen. Alligator B griff die Python an, während diese gerade Alligator A verdaute. Die Python riss an der Stelle, wo sich die schlecht verheilte Wunde befand, auf und Alligator A ploppte heraus. Letzten Endes war es also kein Fall von »Die Rache von innen – das Abendessen schlägt zurück«, sondern bloß das übliche Fressen und Gefressenwerden, wie es sich in den Everglades jeden Tag abspielt.

Die zweite Theorie, die Stephen Secor in der National-Geographic-Sendung widerlegte, lautete, dass die Alligatorenmahlzeit schlicht und einfach zu üppig ausgefallen und die Python deshalb geplatzt sei. »Das da«, betonte er, während er auf die Essensportion auf dem berühmten Foto zeigte, »ist noch gar nichts«. Pythons sind in der Lage, Beutetiere in sich aufzunehmen, die um ein Vielfaches breiter und massiger sind als sie selbst. Ihre Speiseröhre ist eine dünne, rosafarbene, extrem dehnbare Membran, sozusagen ein biologischer Kaugummi. Secor ging hinüber zu seinem Computer und rief ein Bild von einer Python auf, die den Kopf, den Hals und die Schultern eines ausgewachsenen Kängurus verschlungen hatte, gefolgt von der Aufnahme einer Python und einer bereits zu drei Vierteln hinuntergeschlungenen Gazelle. Pythons benutzen ihre muskulösen Körperschlingen, um ihre Beute auseinanderzuziehen, wie Karamell bei der Herstellung von Bonbons. Dadurch wird sie schmaler und kann leichter verschlungen werden. Außerdem schlucken sie, anders als wir, nicht in Form einer einzigen peristaltischen Welle beziehungsweise Muskelkontraktion, sondern lassen ihren Kiefer Zentimeter für Zentimeter über ihre Beute »wandern«, wie US-Marines, die auf dem Bauch liegen und mithilfe ihrer Ellbogen, links, rechts, links, rechts, langsam vorwärtsrobben.

Secor konnte die Zerplatzter-Magen-Theorie noch aus einem zweiten Grund verwerfen: Er weiß genau, wie viel Druck dafür nötig wäre. »Wir haben bei einer toten Python die Kloake zugeklebt und einen Druckluftschlauch in die Speiseröhre geschoben.« Secor hatte, vermutlich genau wie Sie in diesem Moment, schließlich »die Nase voll davon, ständig von irgendwelchen geplatzten Pythons zu hören«.

Biologen haben einen speziellen Begriff für dehnbare, aufnahmefähige Verdauungsapparate: »compliant«. (Die »Compliance« ist in der Physiologie das Maß für die Dehnbarkeit von Körperstrukturen, A. d. Ü.) Soso, Sie haben also vor, einen Steinbock zu verdrücken? Kein Problem, das kriegen wir hin. Ein dehnbarer Magen ist gleichsam eine physiologische Speisekammer, ein Lagerraum für die Nahrung, von der sich ein Tier tage- oder wochenlang ernährt, wenn es keine Beute findet oder gerade nicht jagt, weil es nicht in Form ist. Dieser Magen kennt nur Überfluss oder Mangel, alles oder nichts. »Raubtiere haben außerordentlich dehnbare Mägen«, erklärt David Metz, ein Gastroenterologe von der Universitätsklinik der University of Pennsylvania, der Untersuchungen an Menschen durchgeführt hat, die regelmäßig an Esswettkämpfen teilnehmen. »Denken Sie nur an Löwen, deren Magen ein Fassungsvermögen von 20 Litern hat. Nach einem großen Festessen liegen sie die nächsten paar Tage in der Sonne und verdauen alles in Ruhe.« Steht man an der Spitze der Nahrungskette, kann man entspannt faulenzen, ohne sich darüber Sorgen machen zu müssen, dass einen ein größeres und stärkeres Tier plötzlich angreift und auffrisst. Bis auf den Menschen hat der Löwe keine natürlichen Feinde.

Landwirtschaftlich vorgebildete Leser sind vermutlich wenig beeindruckt von dem 20-Liter-Volumen des Löwentanks. Allein der Pansen – die größte der vier Magenkammern einer Kuh – besitzt bereits das Fassungsvermögen einer 100-Liter-Mülltonne. Doch aus welchem Grund? Um an Nahrung zu kommen, braucht ein Wiederkäuer lediglich den Kopf zu senken und zu grasen. Wenn der Boden vom Huf bis zum Horizont mit Nahrung bedeckt ist, muss man doch eigentlich keine Angst haben, nicht satt zu werden. Weshalb also diese exorbitante Nahrungsaufnahme? Die Erklärung hierfür liegt im relativ geringen Nährwert der Wiederkäuerkost. Nicht nur die Größe eines Kuhpansens weist Ähnlichkeiten mit einem Abfalleimer auf, sondern auch dessen Inhalt.

Der erste Ort, den ich im Rahmen meiner Recherchen für dieses Buch aufsuchte, war die University of California in Davis, wo der Spezialist für Tierernährung, Professor Ed DePeters, und seine Kollegen Nebenprodukte organischer Abfälle daraufhin testen, ob sie sich als Viehfutter eignen. Mithilfe einer fistulierten Kuh hat DePeters bereits die Verdaulichkeit von Mandelschalen, Granatapfelresten, Zitronenfruchtfleisch, Tomatensamen und Baumwollsamenschalen untersucht. Er ist ein moderner William Beaumont, der Netzbeutel mit experimentellem Futter in den Pansen steckt und diese dann in regelmäßigen Abständen wieder herauszieht, um zu sehen, was davon übrig geblieben ist. An dem Tag, an dem ich ihn besuchte, waren er und sein Team gerade dabei, Backpflaumenkerne aus der nahe gelegenen Stadt Yuba City zu testen, der »Welthauptstadt der Backpflaume«.

Dank der zahlreichen und vielfältigen Bakterien in ihrem Pansen sind Kühe in der Lage, Energie aus Dingen zu ziehen, die ein menschlicher Körper unverdaut wieder ausscheiden würde. Backpflaumenkerne zum Beispiel haben eine harte Schale, die keinerlei Nährwert besitzt; der darin enthaltene Keim jedoch liefert sowohl Eiweiß als auch Fett. Die im Pansen lebenden Bakterien können die Schale aufspalten und die darin enthaltenen Nährstoffe freisetzen, auch wenn dieser Prozess mehrere Tage dauert. DePeters zeigte mir einen der von ihm verwendeten Netzbeutel. »Manchmal stecke ich eine Zwischenprüfung hinein«, erklärte er. Kühe können keinen Zellstoff verdauen. »Dann sage ich meinen Studenten: ›Der Lernstoff war für euch anscheinend genauso schwer zu verdauen wie für die Kuh.‹«

»Wir haben auch schon Lappen aus einer Fabrik in Petaluma ausprobiert, die Baumwollhandtücher herstellt. Die ganzen kurzen Baumwollfasern, die nicht in die Handtücher kommen, können im Prinzip verfüttert werden. Die Kühe können sie zersetzen und Energie daraus gewinnen. Es dauert bloß etwas länger.« Genau wie bei Heu und Gras braucht es auch im Fall von Geschirrhandtüchern eine ordentliche Portion, damit eine Kuh ihren empfohlenen Tagesbedarf decken kann – daher auch das enorme Fassungsvermögen des Pansens. DePeters vermutet, dass es noch einen zweiten Grund für das gewaltige Volumen des Pansens gibt. Wiederkäuer grasen auf offener Ebene, wo sie wehrlos und für Raubtiere leicht zu erkennen sind. »Deshalb verzehren sie beim Grasen so viel wie möglich und verstecken sich danach irgendwo, wo sie in Ruhe wiederkäuen und verdauen können.« Der Pansen ist also eine eingebaute Proviantbüchse.

DePeters nahm mich sogar mit zu einer der fistulierten Kühe. Eskortiert von einem Gefolge riesiger Fliegen, bahnten wir uns einen Weg durch ein Labyrinth aus matschigen Gehegen. Ich trug Kitten Heels und einen Rock, was bei DePeters, in seinen dreckverkrusteten Gummistiefeln und einem abgetragenen T-Shirt, für anhaltende Erheiterung sorgte. DePeters ist braungebrannt, hochgewachsen und drahtig. Sein Haar glänzt genauso silbern wie die quietschenden Aluminiumgatter und passt gut zu seinen Augen, deren graublauer Farbton an das Gefieder des Buschhähers erinnert.

Die Kuh 101.5 wurde gerade von einer von DePeters Studentinnen, Ariel, mit dem Schlauch abgespritzt. Mit ihrem stattlichen Aufgebot an Piercings entsprach sie so gar nicht dem Klischee des konservativen männlichen Agrarwissenschaftsstudenten. Wir standen daneben, sahen ihr zu und verscheuchten die Fliegen. Ich mag das Aussehen von Kühen: ihr künstlerisch gestaltetes Fell, die Hüften, die unter der Haut hervorschauen, das meditative Hin- und Herbewegen des Kiefers von einer Seite zur anderen.

Die fistulierte Kuh ist seit Jahrzehnten ein Klassiker in agrarwissenschaftlichen Fakultäten. Mein Mann Ed kann sich erinnern, wie ihm sein Vater, als er noch klein war, von einer Kuh an der Rutgers University in New Jersey erzählte, die »auf einer Seite ein Fenster hatte«. Der Eingriff ist denkbar unkompliziert. Man nimmt eine Kaffeedose, hält sie mit dem Boden nach unten an die Kuh, malt mit Kreide den Umriss nach, betäubt die Stelle mit einem Oberflächenanästhetikum und schneidet aus der Haut einen Kreis heraus sowie eine entsprechend große Öffnung aus dem Pansen. Anschließend werden die beiden Löcher miteinander vernäht und das Loch wird mit einem Kunststoffstopfen versehen. Es ist nur minimal barbarischer als Ariels Gesichtsschmuck oder die geweiteten

Ohrläppchen des Barista in meiner örtlichen Peet's Coffee & Tea-Filiale. »Die Tierschutzaktivisten kommen vorbei und rechnen damit, eine Kuh mit einem Glasfenster zu sehen, inklusive Fensterrahmen und Fensterbrett«, erzählte DePeters. Dann reichte er mir einen Schutzhandschuh aus Plastik, der von Tierärzten benutzt wird und der mir bis zur Schulter ging, und riet mir, mich seitlich neben die Öffnung zu stellen. Wenn eine fistulierte Kuh hustet, nachdem sie gefressen hat, spritzt gelegentlich feuchtes Pflanzenmaterial aus dem Loch heraus.

DePeters schoss ein paar Schnappschüsse von mir, wie ich meinen rechten Arm in Nummer 101.5 versenkte. Die Kuh machte einen recht ungerührten Eindruck. Ich sah aus, als hätte ich Gott gesehen. Obwohl ich meinen Arm bis zur Achselhöhle hineinsteckte, kam ich nicht bis an den Grund des Pansens heran. Ich spürte ein starkes, gleichmäßiges Pressen; es wirkte eher industriell als biologisch. Ich hatte das Gefühl, meinen Arm in einen Gärbottich mit einem automatischen Rührquirl auf der Unterseite gesteckt zu haben, und im Grunde hatte ich das ja auch.

Der urzeitliche Mensch war ein Allesfresser – ein Aasfresser, aber genauso auch ein Jäger. Oft genug musste er sein abendliches Steak mit Millionen von potenziell schädlichen Bakterien teilen. Daher ist der menschliche Magen, anders als der Magen von Wiederkäuern, eher auf Desinfizierung ausgerichtet als auf Fassungsvermögen. Doch selbst aus Aas bestehende Mahlzeiten waren nur sporadisch aufzutreiben, weshalb ein gewisses Maß an Speicherkapazität trotz allem vonnöten war. Apropos: Wie dehnbar ist eigentlich der menschliche Magen? Das kommt darauf an, was Sie mit ihm vorhaben.

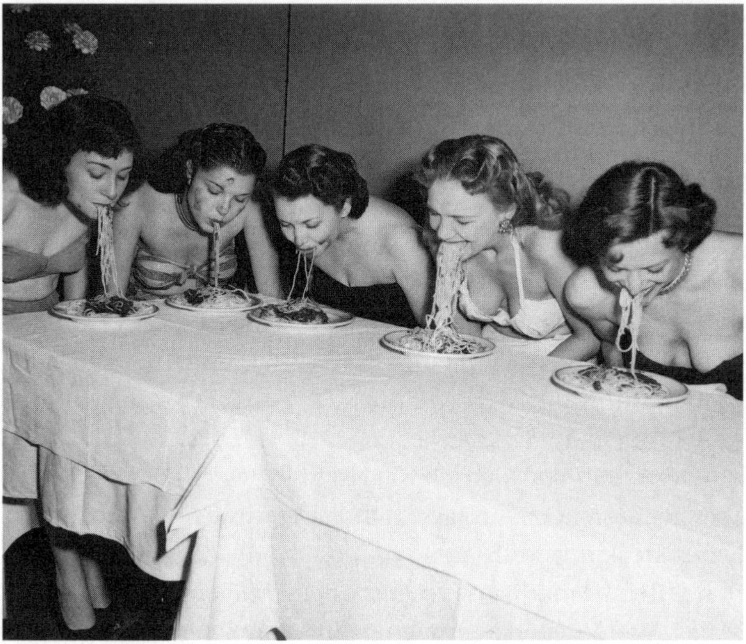

10 Voll bis obenhin

Wie man sich zu Tode essen kann

Am 22. April 1891 schluckte ein 52-jähriger Stockholmer Kutscher eine ganze Flasche verschreibungspflichtiger Opiumtabletten. Herr L., wie er später genannt wurde, war von seinem Vermieter gefunden und ins Krankenhaus gebracht worden, wo sich die Ärzte unter Zuhilfenahme des üblichen bei einer Überdosis zum Einsatz kommenden Instrumentariums sogleich ans Werk machten: Trichter, Schlauchstück und lauwarmes Wasser, um das Medikament zu verdünnen und auszuspülen. Dieses Verfahren ist heute unter der Bezeichnung »Magenauspumpen« bekannt, in dem entsprechenden Fallbericht hieß es allerdings noch Magenspülung. Dieser Ausdruck verleiht der Prozedur etwas trügerisch Zartfühlendes, als wäre der Magen von Herrn L. ein Spitzenunterhemdchen, das man einer kurzen Handwäsche unterzieht. Doch davon konnte nicht die Rede sein. Der Patient saß in sich zusammengesackt auf einem Stuhl und hatte kaum noch seine fünf Sinne beieinander, während die Ärzte mehrmals hintereinander in rascher Folge Flüssigkeit in seinen Magen pumpten. Mit jedem neuen Füllvorgang schien mehr in das Organ zu passen, was ihnen ein Hinweis hätte sein sollen. Herr L. war leckgeschlagen.

Wenn man Essen als einen mechanischen Akt definiert, der darin besteht, etwas in den Mund zu nehmen und es dann hinunterzuschlucken, dann könnte man sagen, Herr L. habe sich, durch das Einnehmen der Pillen, zu Tode gegessen. Für gewöhnlich ist dies die einzige Möglichkeit, um sich totzufressen. Dass ein Magen platzt, weil er zu voll ist, ist dank einer Reihe von Schutzreflexen nahezu unmöglich. Wird der Magen über einen gewissen Punkt hinaus gedehnt – beispielsweise um einen Festtagsschmaus oder auf ex getrunkenes Bier aufzunehmen oder um mit den Erste-Hilfe-Maßnahmen schwedischer Ärzte fertigzuwerden –, benachrichtigen die Dehnungsrezeptoren in der Magenwand das Gehirn, das dann seinerseits die Order ausgibt, dass man genug gegessen hat und dass es Zeit ist, aufzuhören. Etwa zur gleichen Zeit erfolgt eine transitorische Erschlaffung des unteren Ösophagus-Sphinkters beziehungsweise ein Rülpser. Dabei erschlafft der Schließmuskel, der sich am Mageneingang befindet, für kurze Zeit, wodurch Gas freigesetzt, ein gewisses Maß an Sicherheit wiederhergestellt und für Erleichterung gesorgt wird.

Falls das nicht ausreicht, sind möglicherweise härtere Maßnahmen erforderlich. »Viele Leute, ich selbst gelegentlich eingeschlossen, essen weit über diesen Punkt hinaus«, erläutert Mike Jones, ein Experte für Verdauungsstörungen. Er ist Gastroenterologe und Professor für Medizin an der Virginia Commonwealth University. »Vielleicht essen sie, weil sie sich gestresst fühlen. Oder vielleicht denken sie auch einfach: ›Mann, dieser Apfelstrudel ist echt saulecker.‹« Dann werden die Warnzeichen allmählich deutlicher: Schmerzen, Übelkeit und dann die ultimative »Ich hab dich doch gewarnt, Freundchen«-Mahnung: Erbrechen. Ein gesunder Magen wird, lange bevor die Grenzen seiner Belastbarkeit erreicht sind, eingreifen und sich entleeren.

Außer er ist aus irgendeinem Grund nicht dazu in der Lage. Im Falle von Herrn L. hatte das Opium mitgemischt. Der Patient habe zwar »einen starken Brechreiz verspürt«, schrieb Algot Key-Åberg in einem Fallbericht, der nach Herrn

L.s Obduktion in einer deutschen medizinischen Fachzeitschrift veröffentlicht wurde, doch er habe es nicht geschafft, ihm nachzugeben. Key-Åberg war Medizinprofessor an der örtlichen Universität und zudem ein ziemlicher Pedant. Ich hatte eine Übersetzerin namens Ingeborg damit beauftragt, mir Key-Åbergs Artikel laut auf Englisch vorzulesen. Allein die Beschreibung des Magens von Herrn L. und der zehn parallel verlaufenden Rupturwunden umfasste zweieinhalb Seiten. Irgendwann blickte Ingeborg auf und meinte: »Die Spülung scheint wohl nicht funktioniert zu haben.«

Herr L.s Magen war der erste in Key-Åbergs Laufbahn, der wegen Überfüllung riss. Dieser Fall, so schrieb er, »ist in der Fachliteratur einzigartig«. Die medizinische Fachwelt sollte davon erfahren, damit künftige Magenspüler und Magenauspumper auf die Gefahr aufmerksam gemacht werden konnten. Doch war es die Wassermenge oder die Wucht des hineingepumpten Wassers, die letztlich die Magenruptur verursachten? »Um mehr Klarheit darüber zu erlangen«, so Key-Åberg weiter, »musste ich Versuche mit dem Magen eines Leichnams anstellen.« Ingeborg gab ein leises Geräusch von sich. »Diese Experimente führte ich in großer Zahl durch.« Fast das ganze Frühjahr hindurch wurden herrenlose Stockholmer Leichen, insgesamt 30 an der Zahl, in Key-Åbergs Labor gebracht und dann in einer »halb sitzenden Position« auf einen Stuhl bugsiert.

Key-Åberg ermittelte, dass ein Magen normalerweise, wenn seine Notfall-Entlüftungs- und -Entleerungssysteme außer Betrieb sind – beispielsweise weil die betreffende Person bereits tot oder aufgrund der Einnahme von Betäubungsmitteln oder Rauschgift benommen ist –, bei 3 bis 4 Litern reißt. Lässt man das Wasser langsam und mit weniger Wucht hineinfließen, kann er sogar 6 bis 7 Liter aufnehmen.

Sehr, sehr selten passiert es auch, dass der Magen einer lebenden Person, die vollständig bei Bewusstsein ist, reißt. 1929 berichtete die chirurgische Fachzeitschrift *Annals of Surgery* in einem Beitrag über mehrere Fälle von Spontanrupturen – sprich Mägen, die ohne Gewalteinwirkung von außen und nicht aufgrund einer bereits vorhandenen Schwachstelle nachgegeben hatten. Also gab es doch Leute, die es trotz des körpereigenen Notfallsystems zum Loswerden des Mageninhalts geschafft hatten, sich totzufressen, und zwar insgesamt 14 an der Zahl.

Das Riskanteste, was sich in ihrem Magen befand, war häufig auch das Letzte, das sie zu sich genommen hatten: Natriumhydrogencarbonat (auch bekannt als Natron oder Backsoda und der wichtigste Bestandteil in Alka-Seltzer-Tabletten). Natriumhydrogencarbonat sorgt auf zwei verschiedene Weisen für Linderung: zum einen, indem es die Magensäure neutralisiert, und zum anderen, indem es Gas produziert, was ein Aufstoßen erzwingt. (Weniger häufig ist das den Magen aufblähende Gas auf aktiv gärendes Essen oder Trinken zurückzuführen. Die in den *Annals* veröffentlichte Zusammenstellung umfasst einen Mann, der an »einer großen Menge jungem Bier, das sehr viel Hefe« enthielt, gestorben war, sowie zwei Todesfälle durch Sauerkraut.)

In jüngerer Zeit untersuchten zwei Gerichtsmediziner des Miami-Dade County den Fall einer 31-jährigen bulimiekranken Psychologin, die halbnackt und gänzlich tot auf ihrem Küchenboden aufgefunden worden war. Ihr Unterleib war extrem aufgedunsen; es befanden sich darin rund 8 Liter schlecht gekauter Hotdogs, Brokkoli und Frühstücksflocken. Der Leichnam, wie ihn die Gerichtsmediziner vorfanden, war vor einem Schrank zusammengesackt; »um ihn herum befanden sich eine Vielzahl verschiedener Lebensmittel, offene Limonadenflaschen, ein Dosenöffner und eine leere Einkaufstasche sowie – was der Frau letztlich den Todesstoß versetzt hatte – eine halb leere Schachtel Backnatron, das Alka-Seltzer der armen Leute. In diesem Fall war der enorm geblähte Magen nicht zerplatzt; vielmehr war die Frau daran gestorben, dass ihr Magen das Zwerchfell in die Lungen gedrückt hatte und sie schließlich erstickt war. Die beiden Gerichtsmediziner stellten die Theorie auf, dass durch das Gas einer der schlecht zerkauten Hotdogs gegen den unteren Speiseröhrenschließmuskel am Mageneingang gepresst worden war und dort verblieb, wodurch es der Frau nicht mehr möglich war, aufzustoßen oder sich zu erbrechen.

Um einen Eindruck davon zu bekommen, welch beträchtlicher Druck entsteht, wenn Natriumhydrogencarbonat und Säure miteinander reagieren, verweise ich Sie auf die unzähligen Websites, die sich dem Bau von Alka-Seltzer-Raketen verschrieben haben.

Ein etwas weniger gefährlicher Weg, um sich Erleichterung zu verschaffen, besteht darin, ein paar Schlucke eines kohlensäurehaltigen Getränks zu trinken. Oder etwas Luft zu verschlucken. Menschen, die chronisch Luft verschlucken – die klinische Bezeichnung hierfür lautet Aerophagie –, werden von Gastroenterologen, oder zumindest von einem von ihnen, »Rülpser« genannt. »Rülpser sieht man gar nicht so selten«, meint Mike Jones. »Das sind Leute, die beim Schlucken Unmengen an Luft in sich aufnehmen. Es ist wie eine Art nervöser Tick. Vermutlich haben zwei Drittel von ihnen keinen blassen Schimmer, dass sie das tun. Sie stehen vor einem und man sieht mit eigenen Augen, wie sie permanent Luft verschlucken, und dann sagen sie: ›Herr Doktor, Sie müssen mir helfen. Ich muss andauernd rülpsen und verstehe überhaupt nicht, warum.‹«

Neben den unangenehmen sozialen Nebenwirkungen verursacht chronisches Aufstoßen, dass die Speiseröhre mit einem Übermaß an Magensäure in Kontakt kommt, weil diese zusammen mit dem Gas aus dem Magen hochschwappt. Kommt dies zu häufig vor, kann die Säure die Speiseröhre verätzen und man hat noch einen zweiten Grund, Dr. Jones aufzusuchen: Sodbrennen. Doch wie stark muss die Säurebelastung sein, damit sie dem Körper zu viel wird?

Alles über circa einer Stunde pro Tag, so das Ergebnis einer Studie von David Metz, dem Gastroenterologen von der University of Pennsylvania, den wir im letzten Kapitel kennengelernt haben. Das ist die sich im Laufe eines Tages summierende Zeit, während deren eine normale Speiseröhre mit Magensäure in Berührung kommt. (Bei Menschen, die an einer Refluxkrankheit leiden, ist die Speiseröhre der Säure sehr viel länger ausgesetzt; in ihrem Fall hält möglicherweise der Schließmuskel nicht mehr richtig dicht.)

Eine der operativen Behandlungsmöglichkeiten bei einer chronischen Refluxerkrankung ist die sogenannte Fundoplikatio. Gelegentlich können nach einem solchen Eingriff jedoch Probleme mit dem Aufstoßen auftreten. Unter diesen Umständen muss man sich *um jeden Preis* von Natriumhydrogencarbonat fernhalten. »Mir ist ein Fall bekannt – er ist bereits fünfzehn Jahre her –, bei dem ein Mann eine riesige Mahlzeit verzehrt und anschließend eine ungeheure Menge Alka-Seltzer zu sich genommen hat«, erzählte mir Jones am Telefon. Seine Schilderung untermalte er mit einem explosionsähnlichen Geräusch. »Das war genau wie bei diesem Monty-Python-Sketch, in dem ein Mann sich gierig mit Essen vollstopft und dann ganz am Ende sagt: ›So, jetzt esse ich nur noch dieses hauchdünne Pfefferminzblättchen ...‹«

Wenn der Unterleib einer Frau so stark aufgebläht ist, dass ihr Bauchnabel sich nach außen wölbt, kann man normalerweise davon ausgehen, dass sie schwanger ist. Die Frau – ein Model –, die um 4 Uhr morgens an einem nicht näher angegebenen Datum im Jahr 1984 in die Notaufnahme des Royal Liverpool Hospital gerollt wurde, war eine Ausnahme. Wie sich herausstellte, trug sie kein Kind, sondern eine Mahlzeit in sich. Allerdings kein normales Abendessen, sondern eher Drillinge: ein Kilo Nieren, ein halbes Kilo Leber, ein viertel Kilo Steak, zwei Eier, ein halbes Kilo Käse, ein viertel Kilo Pilze, ein Kilo Karotten, einen Blumenkohl, zwei große Scheiben Brot, zehn Pfirsiche, vier Birnen, zwei Äpfel, vier Bananen, jeweils ein Kilo Pflaumen und Weintrauben sowie zwei Gläser Milch. Achteinhalb Kilogramm Essen. Auch wenn ihr Magen schließlich dann doch riss und sie an einer Blutvergiftung starb, hielt das Organ doch heldenhaft noch mehrere Stunden lang durch. Oder denken Sie nur an die andere Bulimikerin – die Psychologin mit den schlecht zerkauten Hotdogs und dem Brokkoli. Sie starb, weil sie erstickte; eine Magenruptur hatte überhaupt nicht stattgefunden.

Es scheint also zweifelsohne Mägen zu geben, die mehr als 4 Liter aufnehmen können.

Der einzige Mensch, der es je geschafft hat, sich dem Gewichtsrekord des Models aus Liverpool anzunähern, ist Takeru Kobayashi, der bei einem Wettessen 8 Kilogramm Kuhhirn verspeiste. Allerdings unterlag Kobayashi einer Zeitbegrenzung von fünfzehn Minuten. Wäre der Gong nicht ertönt, hätte er wahrscheinlich die achteinhalb Kilo überschreiten, übertreffen beziehungsweise überfressen können. Da die meisten Essrekorde nicht in Kilogramm gemessen werden, lässt sich schwer sagen, wie viele Menschen dem Rekord noch nahegekommen sind. Ben Monson beispielsweise schaffte es, fünfundsechzig mexikanische Flautas zu verdrücken. Wer weiß, wie viel die gewogen haben mögen?

An Bulimie leidende Models und professionelle Wettesser überfressen sich aus Karrieregründen. Sie gehen dabei regelmäßig bis an die Grenzen der körperlichen Belastbarkeit. Daher meine Frage: Ist die Fähigkeit, im Übermaß zu essen, schlicht Übungssache oder sind manche Mägen – und das soll jetzt keine Anspielung auf meinen Mann Ed sein – von Natur aus dehnbarer?

Im Jahre 2006 nahm die medizinische Forschung diese Frage in den Blick. David Metz machte sich daran, die Mägen eines Wettessers – Tim Janus, die damalige Nummer 3 der Liga, mit dem Kampfnamen Eater X – und eines knapp 1,90 Meter großen, 95 Kilogramm schweren Kontrollprobanden zu beobachten, während die beiden Männer zwölf Minuten lang so viele Hotdogs verschlangen, wie sie konnten. Dank der Beigabe eines Kontrastmittels konnte Metz das Vorankommen der Wiener Würstchen über ein Fluoroskop verfolgen. Metz vertrat eine Theorie, die ich vorher noch nicht bedacht hatte: dass es sich bei gewaltigen Essern um Leute handelt, deren Magen sich schneller als normal entleert. Mit anderen Worten: Ihr Magen schafft vielleicht einfach dadurch mehr Platz, dass er das Essen flugs durch die Hintertür in den Dünndarm kippt. Doch wie sich herausstellte, war das Gegenteil der Fall. Nach zwei Stunden hatte der Magen von Eater X nur ein Viertel der verzehrten Menge entleert, während der Magen des Kontrollessers drei Viertel seines Inhalts losgeworden war, was eher dem Verhalten eines typischen Magens entspricht.

Irgendwann beim siebten Hotdog gab der Kontrollproband an, dass er sich übergeben müsse, wenn er noch einmal abbeiße. Auf dem Röntgenbildschirm war zu erkennen, dass sein Magen sich kaum über die Anfangsgröße hinaus geweitet hatte. Im Gegensatz dazu gelang es Eater X, in derselben Zeit mühelos 36 Hotdogs – immer zwei auf einmal – hinunterzuschlingen. Sein Magen, so konnte Metz auf dem Fluoroskop beobachten, wurde zu einem »massiv aufgeblähten, mit Essen gefülltem Sack, der den größten Teil des Oberbauchs ausfüllte«. Er gab an, weder Schmerzen noch Übelkeit zu verspüren. Er fühlte sich noch nicht einmal satt.

Doch die Frage bleibt bestehen: Kommen gewaltige Esser mit einem von Natur aus dehnbaren Magen auf die Welt oder verändert sich das Organ im Laufe der Jahre durch die immer stärkere Dehnung – sozusagen die Verdauungsvariante des bei mehreren Völkern gebräuchlichen Lippentellers? Konnten sie schon immer so viel essen, ohne Beschwerden oder Unbehagen zu empfinden, oder bleibt das unangenehme Gefühl aus, weil sie sich gewohnheitsmäßig über die Signale des Gehirns hinwegsetzen? Letzteres würde für uns Normalsterbliche den Schluss nahelegen: Je mehr man sich überisst, desto mehr überisst man sich.

Zufällig kennt ein Freund von mir Erik Denmark – alias Erik »The Red«, landesweit die Nummer 7 – und bot daher an, einen Kontakt zwischen uns herzustellen. (Die beiden hatten sich bei Dreharbeiten zu der Sendung *dLifeTV* kennengelernt, in der über das Leben mit Diabetes berichtet wird. Dass ein Diabetiker den Rekord für den Verzehr von »frybread«, dem frittierten Brot der amerikanischen Ureinwohner, hält, ist ein weiteres Mysterium in der Welt der professionellen Wettesser.) Ich wollte von Denmark wissen: »Wird man als erfolgreicher Vielfraß geboren oder muss man sich das mühsam antrainieren?« Anscheinend beides. Denmark erinnerte sich an Besuche bei McDonald's als Kind, wo er ganz allein eine Familienpackung mit 20 Chicken McNuggets vertilgte. Metz hingegen hatte, basierend auf Gesprächen mit Eater X, den Eindruck gewonnen, dass es eher auf »wer hat, der hat« als auf »Übung macht den Meister« hinauslaufe. »Es ist ein struktureller Unterschied«, erklärte er mir. »Im Ruhezustand sind ihre Mägen gar nicht so viel größer, aber ihre rezeptive Relaxationsfähigkeit, das heißt ihre Bereitschaft, Nahrung aufzunehmen, ist enorm. Der Magen dehnt sich einfach immer weiter aus.«

Auch wenn Denmark Metz's Meinung, dass es auf die Gene ankommt, teilt – oder, wie er es ausdrückt: »Nur die wenigsten schaffen es, 60 Hotdogs zu verputzen, egal, wie sehr sie sich anstrengen« –, ist ein von Natur aus dehnbarer Magen in seinen Augen lediglich die Grundlage, die Ausgangsbasis für eine Laufbahn, die tägliches Üben und Trainieren erfordert. Trotz seiner guten körperlichen Voraussetzungen war der Weg zum Erfolg für Erik »The Red« steinig. Bei seinem ersten Wettkampf schaffte er weniger als anderthalb Kilo, während der Gewinner über zweieinhalb Kilo verdrückte. (Als Denmark mir die Geschichte erzählte, hielt er es nicht für nötig, zu erwähnen, was sie da eigentlich gegessen haben. Dies scheint relativ egal zu sein. Nach drei bis fünf Minuten setzt die sogenannte Geschmacksermüdung ein: Hat man diesen Punkt überschritten, schmeckt alles mehr oder weniger gleich widerlich.*)

Außerdem wollte ich von Denmark wissen, weshalb die körpereigenen Schutzmechanismen bei ihm nicht greifen, insbesondere, warum es nicht zu einem Regurgitieren, also Zurückströmen, des Speisebreis kommt. Doch diese Schutz-

* Mit einer Ausnahme: Während der Verzehrrekord für viele Lebensmittel bei über dreieinhalb beziehungsweise sogar über viereinhalb Kilogramm liegt, ist es bisher niemandem gelungen, mehr als 1,8 Kilogramm Früchtebrot zu vertilgen.

mechanismen greifen sehr wohl, wie ich erfahre. »Das klingt jetzt vermutlich ziemlich eklig«, meinte er, »aber tja, man schluckt es eben einfach wieder runter und isst weiter.« Für die Schiedsrichter in den Profiligen ist Regurgitation, wenn das Essen herauskommt, nicht, wenn es hochkommt. »Das ist wie eine Bodenschwelle, die man überfahren muss. Reine Kopfsache.« Reiner Wahnsinn, wenn Sie mich fragen.

Alle Wettesser folgen einem Trainingsplan, um sich auf die Wettkämpfe vorzubereiten. Das günstigste Übungsmaterial, das gleichzeitig am wenigsten dick macht, ist Wasser. Denmark kann während einer Trainingseinheit siebeneinhalb Liter Wasser zu sich nehmen. Zu Beginn seiner Karriere schaffte er keine vier. Um das in Relation zu setzen – und als Warnhinweis –, sei nochmals daran erinnert, dass die Mägen von Key-Åbergs Leichen bei einer Flüssigkeitszufuhr von 4 Litern anfingen zu platzen. Sein Training hat daneben aber auch viel mit Psychologie zu tun. Durch das Aufnehmen großer Mengen von Wasser, in Fachkreisen auch »water-loading« genannt, wird nicht nur der Magen gedehnt, der Wettesser gewöhnt sich auch an das Gefühl, entsetzlich vollgefressen zu sein.

Die Theorie von der zunehmenden Dehnfähigkeit des Magens wird ebenfalls gestützt durch Erkenntnisse vom anderen Ende des Essensspektrums – der Unterernährung. Ein Chirurg und Sanitätsoffizier namens Markowski erläuterte in einem 1947 im *British Medical Journal* erschienenen Artikel, dass die Mägen der von ihm nach dem Zweiten Weltkrieg behandelten Kriegsgefangenen von den enormen Mengen minderwertiger Lebensmittel überdehnt waren, die diese zu sich hatten nehmen müssen, um eine ausreichende Kalorien- und Nährstoffzufuhr zu gewährleisten. Ihm zufolge war das Organ durch die chronische Überdehnung geschwächt worden, was erklärt, weshalb die Magenwand der Männer bisweilen nach relativ kleinen Mahlzeiten riss. Wenn das stimmt, müsste es bei Profiwettessern ebenfalls zu Magenrupturen kommen, doch das ist nicht der Fall. Vielleicht waren die Mägen der Kriegsgefangenen ja zusammengeschrumpft und aus diesem Grund gerissen? Ich befragte Metz dazu. Er widersprach der Ansicht, dass der Magen schrumpft, wenn man Mahlzeiten auslässt oder deutlich weniger isst, als man es zuvor gewohnt war. Wenn Leute sagen, dass sie sich schneller satt fühlen, nachdem sie eine Zeit lang weniger gegessen haben als sonst, sei dies darauf zurückzuführen, dass sie nicht mehr so viel Nahrung vertragen wie vorher; die Regelkreise, die die Hormon- und Enzymproduktion steuern, funktionieren nicht mehr so gut.

Was ich überraschend finde, ist, dass Leute mit sehr aufnahmefähigen Mägen nicht zwangsläufig fettleibig sind. Einer Studie in der Fachzeitschrift *Obesity* zufolge konnten keine signifikanten Größenunterschiede zwischen den Mägen krankhaft übergewichtiger Patienten und nicht adipöser Kontrollprobanden festgestellt werden. Es ist nicht das Fassungsvermögen, es sind die Hormone und der Stoffwechsel sowie das Verhältnis zwischen aufgenommenen und verbrauchten Kalorien, die bestimmen, wie viel man wiegt. Erik »The Red« weist darauf hin, dass er sich – abgesehen von Wettbewerben – niemals überisst, auch wenn er nie das Gefühl hat, satt zu sein. Mag es noch so viel Willensstärke erfordern, um nicht weiterzuessen, wenn man bereits satt ist – es braucht noch erheblich mehr, um immer weiter (und weiter) zu essen, betont er.

Die größte Überraschung in diesem Zusammenhang ist jedoch, dass in der gesamten medizinischen Literatur kein einziger Fallbericht über Magenrupturen unter Wettessern zu finden ist. Was uns unweigerlich zurück zu Herrn L. und meiner ursprünglichen These führt: Im Endeffekt ist nicht die Menge tödlich, sondern das, was man gegessen hat – das gilt vor allem, wenn man zehn Dutzend Latexkapseln Kokain verschluckt hat, wie wir gleich sehen werden.

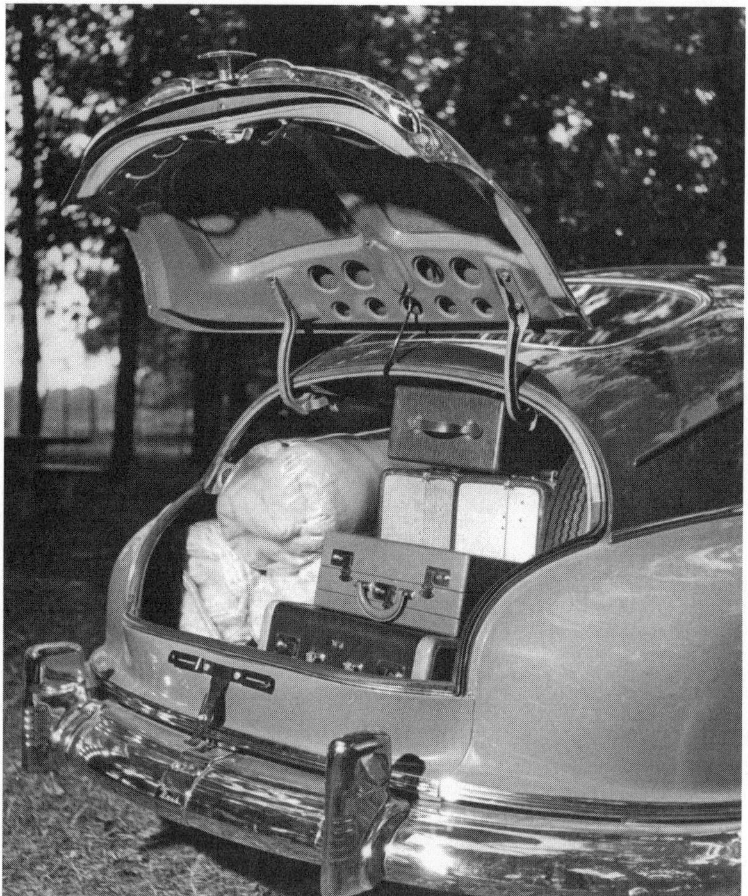

11 Schiebung im Allerwertesten

Der Verdauungskanal als Komplize krimineller Machenschaften

Sollte es einem Mann aus irgendwelchen Gründen nicht möglich sein, Zigaretten und Handy in der Hosentasche zu verstauen, bietet das Rektum eine probate Alternative. So probat übrigens, dass jährlich über 400 Kilogramm Tabak und Hunderte von Mobiltelefonen auf rektalem Weg in kalifornische Gefängnisse geschleust werden. Die Schmuggelware ermöglicht es einsitzenden Gangmitgliedern und Drogendealern, selbst hinter Gittern noch geschäftliche Anrufe zu tätigen (und dabei genüsslich eine zu qualmen).

»Das ist am Freitag hereingekommen.« Lieutenant Gene Parks arbeitet im Avenal State Prison, wo er zuständig für die Bekämpfung von Schmuggelei ist. Die Rede ist von einem durchsichtigen Plastikmüllsack voll mit etwas, das aussieht wie Süßkartoffeln. Allerdings handelt es sich nicht um Süßkartoffeln, sondern um zu Riegeln gepressten Pfeifentabak der Marke Golden Leaf, in Latex eingewickelt und an einem Ende abgeschrägt, um leichter eingebracht werden zu können (und zwar nicht in Pfeifen). Der Müllsack ist ein sogenannter »Abwurf« – eine größere Ladung Schmuggelware, die auf der nahe gelegenen Hühnerfarm versteckt wurde, wo 200 bis 300 Häftlinge des Avenal State Prison arbeiten. Hätte Parks' Team den Müllsack nicht zuerst gefunden, wären jeweils zwei oder drei, ab und zu auch sechs Riegel gleichzeitig im Allerwertesten eines Häftlings in den Gefängnishof geschmuggelt und dann wie die Eier gelegt worden, mit denen die Männer ihre Tage verbringen.

Ein fruchtiger Tabakgeruch entströmt dem Plastik. Im Büro der Ermittlungsstelle riecht es wie in einem Tabakwarenladen. Ein 500-Gramm-Beutel Golden Leaf kostet im Einzelhandel rund 25 Dollar. Im Gefängnishof von Avenal schlagen 30 Gramm Tabak mit 100 Dollar zu Buche, das heißt, der 25 Dollar teure Beutel ist innerhalb des Gefängnisses auf einmal über 1600 Dollar wert. Die Strafe, falls man erwischt wird, fällt relativ milde aus – ein vorübergehender Entzug des Besuchsrechts. »Von denen haben wir bereits Hunderttausende aus dem Verkehr gezogen«, erklärt Parks. Lieutenant Parks hat große, strahlend blaue Augen und eine ausdruckslose, unerschütterliche Stimme. Die Kombination aus beidem lässt ihn zugleich abgebrüht und kindlich-staunend wirken.

Anschließend führt mich Parks in einen Lagerraum, wo er mir einen Schrank mit einem Dutzend kleiner quadratischer Schließfächer zeigt. In ein Schließfach kommen sämtliche Mobiltelefone, die während eines Monats in das Gefängnis geschmuggelt werden sollten.

»Und wurden alle diese Handys …?«

»In der Rosette versteckt?« Parks formt mit Daumen und Zeigefinger einen Kreis. Im Gefängnis kursieren verschiedene Slangausdrücke für »rektal eingeschleust«. »Nicht alle. Manche.«

Parks geht zwei Schritte und greift nach einer anderen großen Plastiktüte. »Das hier sind alles Aufladegeräte.« In weiteren Tüten und Kisten befinden sich Batterien, Ohrhörer, SIM-Karten. Ein Slangausdruck für das Rektum ist »Knastportemonnaie«, er könnte aber auch »Elektrogroßmarktkette« lauten. Auf meinem Weg in die Ermittlungsstelle mache ich einen kurzen Zwischenstopp im Büro eines Gefängniswärters, der mir von einem Häftling erzählt, den man mit zwei Schachteln

Heftklammern, einem Bleistiftspitzer, einem Spitzermesser und drei extragroßen Laufringen für Aktenordner im Mastdarm erwischt hat. Seinen Spitznamen hatte er schnell weg: »OD«, eine Abkürzung für Office Depot, einen bekannten amerikanischen Bürobedarfsanbieter. Was er mit dem ganzen Zeug vorhatte, konnte nicht ermittelt werden.

Die Rektalschmuggler von Avenal nutzen den Mastdarm zu dem Zweck, zu dem er sich herausgebildet hat: Zwischenspeicherung. Die niederen Regionen des Verdauungstrakts dienen als Reservoir für das, was von einer Mahlzeit übrig bleibt, nachdem der Darm alle Nährstoffe aufgenommen hat, die er konnte. Während des Weitertransports wird dem Speisebrei Wasser entzogen, und wenn alles optimal verläuft, verlässt dieser den Körper ungefähr zu dem Zeitpunkt, an dem ein gut handhabbarer Wassergehalt erreicht wurde: irgendwo zwischen 2 (»wurstartig, aber klumpig«) und 5 (»weiche, glattrandige Klümpchen«) auf der Bristol-Stuhlformen-Skala.* Mit der erfreulichen Nebenwirkung, dass man sich dem Entleerungsvorgang nur ein- bis zweimal pro Tag widmen muss.

Wenn Sie erlauben, würde ich im Folgenden nun gerne einen genaueren Blick auf diesen Vorgang werfen. Sechs- bis achtmal am Tag wird der Darminhalt, ohne dass Ihr denkendes, fühlendes Ich davon etwas mitbekommt, durch eine Massenbewegung genannte peristaltische Muskelkontraktion

* In vier Sprachen erhältlich, mit geringfügigen Abwandlungen. Die portugiesische Ausgabe beispielsweise unterscheidet sprachlich zwischen Kackwürsten der Typen 2 und 3 (als »linguiça« bezeichnet, eine dickere Wurstsorte nach deutscher Art) und der Wurst des Typs 4, die mit einer »salchicha« (dem traditionellen Wiener Würstchen) verglichen wird. Schließlich fungiert die Bristol-Skala ja in erster Linie als Kommunikationshilfe für Ärzte und Patienten. Die spezifischere Formulierung wurde gewählt, um »ein besseres Verständnis in ganz Brasilien zu gewährleisten«.

in Richtung des Rektums weitergeschoben. Ausgelöst wird diese Bewegung durch die Nahrungsaufnahme, über den sogenannten gastrokolischen Reflex. Je größer die Mahlzeit, desto stärker die Kontraktion. Jegliche ältere Speisereste, die außerhalb des Mastdarms geparkt wurden, können nun dort hineingeschoben werden. Das Neue rein, das Alte raus. »Es handelt sich dabei um einen Schutzreflex«, erklärt William Whitehead, einer der Leiter des Zentrums für funktionelle gastrointestinale sowie Motilitätsstörungen an der University of North Carolina. Er verhindert das Platzen des Dickdarms.

Wenn eine Portion Stuhl mit genügend Druck gegen die Wände des Mastdarms drückt – dies wird über Dehnungsrezeptoren registriert –, wird der Defäkationsreflex ausgelöst. (Man kann ihn auch durch Pressen vorzeitig auslösen; hierdurch wird der Druck auf die Mastdarmwand auf das erforderliche Maß erhöht.) Der Defäkationsreflex sorgt dafür, dass sich die Muskeln der Rektumwand zusammenziehen – das heißt, sie erhöhen den Druck –, während gleichzeitig die Analschließmuskeln erschlaffen. Dem Bewusstsein wird dadurch Stuhldrang signalisiert – irgendwas zwischen »Hallo« und »Jetzt aber bitte sofort alles stehen und liegen lassen!« Je größer beziehungsweise je flüssiger eine solche Füllung ist, desto stärker ist der Stuhldrang und umso schwieriger ist es, den Stuhl zurückzuhalten.

Man kann es natürlich probieren. Der Defäkationsreflex kann im Notfall willentlich abgestellt werden. Um sauber zu werden, müssen Kinder im Grunde nur lernen, wie man diese Notbremse betätigt. Durch bewusstes Anspannen des Analschließmuskels wird der Reflex unterdrückt und der Stuhldrang nimmt ab – in den meisten Fällen zumindest lange genug, bis man von der Autobahn heruntergefahren ist oder die Arie fertig gesungen und es auf die Toilette geschafft hat. (Gastrologen empfehlen Patienten, die Schwierigkeiten haben, die

Flut zurückzuhalten – die also an einem übermächtigen »postprandialen Stuhldrang« leiden –, kleinere, aber dafür häufigere Mahlzeiten zu sich zu nehmen, damit die Massenbewegungen, die den Darminhalt vorantreiben, weniger stark ausfallen.)

Ahmed Shafik, der bereits verstorbene große Chronist der im Unterkörper auftretenden Reflexe, demonstrierte den Defäkationsreflex in seinem Labor an der Universität Kairo auf höchst anschauliche Weise. Freiwillige Versuchspersonen wurden mit Geräten ausgestattet, die den Kontraktionsdruck sowohl des Rektums als auch des Afters messen sollten. Ein mit einer Salzlösung gefüllter Ballon übernahm die Rolle der »Kackwurst«. War der Ballon mit etwa einem Viertelliter Wasser gefüllt, dehnte sich der Mastdarm so weit aus, dass der Reflex ausgelöst wurde. Auf ihren Messinstrumenten konnten die Forscher den starken Druckanstieg im Rektum – das Zusammenziehen der Muskeln der Rektumwand – und den gleichzeitig erfolgenden Druckabfall im After – das Loslassen – verfolgen. »Es wurde ein heftiger Stuhldrang empfunden und der Ballon wurde herausgepresst.« Tada! Wurde die Versuchsperson aufgefordert, den Stuhl zurückzuhalten, entspannte sich der Mastdarm und der Stuhldrang verschwand wieder. Mission abgebrochen.

Sieht man von gelegentlichen Beeinträchtigungen in Form von Einläufen, Magen-Darm-Grippen oder ägyptischen Proktologen ab, so sind Erwachsene ihren Eingeweiden nur selten auf Gedeih und Verderb ausgeliefert. Wir sind nicht gezwungen, unsere Liebestöter zu besudeln oder hier und jetzt unsere Hosen herunterzulassen, um dem Drang auf der Stelle nachzugeben. Sie sollten Ihrem körpereigenen Instrumentarium also ruhig ein bisschen mehr Hochachtung entgegenbringen. Das harmonische Zusammenspiel von Rektum und After hat zweifellos einen entscheidenden Anteil an zivilisiertem menschlichem Verhalten.

Gelegentlich aber auch an unzivilisiertem Verhalten. Lieutenant Parks und seine Kollegen führen einige Höhepunkte aus den Aufzeichnungen der Überwachungskameras im Besucherraum vor. Auf dem Bildschirm sehen wir einem Mann dabei zu, wie er ein aprikosengroßes Paket mit illegalem Inhalt, das seine Frau ihm gerade zugesteckt hat, in der Hand verschwinden lässt, die Hand nach hinten streckt und sich tief in die Hose greift. Und das alles, *während er mit seinem Sohn ein Brettspiel spielt.*

Die Kistenform des Bildschirms lässt darauf schließen, dass die Computer-Hardware des Avenal State Prison seit der Jahrtausendwende nicht mehr erneuert wurde. Es muss an allen Ecken und Enden gespart werden. Als ich wissen will, warum im Gefängnis kein Body Orifice Security Scanner installiert wird (ein Hightech-Scan-Stuhl speziell für Körperöffnungen, der Gefängniswärtern das leidige Vorbeugen-und-die-Beine-Spreizen ersparen würde), lacht Parks lediglich. Es ist noch nicht einmal genug Geld da, um neue Visitenkarten drucken zu lassen. Das Gefängnis war ursprünglich für 2500 Häftlinge ausgelegt, aktuell sind 5700 Männer dort untergebracht. Alles, wirklich alles, bis hin zu der rosafarbenen Fliegenklatsche im Besucherraum, ist entweder kaputt oder alt oder beides. Unterdessen sehen sich die Insassen Filme auf eingeschleusten Smartphones an.

Neuere Smartphones enthalten so viel Metall, dass die Metalldetektoren, die es in Avenal immerhin gibt, Alarm auslösen. Aus diesem Grund werden sie hauptsächlich von einem Häftling rektal geschmuggelt, der ein künstliches Hüftgelenk hat. Dank seiner Hüftprothese kommt er um den Metalldetektor herum. »Und ohne richterliche Anordnung und ohne dass es jemand aus der medizinischen Abteilung für medizinisch notwendig hält, dürfen wir ihn nicht röntgen«, seufzt Parks. Der Mann schmuggelt zwei bis drei Handys auf einmal in seinem Hintern. Im Gefängnis ist ein Smartphone 1500 Dollar wert. »Der Typ verdient richtig Kohle.« Wahrscheinlich mehr als Lieutenant Gene Parks.

Drei Smartphones – beziehungsweise drei Riegel Tabak – sind eine weitaus größere Ladung als der Viertelliter Wasser in Ahmed Shafiks Ballonstudie. In Anbetracht dessen, was ich bereits über die Physiologie des menschlichen Rektums erfahren habe, muss es ungeheuer anstrengend sein, das alles drinzubehalten.

»Das können Sie sie ja dann selbst fragen.« Parks hat ein Interview arrangiert.

Abgesehen von einem Basketballkorb und ein paar Stühlen, die in einem immer schmaler werdenden schattigen Streifen stehen, ist der »Yard 4« genannte Gefängnishof leer. Jemand hat mit Steinen »4-YARD« auf die staubtrockene, mit Schotter bedeckte Erde neben dem Tor geschrieben. Ich muss an Inuksuks denken, die Wegweiser, die Reisende in der Arktis aus Steinplatten errichten. Um zu kommunizieren, behilft man sich im Knast, ähnlich wie am Nordpol, mit dem wenigen, das man zur Hand hat.

Begleitet werde ich von Ed Borla, der im Büro für Öffentlichkeitsarbeit von Avenal tätig ist. Er ruft einem Gefängniswärter zu, er solle das Tor öffnen. Ein paar Häftlinge blicken zu uns herüber, als wir den Gefängnishof überqueren, die meisten jedoch ignorieren uns. Ich werde langsam alt, geht mir durch den Kopf.

Wie alle Gefängnishöfe im Avenal State Prison verfügt auch dieser über diverse Einrichtungen, die jeweils durch ein handgeschriebenes Schild als solche ausgewiesen sind. In roten Blockbuchstaben steht dort: KRAFTSPORTRAUM, BIBLIOTHEK, WÄSCHEREI, BERATUNGSSTELLE, KAPELLE. Wie eine

Shopping Mall in klein. Ich warte in einem der Büros der Gefängnismitarbeiter, während Borla den Mann abholt, den ich interviewen werde. Ich frage den Angestellten, in dessen Büro ich mich befinde, ob er weiß, weswegen mein Häftling einsitzt. Er gibt dessen Nummer in den Computer ein und dreht dann den Bildschirm in meine Richtung. Der Cursor blinkt seelenruhig unter dem Wort MORD, das da einfach so steht, in Großbuchstaben.

Noch bevor ich Zeit habe, diese interessante neue Information zu verarbeiten, steht der Gefangene auch schon draußen im Gang. Ich werde ihn Rodriguez nennen, da wir vereinbart haben, dass ich seinen richtigen Nachnamen nicht verrate. Borla zeigt auf ein leeres Büro gegenüber. »Ihr könnt euch da reinsetzen.« Ich blicke auf den Zettel, auf den ich meine Fragen notiert habe. Unter anderem will ich in Erfahrung bringen, ob rektales Schmuggeln eine »verdeckte« Form von »analer Selbstbefriedigung« sein könnte, wie es das *Journal of Homosexuality* formulierte.

Ich versuche, mein Anliegen so gut es geht zu erläutern. Rodriguez scheint es weder seltsam noch besonders überraschend zu finden, dass ich ihn zu diesem speziellen Thema befragen will. Wie es einer von Parks' Kollegen zuvor formuliert hat: »Hier drin gehört rektales Schmuggeln zum Leben dazu.« Rodriguez erzählt, wie alles vor etwas mehr als 20 Jahren im San Quentin State Prison begann. Er gehörte damals einer Gang an und eines Tages kam ein Anführer dieser Gang mit einem Auftrag auf ihn zu. »Mir wurde gesagt: ›Hör mal her, jemand wird Bekanntschaft mit einem Messer machen, und zwar …‹«

Ich kann seine letzten Worte nicht verstehen. »… am Arm?«

Rodriguez unterdrückt ein Grinsen. Allein der Gedanke, der Anführer einer Gang könnte eine Verletzung am Arm anordnen, belustigt ihn. »Nein, nicht am Arm. Im *Yard*.«

Rodriguez wirkt ganz anders, als es sein Vorstrafenregister vermuten ließe. Er ist freundlich und interessiert. Er blickt einem in die Augen. Er lächelt häufig. Er hat schöne Zähne. Man hätte nichts dagegen, ihn während eines Überlandflugs als direkten Sitznachbarn zu haben. Nie im Leben würde man ihn für einen Strafgefangenen halten, hätte er nicht diese Hose an, auf der quer über den Oberschenkel in 200 pt großer Schrift steht: PRISONER. Ein ziemlich eindeutiger Hinweis.

Rodriguez bekam den Befehl, vier eingepackte Metallklingen von der Arbeitskolonne ins Gefängnis zu schmuggeln, ein insgesamt 30 Zentimeter langes und 5 Zentimeter breites Paket. Falls er sich weigerte, würde eine der Klingen an ihm zum Einsatz kommen. Es war eine grauenhafte Erfahrung, doch er schaffte es. Seit diesem Zeitpunkt schmuggelt er vor allem Tabak. »Wenn man ins Loch muss« – das andere Loch, sprich die Einzelhaft –, »dann packt man seinen Tabak, sein Feuerzeug und Streichhölzer ein …«* Rodriguez zeichnet die Umrisse der Rauchausrüstung in die Luft. Das imaginäre Bündel kommt mir deutlich größer vor als Shafiks Ballons. Ich erkläre, was es mit rektalen Dehnungsrezeptoren und dem Defäkationsreflex auf sich hat. »Fällt es dir normalerweise schwer, die Sachen drinzubehalten?« Mir ist bewusst, dass man mich für leicht durchgeknallt halten könnte.

* 2007 stieß ich im Zuge von Recherchen für ein anderes Buch auf einen Artikel in einer Fachzeitschrift, der eine ellenlange Liste aller möglichen rektalen Fremdkörper enthielt, die Notärzte im Laufe der Jahre entfernt hatten. Die meisten wiesen eine vorhersehbare Form auf: Flaschen, Salamis, eine Kochbanane und so weiter. Eine »Kollektion« – wie eine Ansammlung mehrerer verschiedener Gegenstände bezeichnet wurde – stach indes heraus, da sie völlig unsinnig erschien: eine Brille, eine Zeitschrift und ein Tabakbeutel. Doch inzwischen verstehe ich, was dahintersteckte! Der Mann hatte für die Einzelhaft gepackt.

»Ähm, ja schon, aber ...« Rodriguez blickt zur Decke empor, als würde er nach der richtigen Formulierung suchen oder göttlichen Beistand erflehen. »Sie finden dann schon ihren Platz.« Physiologisch gesehen wird in diesem Fall der Defäkationsreflex unterdrückt. Wird die Notbremse mehrmals hintereinander gezogen, versteht der Körper die Botschaft und lässt einen eine Weile in Ruhe.

Darmmotilitätsexperten weisen allerdings darauf hin, dass es nicht folgenlos bleibt, wenn Menschen gewohnheitsmäßig ihren Stuhldrang unterdrücken. Bei den meisten handelt es sich nicht um Schmuggler, sondern um die »Ich wollte nur noch kurz«-Leute, wie der Gastroenterologe Mike Jones sie nennt. »Sie müssen dringend auf die Toilette, aber wollen vorher noch schnell irgendwas erledigen.« Oder sie sind »toilettenscheu«, das heißt, sie benutzen ungern öffentliche Toiletten, beispielsweise weil sie nicht wollen, dass jemand sie hören oder riechen kann, oder weil sie Angst haben, sich gefährliche Keime einzufangen. Durch fortwährendes Unterdrücken des Stuhldrangs kann es passieren, dass solche Leute sich ungewollt angewöhnen, das Gegenteil dessen zu tun, was die Natur vorgesehen hat. Die automatische Reaktion auf den Stuhldrang besteht dann – selbst in den eigenen vier Wänden – darin, zu verkrampfen. Der medizinische Fachbegriff hierfür ist paradoxe Sphinkterkontraktion. Man drückt gegen die Tür, hält sie aber gleichzeitig geschlossen, was häufig zu chronischer Verstopfung führt.* Und in diesem Fall helfen alle Ballaststoffe der Welt nicht mehr.

* Hier kann Biofeedback sinnvoll sein. Dabei wird der Analschließmuskel mit Elektroden an einen Computer angeschlossen. Wird der Muskel angespannt, zieht sich auf dem Bildschirm ein Kreis zusammen, wird der Muskel entspannt, wird der Kreis größer. Der Patient erhält die Anweisung, zu pressen und gleichzeitig den Kreis nicht kleiner werden zu lassen.

»Solche Leute kann man ganz leicht erkennen«, meint Jones. »Man steckt ihnen einen Finger ins Rektum und sagt: ›So, jetzt bitte pressen‹, und dann spürt man, wie sie verkrampfen.«

Eine Gruppe deutscher Obstipationsforscher hat darauf hingewiesen, dass sich der Analschließmuskel auch aufgrund von »widrigen Umständen während der anorektalen Untersuchung« – also etwa in Anbetracht der Tatsache, dass ein Fremder dort mit dem Finger herumfuhrwerkt – zusammenziehen kann. Eine paradoxe Sphinkterkontraktion kann also untersuchungsbedingt auftreten* und Fehldiagnosen auslösen, auch wenn die Autoren einräumen, dass sie bei etlichen Patienten durchaus ursächlich für ihr Leiden sein kann.

Den medizinischen Mitarbeitern des Avenal State Prison zufolge ist Verstopfung dort eine häufig auftretende Erkrankung.

Der Verdauungskanal ist ein durchaus anpassungsfähiger Komplize, doch auch er hat Grenzen. Je voller der Mastdarm ist und je länger man den Toilettengang hinauszögert, desto eher meldet sich der Stuhldrang zurück. Wie ein digitaler Wecker wird er immer despotischer, je länger man ihn igno-

* Insbesondere wenn die Untersuchung eine Defäkografie umfasst. Das Wort meint ziemlich genau das, wonach es klingt. Der Patient ist der Star in einem Röntgenfilm und das Publikum besteht aus Röntgentechnikern, Praktikanten und Radiologen. »So hart an die Grenze zur Pornografie kommt die Medizin selten«, meint der Gastroenterologe Mike Jones. Zu allem Übel scheidet der Patient dabei einen mit einem Kontrastmittel angerührten »synthetischen Stuhl« aus, der aus Knetmasse (in primitiveren Zeiten aus Haferflocken) hergestellt und in verkehrter Richtung in das Rektum eingeführt wurde. Für den an Verstopfung leidenden Patienten kann dies eine ziemliche Tortur darstellen, merkt Jones an. »Sicher geht dem einen oder anderen dabei durch den Kopf: ›Junge, wenn ich das könnte, wäre ich wohl kaum hier, oder?‹«

riert. 24 Stunden sind in etwa das Limit für den Durchschnitts-Rektalschmuggler. Danach, so Rodriguez, »meldet sich das Gehirn die ganze Zeit und sagt, dass es auf die Toilette muss«. Ich stelle mir Rodriguez' Gehirn vor, wie es ihm verzweifelt, aber höflich auf die Schulter klopft.

Indem ein Schmuggler die Schmuggelware schluckt, statt sie rektal zu transportieren, erkauft er sich zusätzliche Zeit. Das ist auch ein Grund, weshalb lateinamerikanische Drogenkuriere ihr Transportgut bevorzugt verschlucken. Von den 4972 Körperschmugglern, die zwischen 1985 und 2002 auf den Flughäfen in Frankfurt und Paris erwischt wurden, hatten lediglich 312 die Ware im Rektum verstaut. Alle anderen hatten sie verschluckt. Selbst nach einem zehnstündigen Flug von Bogotá nach Los Angeles sind die verschluckten Pakete bei der Landung normalerweise noch nicht im Mastdarm angekommen. Die »Maultiere« werden angewiesen, während des Flugs nichts zu essen. Auf diese Weise vermeiden sie es, Massenbewegungen des Dickdarms auszulösen. (Es kommt auch vor, dass sie Mittel gegen Durchfall einnehmen, da diese die peristaltischen Kontraktionen hemmen.) So können selbst bei einer Leibesvisitation eines mutmaßlichen »Schluckers« keine Beweise zutage gefördert werden.

Schlucker stellen insofern ein juristisches Problem dar, als Verdächtige an der Grenze aufgrund gesetzlicher Vorschriften nur kurze Zeit festgehalten werden können. Die Polizei darf beispielsweise einen mutmaßlichen Schmuggler nur so lange festnehmen, wie es dauert, sein Reisegepäck – das aufgegebene Gepäck, das Handgepäck und das anatomische Gepäck – zu untersuchen, und sich der Verdacht dann entweder bestätigt oder widerlegt wird. In einem Fall, bei dem es der ordinäre Defäkationsreflex bis vor den Obersten Gerichtshof schaffte und dort Gegenstand höchstrichterlicher Debatten wurde, hatten Zollbeamte eine gewisse Rosa Montoya de Hernandez aus Bogotá 16 Stunden lang im Internationalen Flughafen von Los Angeles festgehalten. Sie wurde abgetastet und musste sich einer Leibesvisitation unterziehen. Dabei wurde festgestellt, dass sie zwei Paar mit Papiertüchern ausgestopfte Kunststoffunterhosen trug und dass sich ihr Unterleib hart anfühlte – was kein Wunder war, befanden sich doch in Montoya de Hernandez' Verdauungstrakt insgesamt achtundachtzig Bodypacks mit Kokain. Sie wurde vor die Wahl gestellt, sich entweder einer Röntgenuntersuchung zu unterziehen oder sich in einen Raum zu setzen, neben einen mit einem Müllsack ausgekleideten Papierkorb und einer Zollbeamtin, die die Aufgabe hatte, »Gold zu waschen«*, wie es im Avenal State Prison so schön heißt.

Montoya de Hernandez lehnte es ab, sich durchleuchten zu lassen. Stattdessen saß sie zusammengekrümmt auf einem Stuhl, beugte sich zur Seite und wies den Dokumenten des Berufungsgerichts zufolge Symptome auf, die auf »heroische Anstrengungen hindeuteten«, dem »Ruf der Natur nicht nachzugeben«.

* Die Kollegen am Frankfurter Flughafen haben es in dieser Hinsicht etwas leichter. Verdächtige werden auf eine Glastoilette geführt, einen speziell zu diesem Zweck konstruierten Toilettenstuhl mit einem separaten Auffangbecken, das es ermöglicht, die Exkremente zu betrachten und ohne Zuhilfenahme der Hände zu spülen – eine Art aufgemotzte Version der Ablagefläche oder Stufe, die manche deutschen Toiletten aufweisen. P. S.: Die weitverbreitete Annahme, dass das Flachspüler-WC mit seinem »Trophäenbord« eine typisch deutsche Faszination für Exkremente widerspiegelt, wird durch die Tatsache entkräftet, dass ältere polnische, niederländische, österreichische und tschechische Toiletten dieselbe Bauart aufweisen. Ich bevorzuge die Erklärung, dass es sich bei diesen Ländern um die klassischen Wurstnationen handelt und dass Schweinefleischprodukte aus der Vorkriegszeit regelmäßig dafür sorgten, dass Leute an Darmwürmern erkrankten.

Unseligerweise verstärkt sich der Ruf der Natur durch Nervosität, was Drogenkurieren leicht zum Verhängnis werden kann. Ist man nervös, führt dies dazu, dass sich die Muskulatur der Mastdarmwand leicht zusammenzieht. Dadurch vermindert sich das Aufnahmevermögen des Rektums, was bedeutet, dass weniger Inhalt erforderlich ist, um die Dehnungsrezeptoren zu aktivieren und den mittlerweile hinlänglich bekannten Stuhldrang auszulösen. Rodriguez bestätigt dies: »Man muss versuchen, sich zu entspannen. Wenn man nervös ist, verkrampft sich der Körper.« In einer Phase höchster nervlicher Anspannung – wenn man beispielsweise eine Rede halten muss oder Heroin schmuggelt – können die Auswirkungen dramatisch sein. Dies ist natürlich das Letzte, was ein Schmuggler, der seine Schmuggelware im Verdauungskanal transportiert, brauchen kann. Mike Jones erzählte mir die Geschichte eines »Maultiers«, dessen Schließmuskel beim Anflug auf den O'Hare International Airport in Chicago kapitulierte. Der Mann fischte die Pakete aus der Flugzeugtoilette, doch anstatt sie abzuwaschen und erneut zu schlucken, stopfte er sie sich in die Socken, die er trug – mit vorhersehbaren und lebensverändernden Folgen.

Montoya de Hernandez' Anwalt machte – erfolglos – geltend, dass die Plastikunterhosen und die acht relativ frischen Stempel im Reisepass, die von ihrer Ein- und Ausreise von und nach Miami und Los Angeles zeugten*, kein eindeutiger Hin-

* Weitere verdächtige Hinweise, auf die Zollbeamte achten, sind unter anderem der spezielle Mundgeruch, der dadurch entsteht, dass die Magensäure das im Körper vorhandene Latex auflöst, sowie Fluggäste, die keine Nahrung zu sich nehmen. Das Bordpersonal der kolumbianischen Fluggesellschaft Avianca notierte sich jahrelang, welche internationalen Passagiere während des Flugs das Essen zurückgehen ließen, und teilten deren Namen nach der Landung den Zollbeamten mit.

weis darauf seien, dass seine Mandantin Drogen schmuggele, und dass es gegen den Vierten Verfassungszusatz verstoße, dass sie derart lange festgehalten worden sei. Das US-amerikanische Berufungsgericht des neunten Bezirks (U. S. Court of Appeals for the Ninth Circuit) hob die Verurteilung zunächst auf und so ging es immer weiter, bis Montoya de Hernandez und ihr wackerer After letztlich vor dem höchsten Gericht der USA landeten. Mit den Gegenstimmen der Richter William Brennan und Thurgood Marshall kippte der Oberste Gerichtshof schließlich das Urteil des Berufungsgerichts.

Da sie sich geweigert habe, sich einer Röntgenuntersuchung zu unterziehen, und dem »Ruf der Natur« nicht nachgegeben habe, so das Argument des Gerichts, sei Montoya de Hernandez selbst dafür verantwortlich, derart lange und unter derart widrigen Umständen festgehalten worden zu sein. Die Formulierung »der Ruf der Natur« tauchte in dem Urteilstext so häufig auf, dass ich beim Lesen in meinem inneren Ohr einen David-Attenborough-Akzent hören konnte.

Der Rechtsstreit »Die Vereinigten Staaten gegen Montoya de Hernandez« schuf den Präzedenzfall für den 1990 verhandelten Fall von Delaney Abi Odofin, der 24 *Tage* in Gewahrsam verbrachte, bis er den ersten der mit Rauschgift gefüllten Beutel ausschied. »Ein ansonsten zulässiges Festhalten an der Grenze«, so die auf der Website *Justia.com* nachzulesende Zusammenfassung, »ist nicht einfach deshalb als Verstoß gegen den Vierten Verfassungszusatz zu werten, weil die Standhaftigkeit des Darms der inhaftierten Person zu einer unerwartet langen Haftdauer führt.«

Wie ist eine solche Standhaftigkeit überhaupt möglich? Warum haben Odofins Massenbewegungen sich nicht durchgesetzt? Warum ist sein Rektum nicht geplatzt? Whitehead zufolge verfügt der Körper über einen weiteren Schutzmechanismus, um zu verhindern, dass eine Mastdarmruptur auftritt. Wird ein Rektum lange genug gedehnt, führt dies irgendwann dazu, dass das Fließband langsamer wird oder sogar ganz abgeschaltet wird; falls nötig, bis hoch in den Magen. Die Dick- und Dünndarmkontraktionen werden schwächer und die Magenentleerung verlangsamt sich. Dieser Mechanismus wurde in einer Studie von 1990 nachgewiesen. Im Rahmen der Untersuchung wurden zwölf Studierende der Universität München dafür bezahlt, ihren Stuhlgang so lange wie möglich zurückzuhalten. Ziel der Studie war es erstens, herauszufinden, ob, und wenn ja, wie lange es möglich ist, den Stuhldrang zu vermeiden, und zweitens, was geschieht, wenn man dies tut. Die Forscher waren beeindruckt: »Den Freiwilligen gelang es, den Stuhldrang erstaunlich lange zu unterdrücken.« Erstaunlich lange? Lediglich drei der zwölf Versuchspersonen waren über den dritten Tag hinausgekommen. Da ich gerade erst vom Fall des Körperschmugglers Odofin gelesen hatte, konnte ich darüber nur müde lächeln.

Aber die Münchner Forscher fanden noch etwas anderes heraus (und ein leises »Ach ne« ist hier sicherlich angebracht): Je länger das Material zurückgehalten wurde, desto härter und kügelchenartiger – skybalöser – wurde es. Denn solange der Nahrungsbrei im Darm feststeckt, wird ihm Flüssigkeit entzogen. Und je härter und trockener der Stuhl wird, desto schwerer lässt er sich ausscheiden. Wird der Stuhldrang unterdrückt, ist Verstopfung die Folge. Die Studie schloss mit einem Ratschlag der Autoren an Obstipierte (um die exotisch klingende und selten gebrauchte substantivische Form zu verwenden): »Gehen Sie stets zur Toilette, wenn Sie Stuhldrang haben.« Oder in den Worten eines britischen Mediziners, der im Buch *Inner Hygiene. Constipation and the Pursuit of Health in Modern Society* zitiert wird, einer hervorragenden, von James

Whorton verfassten wissenschaftlichen* Geschichte der Obstipation: »Erlauben Sie nichts Geringerem als einem Feuer oder einem Menschen in Lebensgefahr, Sie davon abzuhalten, dem … alvinen Ruf der Natur zu folgen.«

Doch Verstopfung ist noch die geringste Sorge von Körperschmugglern. Ungefähr 6 Prozent der Drogenkuriere erleiden einen Darmverschluss**, wenn sich die Pakete anstauen oder die Kondomenden verfangen. Auch eine Überdosis ist möglich. In den Anfangstagen des Drogenschmuggels im Verdauungskanal wurden diese in einzelne Kondome oder Finger von Gummihandschuhen gewickelt. Diese Umhüllung war so dünn, dass sie manchmal bereits nach wenigen Stunden durch die Magensäure aufgelöst wurde. Abhängig von der Qualität des Latex kann das Rauschgift jedoch auch durch eine intakte Verpackung durchsickern. In mehr als der Hälfte der zwischen

* Im Ernst, das Werk erschien im renommierten Verlag Oxford University Press. Dennoch ist es höchst unterhaltsam geschrieben. Der Lesegenuss ist derart hoch, dass die Person, die *Inner Hygiene* vor mir aus der Bibliothek der University of California ausgeliehen hatte, sogar an Silvester darin gelesen haben muss. Das weiß ich deshalb, weil ihr Lesezeichen – ein Kassenbon eines In-N-Out Burger in Pinole (Kalifornien) mit Datum vom 31. Dezember 2010 – noch darin steckte und weil ich beim Lesen hin und wieder auf Glitzerreste stieß. Hat sie das Buch auf einer Party dabeigehabt und sich dann in einen Nebenraum verzogen, um von Rektaldilatatoren und Toiletten mit schräger Sitzfläche zu lesen, während um sie herum die Feier in vollem Gang war? Oder hat sie es um 2 Uhr nachts mit ins Bett genommen und der Glitzer in ihren Haaren ist beim Lesen auf das Buch gefallen? Falls Sie dieses Mädchen kennen, richten Sie ihr aus, dass ich ihren Stil mag.

** Man würde meinen, die Prozentzahl sei höher. Tatsächlich legen jedoch 80 bis 90 Prozent der unverdaulichen Gegenstände, die es einmal durch die Speiseröhre geschafft haben, den Rest ihrer Reise ohne Zwischenfälle zurück. Wenn ein Mann eine Teilprothese verschlucken und wieder ausscheiden kann, muss sich ein Drogenkurier keine großen Sorgen machen.

1975 und 1981 bekannt gewordenen Fälle, in denen Bodypacker Kokain geschluckt hatten, starben die Verdächtigen an einer Überdosis. (Es existiert zwar ein Gegengift für Heroin, nicht jedoch für Kokain.) Ein weiterer unerfreulicher Aspekt: Wenn man bei dieser Arbeit stirbt, läuft man Gefahr, dass die eigenen Komplizen den Leichnam ausweiden, um an die Drogen zu gelangen*, wie es bei zwei der zehn toten Maultiere geschah, die im Miami-Dade County in Florida starben und über die in dem Artikel »Fatal Heroin Body Packing«, erschienen im *American Journal of Forensic Medicine and Pathology*, berichtet wurde.

Im Avenal State Prison werden Drogen üblicherweise nicht geschluckt, sondern rektal geschmuggelt. Das Team von Parks fängt regelmäßig illegale Betäubungsmittel, aber auch ein ständig wachsendes Sortiment an verschreibungspflichtigen Medikamenten ab. (Elontril, Xanax, Adderall und Vicodin werden aufgrund ihrer vielfältigen drogenähnlichen Nebenwirkungen gesnieft. Das Haarwuchsmittel Regaine hingegen, das vor Kurzem bei einem Abwurf über den Zaun auftauchte, scheint für den eigentlichen Verwendungszweck angefordert worden zu sein.) Rodriguez hatte aber auch schon Zellengenossen, die es vorzogen, das Rauschgift zu schlucken. Zwei von ihnen sind an einer Überdosis gestorben. »Der eine hatte nur noch sechs Monate oder so abzusitzen. Ich habe ihm gesagt: ›Lass das sein, Mann, du wirst doch sowieso bald entlassen.‹«

Ich frage Rodriguez, wann er entlassen wird. Dumme Frage. Rodriguez sitzt lebenslänglich. Ich hatte angenommen, dass der Mord, dessentwegen er einsitzt, im Zusammenhang mit

* Eine der entwürdigendsten Möglichkeiten, wie Drogendealer sich an einer Leiche vergreifen, doch es geht noch schlimmer. Gelegentlich machen sich Schmuggler die stummen Dienste einer Leiche, die für die Beerdigung in die Heimat rückgeführt wird, zunutze, indem sie den gesamten Magen-Darm-Trakt des Toten ausstopfen. Heroinwurst.

Bandenkriminalität verübt wurde, doch es ging um ein Mädchen. »Und es war noch nicht mal mein Mädchen.« Rodriguez reibt die Handflächen an den Oberschenkeln und blickt kurz zur Seite, ein Eingeständnis, dass es da etwas gibt, was schon sehr lange her ist, ihm aber immer noch einen Stich versetzt. »Ich bin nicht mehr der kleine Junge, der ich war, als ich hier reinkam.« Das ist inzwischen 27 Jahre her. »Ich krieg schon graue Haare, Mann. Und eine Glatze.« Er senkt den Kopf, um mir die kahle Stelle zu zeigen, oder vielleicht auch, um zum Ausdruck zu bringen, dass er sich schämt.

Ich weiß nicht, was ich sagen soll. Rodriguez ist mir sympathisch, Mord jedoch weniger. »Junge, Junge«, bringe ich schließlich heraus. »War das Regaine eigentlich für dich?«

Es gibt noch einen weiteren Grund, warum so viele Maultiere es trotz des Risikos einer Überdosis vorziehen, die Schmuggelware zu schlucken. »In vielen der Regionen, aus denen die Drogenkuriere stammen, ist das Rektum tabu. In der Karibik und in Lateinamerika wird jeder Gebrauch dieser Körperöffnung automatisch mit Homosexualität in Verbindung gebracht, was in vielen Gemeinschaften noch immer dazu führen kann, dass Menschen zu Tode geprügelt werden.« Diese Information stammt aus einer E-Mail von Mark Johnson, der für das britische Unternehmen The Risk Management Group tätig ist, welches unter den relativ nichtssagenden Initialen TRMG firmiert.

Unter islamistischen Terroristen ist das Rektum mit einem ähnlich starken Tabu belegt. Johnsons Kollege Justin Crump, der Geschäftsführer der Londoner Firma Sibylline, erzählte mir von einem Selbstmordattentäter, der im August 2009 versucht hatte, den stellvertretenden Innenminister Saudi-Arabiens, Mohammed bin Naif, in dessen Haus in Dschidda zu töten.

Die Tatsache, dass vom Unterkörper des Bombenattentäters kaum etwas übrig geblieben war, löste sowohl unter Terroristen als auch unter Terrorabwehrexperten heftige Spekulationen aus. »Auf allen dschihadistischen Websites war zu lesen, dass er den Sprengsatz verschluckt hatte, ihn also im Bauch trug.« Crump ist der Ansicht, dass die Bombe einfach hinter dem Hodensack des Attentäters festgeklebt worden ist.

»Interessant hierbei war jedoch«, meinte Crump, »dass die Diskutierenden sich massiv gegen die Vorstellung sträubten, er hätte sich den Sprengsatz in den Hintern geschoben.« Er kann sich noch daran erinnern, wie er mit einem seiner Informanten, einem ehemaligen al-Qaida-Kämpfer, die Fotos vom Tatort durchsah, die unmittelbar nach dem Attentat aufgenommen worden waren. »Er meinte: ›Ah ja, sieh mal, wie die Arme abgetrennt wurden. Klarer Fall, der Sprengsatz wurde verschluckt, definitiv verschluckt.‹« Er wollte unbedingt vermeiden, dass der Verdacht aufkommt...« An dieser Stelle schien Crump selbst über besagtes Tabu zu stolpern. »... er wollte unbedingt von der anderen Möglichkeit ablenken.«

Bisher ist kein Fall dokumentiert, bei dem eine Selbstmordbombe im Verdauungstrakt eines Terroristen versteckt wurde. Würde man den Sprengstoff verschlucken oder rektal transportieren, statt ihn in einer Weste zu tragen, wäre das Zerstörungspotenzial fünf- bis zehnmal geringer, so Crump, da in diesem Fall der Körper des Attentäters den Großteil des Explosionsdrucks absorbieren würde. Bin Naif befand sich in unmittelbarer Nähe eines Sprengsatzes von der Größe einer Handgranate, aber da der Körper des Attentäters im Weg war, erlitt er keine ernsthaften Verletzungen.

Der einzige Grund dafür, eine Bombe im eigenen Körper zu transportieren, ist, dass man auf diese Weise durch ein strenges Sicherheitssystem gelangen kann, wie es beispielsweise in den meisten Flughäfen existiert. Crump zufolge lohnt sich die Mühe jedoch nicht; es sei nahezu unmöglich, ein Flugzeug mithilfe eines Sprengstoffvorrats zum Absturz zu bringen, der so klein ist, dass er im Verdauungstrakt geschmuggelt werden kann. Die Grenze dessen, was ein Mensch gerade noch so hinunterschlucken kann, ist ein Paket von der Größe eines Cocktailwürstchens. Zwar könnte ein Komplize den Sprengstoff in Form eines langen dünnen Schlauchs in den Magen des Attentäters schieben, jedoch müsste dieser darüber hinaus noch den Zeitzünder schlucken und irgendwie dafür sorgen, dass die Magensäfte ihn nicht funktionsunfähig machen.

Auch eine Rektalbombe kann Crumps Meinung nach ein Flugzeug nicht zum Absturz bringen. »Ein solcher Sprengsatz würde allerhöchstens den Sitz zerfetzen. Ich zeigte ihm einen Nachrichtenbeitrag, den ich auf *Fox News* gesehen hatte. Darin wurden nicht namentlich genannte Sprengstoffexperten mit der Aussage zitiert, dass eine Körperbombe mit lediglich 140 Gramm Nitropenta »ein Loch von beträchtlicher Größe in die Flugzeughülle reißen« und das Flugzeug auf diese Weise zum Absturz bringen könnte. »Völliger Unsinn«, sagte Crump in seinem höflichen britischen Akzent dazu. Wie Fans der Fernsehsendung *MythBusters – Die Wissensjäger* wissen, kommt es selbst dann nicht zu einer explosiven Dekompression, wenn während des Flugs ein Fenster nach außen gedrückt wird. Es würde zwar einen Druckabfall in der Kabine geben, aber solange die Sauerstoffmasken herunterfielen, würden die Menschen höchstwahrscheinlich überleben. »Erinnern Sie sich noch an die Southwest 737-Maschine mit dem Loch im Dach?«, fragt Crump. »Während des Flugs ist das Kabinendach teilweise abgerissen und trotzdem ist nichts passiert. Solange die Piloten am Steuer sitzen und das Flugzeug Flügel und ein Heck hat, ist es in der Lage, zu fliegen.«

Die meisten Selbstmordattentäter erreichen ihre Ziele nicht mithilfe des eigentlichen Sprengstoffs. Es sind die Granatsplitter, an denen die Menschen sterben. Eine typische, marktübliche Selbstmordbombe ist mit Nägeln und Kugellagern gespickt – Gegenstände, mit denen man nicht durch die Metalldetektoren am Flughafen kommt. Um eine Bombe herzustellen, die ein Flugzeug zum Absturz bringen könnte, bräuchte man eine Substanz, die bei gleichem Gewicht explosiver ist als TNT oder C4. Im Allgemeinen ist ein Material jedoch umso instabiler, je leichter es explodiert. Stellen Sie sich vor, Sie stehen mit TATP im Bauch in der Warteschlange der Sicherheitskontrolle. Sie brauchen bloß hinzufallen oder zu husten und schon fliegen Sie zu früh in die Luft.

In den Unterlagen, die in Osama bin Ladens Anwesen in Pakistan sichergestellt wurden, waren angeblich auch Pläne, um Terroristen chirurgisch Bomben in den Körper einzupflanzen – einer nicht namentlich genannten Quelle der US-Regierung zufolge »in deren Hüftgold«, wie auf der Website *The Daily Beast* nachzulesen war. Crump hat glaubwürdige Gerüchte gehört, denen zufolge al-Qaida-Ärzte Körperimplantate an Tieren ausprobiert hätten. »Doch auch hierbei«, so Crump, »gibt es eine Menge Fragen zu bedenken. Wie bringt man die Bombe zum Detonieren? Wie verhindert man, dass der Körper den Großteil des Explosionsdrucks absorbiert? Wie schützt man den Sprengstoff und den Zünder vor Feuchtigkeit?«

All dies war sehr beruhigend, doch nur für einen kurzen Moment. »Aber mal ehrlich, warum sollte man sich überhaupt so viel Mühe machen?«, meinte Crump. »Auf den meisten internationalen Flughäfen muss ich mich nur ein wenig umschauen, dann finde ich in der Regel eine Möglichkeit, wie ich den Körperscanner umgehen kann.«

Dass verbotene Gegenstände in kalifornischen Gefängnissen bevorzugt rektal geschmuggelt werden, überrascht ein wenig angesichts des zahlenmäßigen Übergewichts von afroamerikanischen Insassen sowie amerikanischen Insassen lateinamerikanischer Herkunft – zwei Bevölkerungsgruppen, die der Homosexualität im Großen und Ganzen etwas weniger offen gegenüberstehen. Ich vermute, dass das Gefängnis ein Ort ist, an dem für den außerplanmäßigen Einsatz des Rektums mildernde Umstände gelten und die negative Stigmatisierung entsprechend schwindet.

Rodriguez spricht offen über die Situation in Avenal. Anstatt schwulen Häftlingen mit Feindseligkeit zu begegnen, lassen Anführer von Gangs sie in der Regel für sich arbeiten. »Wir nennen sie ›Tresore‹. Wenn sie zuverlässig sind, nehmen die Homeboys sie beiseite und fragen: ›Hey, hör mal zu, Alter, hast du Lust, dir ein paar Lappen zu verdienen?‹«

Alle anderen müssen erst fleißig üben, um ihren Körper an diese Aufgabe zu gewöhnen. Rodriguez kann sich noch gut daran erinnern, wie schmerzhaft sein »Entjungferungsauftrag« – die Klingen – war. Insassen, die in der Hierarchie einer Gang weit unten stehen, werden zum Üben gezwungen, sagt er. Vor meinem geistigen Auge sehe ich muskulöse, über und über tätowierte Männer, die mit einem Stück Seife oder einem Salzstreuer an Bord in ihrer Zelle auf- und abtigern. Lieutenant Parks hat mir das Foto eines Übungsobjekts gezeigt, dessentwegen ein Schmuggelneuling auf der Krankenstation gelandet war. Es handelte sich um die Papphülse einer Toilettenpapierrolle, in deren Enden man Deostifte gesteckt hatte und die anschließend mit Klebeband umwickelt worden war. »Wie Sie sehen können«, betonte Parks in seiner gewohnt trockenen Art, »handelt es sich um ein relativ großes Objekt.« (Rodriguez hingegen war der Meinung, es sei eine Wette gewesen.)

»Um Risswunden am After zu vermeiden, muss die Dehnung kontinuierlich über einen Zeitraum von mehreren Wochen oder Monaten praktiziert werden.« Dieses Zitat stammt aus einer Fachzeitschrift, allerdings nicht aus einem Fachorgan der Strafvollzugsbranche und auch nicht der Notfallmedizin oder der Proktologie. Es ist vielmehr dem *Journal of Homosexuality* entnommen. Weder in einer Vollzugs- noch in einer Proktologiezeitschrift würde unmittelbar darauf folgender Satz stehen: »Rowan und Gillette (1978) beschrieben den Fall eines Mannes, dem es sexuellen Genuss bereitete, sein Rektum mit einer Fahrradpumpe aufzupumpen.«

Luft und Wasser (in Form von Einläufen) sind der sicherste Weg, eine Dehnung zum Zwecke der Luststeigerung herbeizuführen. Der Grund hierfür ist, dass sie problemlos und zuverlässig wieder entfernt werden können. (Eine Ausnahme stellen indes Flüssigkeiten dar, die sich zu einer festen Masse verhärten. Vergleiche hierzu »Rectal Impaction following Enema with Concrete Mix« (»Rektale Verkeilung nach Einlauf mit Betonmischung«). Feste Gegenstände hingegen neigen dazu, »einem wegzuflutschen«, so der Gastroenterologe Mike Jones. »Der eingeführte Gegenstand ist voller Gleitmittel, man hat Gleitmittel an den Händen, befindet sich im Zustand höchster Erregung und versucht dann, nach dem Gegenstand zu greifen, und schwups ist er auch schon weg.« Die dadurch aufkommende Panik macht die Sache nicht besser. Wie bereits erläutert, ziehen sich die Muskeln bei Nervosität krampfhaft zusammen.

Die einschlägige notfallmedizinische Literatur ist voller Substantive, die man eigentlich nicht in einer Fachzeitschrift erwarten würde: Ölkännchen, Pastinake, Rinderhorn, Regenschirmgriff. Das bevorzugte Verb in diesem Zusammenhang ist übrigens »extrahieren«. »Diese Saugwirkung muss durchbrochen werden, um derartige Glasbehälter zu extrahieren.« »Der in das Rektum eingegossene Beton wurde ohne Zwischenfall extrahiert.«

In einem Artikel zu diesem Thema wurden 35 Notfälle untersucht. Alle diese Fälle waren Männer. Eine Erklärung dafür, warum dieses Problem vorwiegend Männer betrifft, ist in dem bereits erwähnten, im *Journal of Homosexuality* erschienenen Artikel zu finden: »Bei Männern führt die Dehnung des Rektums … zu einem zunehmenden Druck auf die Prostata und die Samenbläschen, was Empfindungen hervorruft, die von manchen Personen als sexuell interpretiert werden können.« (Der Autor – oder vielleicht gibt es ja mehrere Autoren mit demselben Namen – scheint ein Mann mit sehr breit gefächerten Interessen zu sein. Auf *Goodreads.com* fand ich eine Liste all seiner Bücher. Sie beginnt mit dem Titel *Colorado above Treeline* (»Colorado oberhalb der Baumgrenze«). Das nächste Werk ist *Life of a Soldier on the Western Frontier* (»Das Leben eines Soldaten im westlichen Grenzland«). Und dann, eingebettet zwischen *Medicine in the Old West* (»Medizin im alten Westen«) und *Exploring the Colorado High Country* (»Streifzüge durch das Hochland Colorados«) findet man schließlich *The Enema: A Textbook and Reference Manual* (»Der Einlauf: Ein Lehr- und Handbuch«).

Jede thematische Auseinandersetzung mit der Sexualität des Verdauungstrakts muss unweigerlich auf den After zu sprechen kommen. Das Analgewebe weist mit die höchste Dichte an Nervenenden im menschlichen Körper auf. Und das muss es auch. Es benötigt eine Menge Informationen, um die ihm zugewiesene Aufgabe zu erfüllen. Der After muss genau erkennen können, was da gerade an die Tür klopft: Ist es fest, flüssig oder gasförmig? Und dann muss er gezielt entweder alle drei oder nur einen Teil davon entweichen lassen. Eine Fehlinterpretation kann böse Folgen haben.

Oder wie Mike Jones es formulierte: »Da will man ungern danebenliegen.« Leute, die etwas von Anatomie verstehen, sind häufig tief beeindruckt von den Heldentaten des ordinären Anus. »Sie müssen Folgendes bedenken«, meinte Robert Rosenbluth, ein Arzt, den ich ganz am Anfang meiner Recherchen zu diesem Buch kennenlernte. »Kein Ingenieur der Welt könnte einen derart multifunktionalen und fein abgestimmten Apparat konstruieren, wie es der After ist. Jemanden ein Arschloch zu nennen, ist im Grunde ein Riesenkompliment.«

Was ich hiermit sagen will, ist, dass nervenreiches Gewebe, ungeachtet seiner Funktion im Alltag, häufig eine erogene Zone darstellt. Ist bei all diesen Leuten, die in der Notaufnahme landen, also lediglich das Analspielzeug versehentlich ins Körperinnere geflutscht?

Jein. Die Tatsache, dass der After eine reizempfindliche Stelle ist, erklärt nicht den Mann mit der Zitrone und dem Cremetiegel. Und sie erklärt auch nicht 402 Steine. Genauso wenig bietet sie eine Erklärung für brachioproktische Erotik.* Forschungsarbeiten des Sexualwissenschaftlers Thomas Lowry aus den 1980er Jahren bestätigen die Existenz einer eigenstän-

* Ein Begriff, den der Sexualforscher Thomas Lowry geprägt hat. Im Rahmen seiner Bemühungen zur Erforschung des sogenannten »Fisting« beziehungsweise Faustverkehrs fand sich Lowry in der unangenehmen Situation wieder, Briefe an ihm gänzlich unbekannte Menschen in wissenschaftlichen Einrichtungen zu verfassen, die wie folgt anhoben: »Sehr geehrter Herr Dr. Brender, wir hatten uns vor etlichen Monaten am Telefon über ›Fistfucking‹ unterhalten. Sie erwähnten damals zwei in chirurgischen Zeitschriften erschienene Artikel.« Da es keinen wissenschaftlichen Fachbegriff dafür gab, dachte sich Lowry schließlich einen aus. »Ich habe den Ausdruck vor Kurzem mal gegoogelt«, berichtete er mir, »und gesehen, dass es inzwischen über 2000 Treffer für ›brachioproctic eroticism‹ gibt. Da musste ich schmunzeln.«

digen und enthusiastischen Gruppe von Menschen, denen die Empfindung des Gedehnt- beziehungsweise Ausgefülltwerdens besonderes Vergnügen bereitet. Lowry schickte mir eine Kopie seines Artikels sowie den Fragebogen, den er für die Datenerhebung benutzt hatte. In Frage 12 war die Abbildung eines Arms zu sehen; darunter stand folgende Anleitung: »Bitte markieren Sie mit einem Strich, wie tief Sie maximal schon einmal penetriert worden sind.« Ich belasse es bei dem Hinweis, dass der After, so außerordentlich empfindlich er auch sein mag, nicht im Zentrum der Leidenschaften dieser Menschen steht. Ich belasse es bei dem Hinweis, dass manche Leute gerne Streifzüge durch das Hochland Colorados unternehmen.

Mike Jones erklärt das Phänomen der durch Dehnung hervorgerufenen Erregung damit, dass dabei dieselben neuronalen Pfade zum Gehirn genutzt werden: Stuhlgang, Orgasmus und Erregung fallen sämtlich in den Zuständigkeitsbereich der Sakralnerven. Die massive Dehnung der Scheide während der Entbindung kann gelegentlich einen Orgasmus hervorrufen, genau wie auch zumindest einer amüsanten Fallstudie zufolge die Defäkation.

In diesem Zusammenhang drängt sich mir jedoch noch eine andere Frage auf, für die ich im Voraus um Verzeihung bitten möchte. Wenn es einen auf direktestem Weg zum Gipfel der Lust befördert, das Rektum mit Steinen oder Beton oder Armen zu füllen, weshalb wird Verstopfung dann durchweg als eine solche Qual empfunden? Oder wird sie das gar nicht? Gibt es Menschen, die mittels selbst produzierter Füllmasse zu sexueller Befriedigung gelangen? Kann es vorkommen, dass der Drang zu kommen dem Drang zu müssen in die Parade fährt?

Zunächst behelligte ich William Whitehead mit diesen Fragen. »Einem Großteil der viszeralen Empfindungen scheint eine sogenannte janusköpfige Funktion zuzukommen«, konnte ich ihm entlocken – sprich, Lust und Schmerz sind zwei Seiten derselben Medaille. Die Frage nach der Verstopfung hatte er damit elegant umgangen. Da ich ihm nicht auf die Weichteile gehen wollte, gab ich die Frage an Mike Jones weiter.

»Meiner Meinung nach besteht der Unterschied darin, dass Verstopfung in den seltensten Fällen bewusst herbeigeführt wird.« Worauf Jones hinauswollte, war vermutlich, dass sexuelle Erregung immer auch von den Mitspielern und den Umständen abhängt. Zwischen Pingpongbällen und verhärteten Kotballen besteht ebenso ein Unterschied wie zwischen Geschlechtsverkehr und einem Pap-Abstrich.

Die meisten Anhänger von durch die Hintertür erfolgenden Aktivitäten stehen vermutlich auf ein Kombimenü verschiedener rektaler und analer Empfindungen. Warum sonst hätte jemand die Analvioline erfunden? Agnew beschreibt diesen ungewöhnlichen Gegenstand als eine Elfenbeinkugel, an der eine Darmsaite befestigt ist. »Die Kugel wird in das Rektum eingeführt, während ein Partner mit einer Art Geigenbogen über die damit verbundene Saite streicht. Auf diese Weise werden Vibrationen an die sensiblen Endorgane des Afters übermittelt« und die Nachbarn in Erstaunen versetzt.

Meine Frage, ob rektales Schmuggeln eine »verdeckte« Form von »analer Selbstbefriedigung« sein könnte, habe ich Rodriguez dann letztlich gar nicht gestellt. (Der Ausdruck bezieht sich auf die Befriedigung analer sexueller Bedürfnisse mittels scheinbar nicht sexueller Verhaltensweisen.) Mein Eindruck ist, dass ein Verstecken gar nicht nötig ist: Männer im Gefängnis können mit ihren analen Absichten recht offen umgehen. Wenn ein Häftling sich ein iPhone in den Mastdarm schiebt, tut er dies, weil er es selbst benutzen oder verkaufen will. Steckt er sich hingegen eine Klobürste hinein, geht es ihm um etwas weniger offen Aussprechbares. Rodriguez hat mir diese Geschichte erzählt. »Sie haben ihn mit einer Tragbahre weggeschafft, Mann. Der *Griff* hat herausgeschaut.«

Ich berichtete Rodriguez von den 402 Steinen.

»Das Rektum ist dehnbar. Das kannst du mir glauben.«

Auch wenn bisher noch kein Terrorist eine Bombe in seinem Verdauungskanal detonieren ließ, sind Explosionen innerhalb des Magen-Darm-Trakts doch verhältnismäßig gut dokumentiert. Blähungen bestehen vor allem aus Wasserstoff, vermischt mit (bei einem Drittel der Menschen) Methan. Beide Gase sind brennbar, wie sich gelegentlich in Endoskopieabteilungen zeigt. So ist in Jahrgang 36 der Fachzeitschrift *Endoscopy* nachzulesen: »Unmittelbar nachdem durch die Argon-Plasma-Koagulation der erste Funke erzeugt wurde, trat eine laute Explosion im Dickdarm auf.« Und in Jahrgang 39: »Unmittelbar zu Beginn der Verödung der ersten Angiodysplasien mittels Argon-Plasma-Koagulation fand eine laute Gasexplosion statt.« Und schließlich in der Fachzeitschrift *Gastrointestinal Endoscopy*, Jahrgang 67: »Die Autoren berichteten von einer lauten Gasexplosion, die während der Behandlung der ersten der Angiodysplasien zu hören war.« Darmgase sind nicht immer lustig.

Douzième année. — N° 580. Huit pages : CINQ centimes Dimanche 18 Mars 1900

Le Petit Parisien

TOUS LES JOURS
Le Petit Parisien
5 CENTIMES.

SUPPLÉMENT LITTÉRAIRE ILLUSTRÉ

DIRECTION: 18, rue d'Enghien, PARIS

TOUS LES JEUDIS
SUPPLÉMENT LITTÉRAIRE
5 CENTIMES.

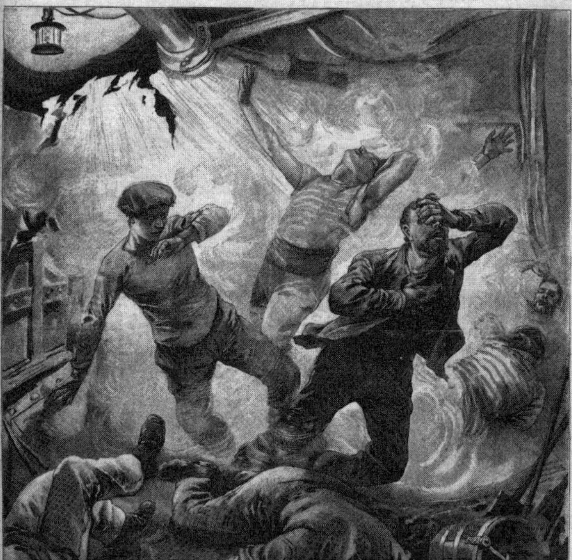

TERRIBLE EXPLOSION A BORD DU PAQUEBOT « LA FRANCE »

12 Spiel mit dem Feuer

Wie man mit Wasserstoff und Methan jede Menge Spaß haben kann

Die Gefahren, die von brennbaren* Darmgasen ausgehen, waren bereits lange bevor man Leuten einen Kauter in den Allerwertesten schob, wohlbekannt. Lässt man Mist einfach liegen, wird er von Bakterien in elementarere Bestandteile aufgespalten, wie einem jeder Bauer bestätigen wird. Manche dieser Bestandteile können Landwirte als Düngemittel verwenden, indem sie sie von ihrer Jauchegrube auf ihre Felder ausbringen.** Andere wiederum – wie etwa Wasserstoff

* Das englische Wort »flammable« (»brennbar«, »entzündlich«) ist eine sicherheitsbewusste Variante von »inflammable«, die wir der National Fire Protection Association zu verdanken haben. In den 1920er Jahren drängte die Vereinigung darauf, das Wort »flammable« zu verwenden, aus Sorge darüber, dass die Vorsilbe *in* von manchen Leuten eventuell als »nicht« verstanden werden könnte – was es ja bei »intolerant« auch bedeutet, wohingegen sich das *in* in diesem Fall von »en« (dt. »ent-«) herleitet, wie etwa im Wort »enflame« (»entflammen«). Auch wenn sich vermutlich genau dieselben Leute fragen werden, warum es unbedingt nötig war, Schilder aufzustellen, die vor dem Vorhandensein von *nicht entzündlichem* Gas warnen.

** »Denken Sie an Ihre Nachbarn«, mahnt der *Southeast Iowa Snouts & Tails Newsletter.* »Fragen Sie nach, ob in der Nachbarschaft irgendwelche Veranstaltungen im Freien geplant sind (beispielsweise Hochzeiten, Grillpartys oder Ähnliches). So können Sie vermeiden, direkt vor einer solchen Veranstaltung Gülle auszubringen.« Dies scheint nicht zu gelten, wenn Ihre Nachbarn ebenfalls einen Schweinezuchtbetrieb führen. Der nächste Artikel in besagtem Rundschreiben handelt von einer Vorführung von Gülleeinarbeitungstechniken, »gefolgt von einem kostenlosen Mittagessen«.

und Methan – können einem das Dach vom Schweinestall reißen.

Methan und Wasserstoff sind explosionsfähig, wenn ihre Konzentration 4 bis 5 Prozent überschreitet. Der Schaum, der sich in einer Jauchegrube über der Gülle bildet, besteht zu 60 Prozent aus Methan. Landwirte wissen dies unter Umständen, ihre Familien jedoch nicht immer. Was erklärt, weshalb die Lehrplaneinheit »Sicherheit auf dem Bauernhof« des landwirtschaftlichen Beratungsdiensts der University of Minnesota eine Anleitung zum Basteln eines »Jauchegruben-Schaukastens« enthält, der im Kursraum aufgestellt werden kann. (»Man braucht: ... eine Spielzeugkuh, ein Spielzeugschwein und einen Spielzeugochsen [im Maßstab 1:32], ein Aquarium, ein Pfund trockenen, kompostierten Mist ... und Schokoküsse von Hershey's, um den Dung auf der Bodenoberfläche zu simulieren [optional].«)

Ähnlich wie ein Jauchegruben-Schaukasten ist auch der menschliche Dickdarm eine im Maßstab verkleinerte Version eines Bioabfall-Sammelbehälters. Der Dickdarm ist eine anaerobe Umgebung, was bedeutet, dass Methan produzierende Bakterien darin den sauerstofffreien Lebensraum vorfinden, den sie brauchen, um zu gedeihen. Zudem ist er bis oben hin voll mit gärfähigen Abfällen. Wie in Jauchegruben, so zersetzen Bakterien auch im Darm den Abfall, um sich davon zu ernähren. Dabei entstehen gasförmige Nebenprodukte, vor allem Wasserstoff. Dieses Gas wird zu Ihrer Blähung. Ein Flatus besteht bis zu 80 Prozent aus Wasserstoff. Etwa ein Drittel aller Menschen ist darüber hinaus von Bakterien befallen, die Methan produzieren – ein wesentlicher Bestandteil des »Erdgases«, das Energieversorger liefern. (Und mindestens zwei Drittel aller Menschen sind von dem Glauben befallen, dass die Fürze von Methanproduzenten mit blauer Flamme verbrennen, ähnlich der Zündflamme eines Gasherds. Leider förderte eine Suche auf YouTube keine diesbezüglichen Nachweise zutage.)

Die Entzündlichkeit von Methan und Wasserstoff ist mit ein Grund für die scheinbar übertrieben langwierige Darmentleerung vor einer Darmspiegelung. Wenn Gastroenterologen während einer Untersuchung zufällig einen Darmpolypen entdecken, entfernen sie ihn, da sie nun schon einmal drin sind, für gewöhnlich gleich mit. Dabei verwenden sie eine Polypektomieschlinge mit Elektrokoagulationsoption, um die Blutung zu stillen. Und natürlich wollen sie nicht Gefahr laufen, einen gefährlichen Einschluss mit brennbarem Gas zu entzünden – wie es im Sommer 1977 in Frankreich geschah … mit tödlichen Folgen.

Ein 69-jähriger Mann wurde damals in die gastroenterologische Abteilung eines Universitätskrankenhauses in Nancy eingeliefert. Nachdem die Stromstärke auf 4 mA eingestellt worden war, begann der behandelnde Arzt mit einer simplen Polypektomie. Acht Sekunden später war eine Explosion zu hören. »Der Patient schnellte nach oben und fiel vom Endoskopietisch herunter«, ist in dem zugehörigen Fallbericht nachzulesen; das Koloskop wurde »vollständig ejiziert« (französisch für » torpedogleich aus dem Rektum geschleudert«).

Das war merkwürdig, hatte sich der französische Arzt doch exakt an die Anweisungen zur Vorbereitung einer Koloskopie gehalten. Der Schuldige war in diesem Fall das Abführmittel. Das Krankenhauspersonal hatte eine Mannitlösung verordnet, einen Zuckeralkohol ähnlich dem Sorbit, dem mutmaßlich abführenden Wirkstoff in Trockenpflaumen. Obwohl der Dickdarm des Mannes keine Fäkalien mehr enthielt, befanden sich darin immer noch Bakterien, hungrige Bakterien, die sich an dem Mannit gütlich taten und ausreichend Wasserstoff produzierten, um ein innerliches Hindenburg-Szenario auszulösen. Im Rahmen einer fünf Jahre später durchgeführten Studie fand man in sechs von zehn Patienten, die zur Vorbereitung der Koloskopie Mannit erhalten hatten, potenziell explosionsfähige Wasserstoff- beziehungsweise Methankonzentrationen.

Das ist aber keine Entschuldigung, Ihre Darmspiegelung aufzuschieben. Mannit wird heutzutage nämlich gar nicht mehr verwendet, außerdem blasen Ärzte während der Darmspiegelung inzwischen routinemäßig Luft oder nicht entflammbares Kohlenstoffdioxid in den Dickdarm, wodurch mögliche Wasserstoff- oder Methaneinschlüsse verdünnt werden. (Das Aufblasen des Dickdarms hilft dem Arzt auch dabei, zu sehen, was er gerade tut. Und es lässt die mächtigen Blähungswellen entstehen, die nach der Koloskopie durch den Aufwachraum schallen.)

Außerhalb des Körpers stellen Wasserstoff und Methan aus dem Darm keinerlei Gefahr dar. Lässt man einen Darmwind entweichen, vermischen sich die Gase mit der im Raum vorhandenen Luft, wodurch ihre Konzentration auf ein Maß deutlich unterhalb der Brennbarkeit sinkt. Wie jeder, der schon einmal »Furz anzünden« bei Youtube eingetippt hat, weiß, muss das Streichholz genau in dem Moment, in dem der Darmwind aus dem Körper entweicht, mit dem Gas in Berührung kommen.

In den Anfangstagen des Weltraumprogramms machte sich die NASA große Sorgen, dass sich im Inneren der winzigen, luftdicht verschlossenen Raumkapseln brennbare Darmgase der Astronauten anreichern könnten. Ein Forscher, der in den 1960er Jahren mit einem Vortrag auf der Konferenz »Ernährung im Weltraum und damit verbundene Abfallprobleme« vertreten war, schlug deshalb vor, die Astronauten sollten »aus demjenigen Teil der Bevölkerung« ausgewählt werden, »der wenig oder kein Methan beziehungsweise Wasserstoff produziert«. Die NASA beschäftigte zu jener Zeit den Flatusexperten Michael Levitt – mit dem Sie in Kürze Bekanntschaft machen werden – als Berater. Levitt versicherte ihnen, dass die Kapseln groß genug seien und die Luft darin ausreichend zirkulieren könne, sodass es unwahrscheinlich sei, dass sich gefährliche Konzentrationen an Wasserstoff und Methan bilden würden. Die NASA war verständlicherweise auf der Hut. Die Entscheidung, die Kapseln mit reinem Sauerstoff zu füllen, hatte einige Zeit zuvor zum Tod aller drei Apollo-1-Astronauten geführt, als während eines Tests auf der Startrampe ein Funken ein heftiges Feuer entfacht hatte.

An einem Wintermorgen im Jahr 1890 lehnte sich ein junger britischer Fabrikarbeiter aus dem Bett, um nach der Uhrzeit zu sehen. Der Tag war noch nicht angebrochen, die Straßen von Manchester lagen im Dunkeln und die Fensterläden waren geschlossen. Als er ein Streichholz anzündete, um die Zeiger seiner Uhr erkennen zu können, musste er zufällig rülpsen. »Zu seiner Verwunderung«, schrieb Dr. James McNaught im *British Medical Journal,* »fing das Gas Feuer, verbrannte sein Gesicht und seine Lippen und steckte seinen Schnurrbart in Brand.«

Fälle von »entzündlicher Eruktation« – McNaught führt acht weitere Beispiele an – geben große Rätsel auf. Bei dem Gas in einem typischen Rülpser handelt es sich nämlich entweder um Kohlenstoffdioxid (von kohlensäurehaltigen Getränken) oder um Luft, die beim Essen oder Trinken verschluckt wurde, beides nicht brennbare Gase. Anders als der Dickdarm produziert ein gesunder menschlicher Magen weder Wasserstoff noch Methan. Aufgabe der Magensäure ist es, Mikroorganismen abzutöten; und ohne diese kann es nicht zu Gärungsprozessen kommen, bei denen Wasserstoff oder Methan entsteht. Aber selbst wenn einige wenige Bakterien im Magen überleben – und manche Arten sind sehr wohl dazu fähig, wie wir inzwischen wissen –, wird der Speisebrei zu schnell in den Dünndarm abgegeben, als dass der Gärungsprozess weit voranschreiten könnte.

McNaught griff nach seiner Magensonde. Seit der letzten Mahlzeit des Fabrikarbeiters waren fünf Stunden vergangen; der Magen hätte also normalerweise ausreichend Zeit gehabt, um seine Pflichten zu erfüllen und den Speisebrei in den Dünndarm weiterzugeben. Dennoch beförderte die Sonde 0,7 Liter einer sauer riechenden, suppenartigen Masse zutage, in der noch »klumpige* Nahrungsbestandteile« schwammen. Und die jede Menge Gas enthielt, gut sichtbar als blubbernde Schaumkrone, die brodelte und spritzte wie die Flüssigkeit im Becherglas eines durchgeknallten Wissenschaftlers.

Um das Gas zu identifizieren und auf seine Brennbarkeit zu untersuchen, hätte McNaught es lediglich oberhalb der Flüssigkeit auffangen und anzünden müssen. Aber das wäre ja langweilig gewesen. Also zitierte er den Mann an einem anderen Tag erneut in seine Praxis. Durch einen Schlauch leitete er Wasser in den ungezogenen Magen, um das Gas zu verdrängen. Gleichzeitig hielt er eine Flamme an den unsichtbaren Gasstrom, der aus dem Mund des Mannes quoll. »Als Ergebnis hiervon ... bildete sich eine Flamme von solchen Ausmaß, dass

* Der englische Fachbegriff hierfür lautet »grumous« (»klumpig«, »geronnen«) und ist nur eines von vielen ausdrucksstarken Wörtern, die es verdient hätten, der Sphäre der Medizinwörterbücher enthoben und in den Alltagswortschatz aufgenommen zu werden. Gleiches gilt für »perniziös« (»gutartig«), »Periblebsie« (»das Stieren, starre Umherblicken eines Wahnsinnigen«) und »makulös« (»mit Bildung von Flecken, fleckig«).

sowohl der Patient als auch ich selbst erschraken.« Vielleicht schließe ich hier von mir auf andere, doch irgendwie kam es mir bei der Lektüre so vor, als könnte McNaught an manchen Stellen eine diebische Freude nur schlecht verhehlen. Welch ein Unterschied zu der huldvollen hippokratischen Prosa, die für das *British Medical Journal* so typisch ist. Besäße ich eine Approbation als Ärztin, wäre ich wohl eine Dr. McNaught, fürchte ich.

Es stellte sich heraus, dass das Essen aufgrund von Strikturen des Pylorus, des Schließmuskels am Magenausgang, ungewöhnlich lange im Magen des jungen Mannes verblieb. Zudem behauptete McNaught, säurebeständige, gasproduzierende Bakterienstämme kultiviert zu haben. Kohlenhydrate plus Bakterien plus Zeit und Körperwärme ist gleich Gärung.

Aber was ist dann mit Kühen? Die Geschichte hatte mich neugierig gemacht. Wie wir zuvor gelernt haben, ist der Pansen im Grunde eine riesige Gärgrube, ein kolossaler, von Bakterien bewohnter Slum. Eine grasende Kuh kann pro Tag fast 400 Liter Methan produzieren, die, wie es für Magengase üblich ist, durch das Maul entweichen. Müsste da nicht das Anzünden von Kuhrülpsern unter gelangweilten Jugendlichen auf dem Land ein mindestens genauso beliebter nächtlicher Zeitvertreib sein wie das Küheschubsen? Wie kommt es, dass ich, obwohl ich in New Hampshire aufwuchs, noch nie eine Kuh rülpsen gehört habe? Mein Agrarwissenschaftskumpel Ed DePeters wusste, warum. Wenn sich ein Wiederkäuer aufgebläht fühlt und Platz im Pansen schaffen muss, stößt er zwar Methan aus, doch anstatt es aufzustoßen, kann er seine inneren Röhren so verschieben, dass das Gas zurück in die Lunge geleitet und dann leise ausgeatmet wird. Für einen Springbock in der Savanne kann dies überlebenswichtig sein. »In freier Wildbahn verstecken sich Huftiere normalerweise irgendwo, während sie wiederkäuen«, erklärte DePeters. »Falls nämlich ein Löwe vorbeikommt und einen lauten Rülpser hört…« Sayonara, liebe Antilope.

Auch Schlangen rülpsen nicht, allerdings sind sie unter bestimmten Umständen in der Lage, eine brennbare Eruktation von buchstäblich fantastischen Ausmaßen hervorzubringen. Für diese Geschichte verabschieden wir uns von Ed DePeters in seinen wasserdichten Gummistiefeln und seiner Truckercap und wenden uns wieder einmal unserem Experten für Schlangenverdauung in Alabama, Stephen Secor, zu. Zunächst einige Hintergrundinformationen: Zahlreiche pflanzenfressende Tiere haben keinen Pansen. Aus diesem Grund findet die Gärung bei ihnen teilweise im Blinddarm statt, einer sackförmigen Ausstülpung am Übergang zwischen Dünndarm und Dickdarm. In der Regel besitzen solche Pflanzenfresser – Pferde, Kaninchen, Koalas, um nur drei zu nennen – daher einen überdurchschnittlich großen Blinddarm. Pythons und Boas ebenfalls, was Secor stutzig gemacht hat, da beide Schlangenarten Fleischfresser sind. Wofür, fragte er sich, braucht ein Raubtier einen Verdauungsabschnitt für pflanzliche Nahrung? Secor stellte die Theorie auf, dass sich bei diesen Schlangen ein Blinddarm entwickelt habe, damit sie so auch das Pflanzenmaterial in den Mägen ihrer Beute verdauen und verwerten können.

Um seine Theorie zu überprüfen, verfütterte Secor an etliche Pythons in seinem Labor Ratten* und schloss die Schlan-

* Diese können über die Website *RodentPro.com* in großen Mengen käuflich erworben werden. Das Leben auf RodentPro ist vergleichsweise billig. Ein extrakleiner »Pinky« (eine einen Tag alte, nackte gefrorene Futtermaus) kostet lediglich 16 US-Cent. Des Weiteren kann man wählen zwischen »Fuzzies« (zehn bis fünfzehn Tage alte Mäuse mit Haaransatz), weißen »Peach Fuzzies« (»genau die richtige Größe, wenn ein Pinky zu klein und

gen anschließend an einen Gaschromatografen an. Über einen Zeitraum von vier Tagen hinweg, während die Ratten im Ganzen verdaut wurden, dokumentierte er die Wasserstoffkonzentration beim Ausatmen. Zwar beobachtete er einen steilen Anstieg, jedoch trat dieser auf, lange bevor die Ratte im Blinddarm der Pythons angekommen war. Daher vermutete Secor, dass die Wasserstoffkonzentration sich immer dann erhöhte, wenn eine verwesende, gasgefüllte Ratte innerhalb einer Python zerplatzte. Der Verdacht bestätigte sich. Die Wasserstoffkonzentration war extrem hoch. Secor war auf eine biologische Erklärung für die Legende des feuerspeienden Drachen gestoßen. Bleiben Sie dran, die Geschichte ist wirklich klasse.

Blättern Sie im Kalender einige Jahrtausende zurück und stellen Sie sich vor, Sie wären in ein haariges Outfit gewandet und würden eine Python nach Hause schleifen, die Sie soeben gejagt haben. Wobei »gejagt« vermutlich der falsche Ausdruck ist. Die Python war nämlich gerade dabei, eine komplette Gazelle zu verdauen, und somit nicht in der Lage, zu kämpfen oder zu fliehen. Sie kamen um die Ecke und da lag sie, ein Turducken* à la Neandertal. Genauer gesagt, eine Gazython. Die Tatsache, dass die Gazelle schon halb verwest ist, stört Sie nicht weiter. Der Frühmensch war nicht nur ein

ein Fuzzy zu groß ist«) und »Springern«, vor Kurzem entwöhnten und erwachsenen Mäusen. Futterratten und Meerschweinchen gibt es wie T-Shirts in den Größen XS, S, M, L, XL und XXL. RodentPro bietet sogar Geschenkgutscheine an. Denn wie könnte man schöner sagen »Ich liebe dich« als mit toten Nagetieren im Wert von 100 Dollar, die einem bis vor die Haustür geliefert werden?

* Das englische Kofferwort »turducken« (gebildet aus turkey (»Truthahn«), »duck« (»Ente«) und »chicken« (»Hähnchen«)) bezeichnet einen traditionellen Festtagsbraten, bestehend aus ineinandergestopftem Huhn, Ente und Truthahn (A. d. Ü.).

Jäger, sondern auch ein Aasfresser. An stinkendes Fleisch war er gewöhnt. Und genau jene Fäulnisgase sind entscheidend für unsere Geschichte, die ich nun an Secor übergebe.

»Die Python ist also vollgefüllt mit Gas. Sie legen sie neben das Lagerfeuer, Sie haben ja vor, sie zu verspeisen. Dann versetzt ihr jemand einen Tritt oder setzt seinen Fuß darauf und sofort kommt der ganze Wasserstoff herausgeschossen.« Wie das heutige Sie und Ich – anders als das Sie und Ich des Pleistozän – wissen, ist Wasserstoff ab einer Konzentration von 4 Prozent brennbar. Der aus einem verwesenden Tier entweichende Wasserstoff hat, wie Stephen Secor nachweisen konnte, eine Konzentration von etwa 10 Prozent. Secor gab ein flammenwerfendes Wusssch-Geräusch von sich. »Und da haben Sie Ihre feuerspeiende Schlange. Jede Menge Stoff für Geschichten. Und nach mehreren Tausend Jahren hat sich daraus eine schöne Legende entwickelt.« Er recherchierte ein wenig. Die ältesten Geschichten von feuerspuckenden Drachen stammen aus Afrika und Südchina: genau die Regionen, in denen die Riesenschlangen leben.

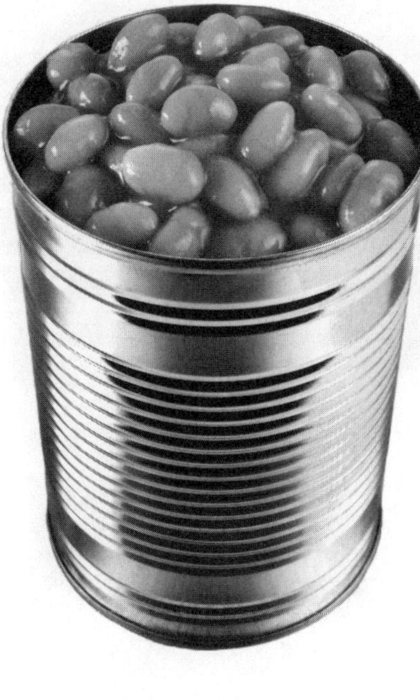

13 Der aufgeblähte Tote

Und andere vergnügliche Anekdoten aus der Geschichte der Flatulenzforschung

Dieselbe Eigenschaft, die Mylar neben Latex zum bevorzugten Material für Partyballons macht, hat der Polyesterfolie auch einen Platz in der modernen Flatulenzforschung gesichert. Mylar ist luftdicht. Ihr mit Helium gefüllter Gute-Besserung-Ballon aus Mylar wird noch schweben, wenn Sie schon längst wieder aus dem Krankenhaus entlassen worden sind. Hätte jemand den Mylar-Ballon, den ich 1995 im Rahmen einer Flatulenzstudie aufblies, aufbewahrt, würde er vermutlich immer noch das Gas enthalten, das ich produzierte, indem ich in der Kantine des Kligerman Regional Digestive Disease Center 300 Gramm Chili verputzte.

Alan Kligerman ist *der* Kligerman des Kligerman-Zentrums und gleichzeitig das »Ak« in AkPharma, dem Unternehmen, das das Zentrum gegründet und das blähungshemmende Medikament Beano entwickelt hat. Bei dem in Beano enthaltenen Wirkstoff handelt es sich um ein Enzym, das bestimmte komplexe Kohlenhydrate spaltet. Diese werden als Oligosaccharide bezeichnet und kommen in großen Mengen in Bohnen und anderen Hülsenfrüchten vor. Da Ihr Dünndarm diese komplexen Kohlenhydrate nicht aufnehmen kann, wandern sie weiter in Ihren Dickdarm, wo Bakterien, die über das notwendige Enzym verfügen, sie aufspalten – und dabei jede Menge Wasserstoff produzieren. Übersetzt heißt das: Bohnen verursachen Blähungen. Indem man dem Chili, solange es noch auf dem Tisch steht, Beano hinzufügt, kann man dies verhindern. Es ist, als würde ein Assistent die Bohnen für einen vorverdauen.

Ich hatte Kligermans Labor besucht, weil ich einen Artikel darüber für eine Zeitschrift verfassen wollte. Zwar habe ich noch meine Notizen und Interviewabschriften sowie einen blaugrünen Beano-Windbreaker*, den Kligerman mir damals geschenkt hatte, doch an die Einzelheiten kann ich mich nur noch vage erinnern. Ich weiß noch, dass ich mit Kligerman und Betty Corson, der Stimme der Beano-Hotline, an einem Tisch saß und mein genau abgewogenes Chili verzehrte. Laut meinen Notizen muss auch ein Mann namens Len dabei gewesen sein. Meine Tischnachbarn aßen ebenfalls von dem Chili, obwohl sie nicht an der Studie teilnahmen. Sie mochten wohl einfach Bohnen oder hatten sich daran gewöhnt, sie zu mögen, denn AkPharma kaufte sie in großen Mengen ein und in den Schränken der Mitarbeiterküche waren immer ein paar Dosen zu finden.

»Es kann schon mal vorkommen, dass ich mir eine Dose schwarzer Bohnen aufmache und die ganze Dose leer esse«, erklärte Betty.

Len nickte. »Ich schnappe mir öfter eine Dose Baked Beans und schütte die Flüssigkeit ab. Das ist dann mein Mittagessen. Ich gebe es ungern zu, aber ich gehöre zu den 50 Prozent der Amerikaner, denen Bohnen keinen Ärger machen.«

Wenn ein Mitarbeiter von AkPharma erklärt, jemandem würden Bohnen Ärger machen, spielt er damit nicht auf das beschämende Gefühl an, das durch die mit Blähungen einher-

* Nur ein Beispiel für die cleveren Marketingideen von AkPharma. (»To break wind« heißt übersetzt »einen Darmwind entweichen lassen«, A. d. Ü.) Darüber hinaus trat Beano auch als Sponsor eines Teams von Ballonsportlern bei einem bekannten Heißluftballonrennen in Erscheinung.

gehenden Geräusche und Gerüche verursacht wird. (Wasserstoff und Methan sind ja, wie wir inzwischen wissen, geruchlos.) Mit »Ärger machen« meint er das Unwohlsein und die Schmerzen, die dadurch entstehen, dass sich der Dickdarm mit Gas füllt. Wenn sich der Dickdarm aufbläht, werden Dehnungsrezeptoren aktiviert, die eine Nachricht an das Gehirn senden. Und das Gehirn gibt diese an Sie als Schmerz weiter. Wie bei den meisten Schmerzen handelt es sich auch in diesem Fall um ein Alarmsignal. Weil ein Dehnungsgefühl eine Vorstufe zum Platzen sein kann, ist Ihrem Gehirn sehr daran gelegen, Sie wissen zu lassen, was da unten vor sich geht.

Je älter man wird, desto schlaffer werden die Muskeln des Dickdarms und desto leichter bläht sich das Organ auf. Wie Len fröhlich bemerkte: »Wir werden überall schlaffer, sowohl innen als auch außen.« Laut seiner Aussage sind 60 Prozent der Beano-Käufer älter als 55. Menschen, die an einer koronaren Herzkrankheit leiden, wird vonseiten der Ärzte häufig geraten, Fett und rotes Fleisch zu meiden und als alternative Eiweißquelle stattdessen Bohnen auf den Speiseplan zu setzen. »Manche stehen einige Zeit später wieder in der Praxis«, so Kligerman, »und erklären ihrem Arzt: ›Lieber riskiere ich einen zweiten Herzinfarkt, als noch mal solche Blähungen zu erleben.‹« In den 1980er Jahren, als man Fett fürchtete wie der Teufel das Weihwasser, verteilten Kardiologen Beano-Proben gleich flaschenweise.

Die zweite Lebensmittelgruppe, die den Darm im mittleren Alter plagt, sind Milchprodukte. Etwa 75 Prozent aller Asiaten, Afroamerikaner und Native Americans fehlt Laktase, ein in den Dünndarm abgegebenes Enzym, das Laktose spaltet. Laktose ist ein Zucker, der in Milch und Milchprodukten vorkommt. Bei hellhäutigen Amerikanern europäischen Ursprungs sind es ungefähr 25 Prozent. Die meisten Menschen können Milchzucker verdauen, solange sie jung sind. Mit zunehmendem Alter jedoch verlieren sie diese Fähigkeit allmählich. »Ist man erst einmal aus dem Säuglingsalter heraus, gibt es keinen biologischen Grund mehr, warum man Laktose zu sich nehmen sollte«, erklärt Kligerman. Würde die Milchlobby nicht kontinuierlich Menschen zum Milchkonsum bewegen (man denke nur an den in den USA omnipräsenten Slogan »Got milk?«), würde die Vorstellung von gläserweise Milch trinkenden Erwachsenen in unseren Breiten vermutlich genauso merkwürdig anmuten wie in einem Großteil der übrigen Welt.

Milchprodukte folgen demselben biologischen Handlungsverlauf wie Bohnen. Einem widerspenstigen Kohlenhydrat gelingt es, intakt bis in den Dickdarm vorzudringen, da es der Dünndarm nicht in etwas Resorbierbares aufspalten konnte. Nun rücken ihm die dortigen Bakterien zuleibe, wobei sie ganze Wasserstoffwolken ausstoßen. Eine unzureichende Resorption von Laktose, eine sogenannte Milchzuckerunverträglichkeit (und auch eine Glutenunverträglichkeit), kann von Gastroenterologen leicht diagnostiziert werden. In der San Francisco Bay Area, wo ich lebe, setzen die Menschen allerdings lieber auf Selbstdiagnosen. Und damit auf Fehldiagnosen. »Milchzucker wird häufig zusammen mit Milchfett verdaut, und große Mengen Fett sind natürlich belastend für den Darm«, erläutert der Gastroenterologe Mike Jones. »Leute, die behaupten, an einer Laktoseintoleranz zu leiden, sind häufig ebenfalls der Meinung, von einer Glutenunverträglichkeit betroffen zu sein. Und meistens haben sie weder für das eine noch für das andere irgendeinen Beweis.«

Echte Laktoseunverträglichkeit ist kein Zuckerschlecken. Eine solche war auch der Auslöser für den gewaltigen Flatus des mit einem Pseudonym bedachten Patienten A. O. Sutalf, der 1974 dokumentiert und über den später auf den ehrwürdigen Seiten des *New England Journal of Medicine* berichtet wurde. Mr Sutalf, dessen Identität bis heute ein streng gehütetes Geheimnis ist, ließ im Durchschnitt 34-mal am Tag eine Darmblähung entweichen. Demgegenüber pupst ein Erwachsener ohne Laktoseintoleranz im Schnitt nicht öfter als 22-mal am Tag*, wobei zu zwei verschiedenen Zeitpunkten Höchstwerte erzielt werden: fünf Stunden nach dem Mittagessen und fünf Stunden nach dem Abendessen. Len war der Meinung, dass die Menschen an der um 17 Uhr beobachteten Spitze zumindest teilweise selbst schuld seien: »Während der Arbeit hat man die ganze Zeit versucht, es zu unterdrücken, und sobald man dann im Auto sitzt und nach Hause fahren will, lässt man es raus.«

Woraufhin Kligerman die Stirn runzelte. Schon vorher, als Len eine Geschichte erzählen wollte, die mit den Worten: »In meinem ersten Jahr an der Uni wohnte auf meinem Stockwerk ein Typ, der …« begann, war Kligerman ihm über den Mund gefahren: »Das ist kein Thema, über das man Witze macht.«

Als Kligerman aufstand, um ans Telefon zu gehen, rutschte ich mit dem Stuhl näher an Betty Corson heran. Ich wollte wissen, wer so alles in letzter Zeit bei der Beano-Hotline angerufen hatte. Sie erzählte mir von einer Frau, deren Freund ständig rechts ranfuhr, um »den Reifendruck zu prüfen«. Typischerweise sind es jedoch eher Frauen, zumeist aus der Generation meiner Mutter, die nicht wollen, dass sie irgendjemand unter

* Ich brachte Levitt einen Fresszettel eines anonym bleiben wollenden Familienmitglieds mit, das zwei Tage lang eine Strichliste geführt hatte. Insgesamt verzeichnete die Person einmal 35 und einmal 39 Windabgänge. »Ja ja, das kenne ich«, meinte Levitt dazu, »jedes Mal, wenn ich einen Vortrag halte, kommt danach jemand auf mich zu und meint, 22 sei viel zu niedrig.«

irgendwelchen Umständen dabei hört. Wie die an Blähungen leidende Nonne aus dem Kloster Holy Spirit-Corpus Christi Monastery, die am Vormittag angerufen hatte. »Sie hat ganz leise gesprochen«, meinte Corson.

Doch warum streicht man dann Hülsenfrüchte nicht einfach vom Speiseplan? Manche Leute könnten das nicht, erwiderte Corson. Ich forderte sie auf, mir einen einzigen Fall zu nennen, bei dem ein menschliches Wesen gezwungen wurde, Bohnen zu essen. Sie konterte mit »Bohnenmusverkostern«. Die gibt es wirklich und sie haben auch schon bei der Hotline angerufen. »Können Sie sich das vorstellen?« Sie schlug mit der Hand auf den Tisch. »Ungelogen.« Nachdem sich Kligerman vom Tisch erhoben hatte, war die Unterhaltung gleich etwas ungezwungener geworden.

Ich kenne noch eine Kategorie von Menschen, die gegen ihren Willen Bohnen essen müssen. Insassen, die sich in staatlichen Gefängnissen in Einzelhaft befinden, bekommen gelegentlich ein einziges, zwar nahrhaftes und nährstoffreiches, jedoch völlig unappetitliches Essen namens Nutraloaf vorgesetzt. (Oft handelt es sich dabei um Strafgefangene, die zuvor jemanden mit ihrem Besteck angegriffen haben. Nutraloaf, eine Art Auflauf, ist eine vollständige Mahlzeit, für deren Verzehr man lediglich die Hände braucht.) Bohnen sind stets eine Hauptzutat, genau wie Semmelbrösel, Vollkornmehl und Kohl: alles Inhaltsstoffe, die zu heftigen Blähungen führen. Häftlinge in mehreren US-Bundesstaaten haben dagegen geklagt mit der Begründung, dass dreimal täglich Nutraloaf eine grausame und unübliche Form der Bestrafung darstelle. In dem Artikel, den ich las, ging es vor allem um den Geschmack, doch höchstwahrscheinlich könnte ein älterer Strafgefangener als Klagegrund genausogut Blähungsschmerzen geltend machen.

Als Kligerman zurückkam, hatte er einen Gegenstand dabei, der aussah wie eine Kartoffelchipstüte mit einem Schnorchelgerät an einem Ende. Er erklärte, er müsse erst noch den Ausgangswert bestimmen, bevor ich meine Bohnen esse. Er reichte mir das Gerät. »Wenn Sie dann mal bitte ...«

Hier am Tisch? Doch es stellte sich schnell heraus, dass das Schnorchelding, wie im Prinzip jedes Schnorchelding, in den Mund genommen und nicht in das Rektum eingeführt werden musste. Ich war zugleich erleichtert und enttäuscht: Er wollte einen Wasserstoffatemtest durchführen. Wenn man weiß, wie viel Wasserstoff jemand durch den Mund ausatmet, lässt sich leicht hochrechnen, welche Wasserstoffmenge er rektal abgibt. Der Grund dafür ist, dass ein fester Prozentsatz des im Dickdarm produzierten Wasserstoffs ins Blut aufgenommen, zu den Lungen hochtransportiert und dann ausgeatmet wird. Dank des Wasserstoffatemtests steht Flatulenzforschern eine simple und konsistente Methode zur Messung der Gasproduktion zur Verfügung, die es der Versuchsperson zudem erspart, in einen Ballon zu furzen.

Noch bis in die 1970er Jahre war dies allerdings Usus. Ein pensionierter Bohnenwissenschaftler erzählte mir die Geschichte eines Flatusforschungsprojekts, das ein gewisser Colin Leakey* an einer ernährungswissenschaftlichen Einrichtung in Chipping Camden, in der Nähe von Stratford-upon-Avon, durchgeführt hat. Wäre ich ein Tourist auf der Durchreise gewesen, hätte ich vermutlich die Geburtsstadt Shakespeares links liegen gelassen und wäre stattdessen nach Chipping Camden gedüst, um einen Blick auf das Forschungsgeschehen zu erhaschen. »Die Probanden gingen in Hemden

* In diesem Zusammenhang ein äußerst passender Name: »Leaky« heißt zu Deutsch »undicht«, »leck« (A. d. Ü.).

umher und es führte ein Schlauch aus ihnen heraus, um sie herum und dann nach oben in einen Ballon.« Auf der anderen Seite des Atlantiks bastelten J. M. Beazell und A. C. Ivy im Jahr 1941 eine ähnliche Apparatur zusammen: »Das Gas wurde in einem dickwandigen Gummiballon aufgefangen, und zwar vermittels eines 22 Charrière großen Darmrohrs, das etwa 10 cm weit in das Rektum eingebracht wurde. Um das Rohr in Position zu halten, wurde an der Stelle, wo es das Rektum verließ, ein breiter Kofferdamstreifen angebracht; das Rohr wurde alsdann eng an der Gesäßfalte anliegend nach oben geführt und mithilfe von Klebeband am Unterleib und am Rücken befestigt. Dank dieser Vorrichtung konnten sich die Probanden problemlos umherbewegen und waren in ihrem körperlichen Wohlbehagen erstaunlicherweise kaum beeinträchtigt.«

Da hätten sich die Forscher jedoch in die eigene Tasche gelogen, meint Michael Levitt. »Darmrohre … sind unbequem, neigen dazu, zu verstopfen, und können nicht über einen längeren Zeitraum bei Versuchspersonen verwendet werden, die abgesehen von der beschriebenen Intervention ihre sonstigen Lebensbedingungen beibehielten«, schrieb er in einem 1996 erschienenen wissenschaftlichen Artikel. Für Messungen des Gasvolumens bevorzugt er die »flatografische Aufzeichnungsmethode«, bei der Versuchspersonen in einem speziellen Tagebuch jeden »Abgang« festhalten. Das Verfahren ist allerdings nicht hundertprozentig zuverlässig, da bei den Windabgängen verschiedener Menschen unter Umständen höchst unterschiedliche Gasmengen entweichen, abhängig davon, ob … tja, wie soll ich es sagen, ob es sich bei der Versuchsperson um meinen Mann oder um meine Schwiegermutter handelt. Sprich, ob der Proband die Darmwinde genüsslich entweichen lässt oder versucht, sie zu unterdrücken, und sie deshalb in vielen kleinen pfeifenden Pupsern loslässt, was die flatografische Strichliste fälschlicherweise in die Höhe treibt.

Lee wies auf ein ähnliches Problem hin, das im Zusammenhang mit dem Wasserstoffatemtest zu beobachten ist. Wenn Menschen, typischerweise Frauen, ihre Blähungen unterdrücken, wird das Gas vermehrt in den Blutkreislauf aufgenommen und »tritt folglich durch den Atem aus«. Dadurch wird der im Rahmen eines Atemtests festgestellte Wasserstoffgehalt künstlich nach oben getrieben, was erklären könnte, weshalb es gelegentlich zu der – der eigenen Intuition völlig zuwiderlaufenden – Feststellung kommt, Frauen würden häufiger an Blähungen leiden als Männer.

»Das stimmt doch, oder, Alan?«

Kligerman rührte in seinem Chili. »Ich weiß es nicht, Len. Ich weiß nicht, welches Schicksal einen unterdrückten Furz letztlich ereilt.«

Darmrohre und Wasserstoffatemtestbeutel mögen zwar Nachteile haben, aber dennoch stellen beide eine deutliche Verbesserung der ursprünglichen Methodik dar. Eine der ersten belegbaren Studien zum Thema Flatulenz wurde von dem Pariser Arzt François Magendie durchgeführt. Im Jahr 1816 veröffentliche Magendie einen wissenschaftlichen Artikel mit der Überschrift »Erläuterung zum Darmgas eines gesunden Mannes«. Der Titel ist allerdings irreführend, da der betroffene Mann zwar an keiner Krankheit litt, jedoch bereits tot war und ihm der Kopf fehlte. »In Paris«, so schrieb Magendie in den *Annales de Chimie et de Physique*, »nehmen die zum Tode Verurteilten für gewöhnlich ein oder zwei Stunden vor ihrer Hinrichtung eine leichte Mahlzeit ein.« Mit Rotwein. Hach, so französisch! »Die Verdauung ist daher im Augenblick ihres Todes in vollem Gange.« Von 1814 bis 1815 willigten die Stadtväter von Paris, die anscheinend ebenfalls den Kopf verloren hatten, ein, die Leichen von vier guillotinierten Männern an Magendies Labor herauszugeben, damit dieser die chemische Zusammensetzung von Blähungen untersuchen konnte. Ein bis vier Stunden nachdem die Klinge gefallen war, entnahm Magendie an vier Punkten entlang des Verdauungstrakts Gasproben und maß, was zu messen war.

Einer der Sträflinge, die Magendie »öffnete«, hatte als Bestandteil seiner Henkersmahlzeit Linsen verzehrt. Ich hätte erwartet, dass bei diesem Mann die höchste Wasserstoffkonzentration festgestellt worden war – denn wie wir soeben gelernt haben, sind Hülsenfrüchte der größte Lieferant für vom Dünndarm nicht aufgenommene Kohlenhydrate, auf die sich die hungrigen Bakterien im Dickdarm stürzen. Seltsamerweise wies den höchsten Wasserstoffwert jedoch der Sträfling auf, der »pain de prison et du fromage de Gruyère« verspeist hatte, also Schweizer Hartkäse und »Gefängnisbrot«. Hatten die Pariser Gefängniswärter ihm eine Art französischen Vorläufer von Nutraloaf serviert? Vermutlich nicht. Für zahlreiche Menschen sind auch nicht resorbierte Kohlenhydrate aus Weizen in erheblichem Maße blähungsfördernd. Und wenn man zwei Stunden später ohnehin tot sein wird, gibt es keinen Grund, sich nicht mit Brot vollzustopfen.

Was mich an Magendie, abgesehen von seiner Begeisterung fürs Blutvergießen, verblüffte, war Folgendes: Mithilfe von im Jahr 1814 erhältlichen Instrumenten war er in der Lage, Schwefelwasserstoff nachzuweisen, ein Gas, das typischerweise ein Zehntausendstel des im menschlichen Dickdarm produzierten Gasvolumens ausmacht. Es ist gut möglich, dass es sich bei dem Instrument, das Magendie benutzte, um seine Nase gehandelt hat. Das menschliche Geruchssystem ist in der Lage, den für Schwefelwasserstoff typischen Geruch nach faulen Eiern noch bei einer praktisch nicht mehr vorhandenen Konzentration von 0,02 ppm (Anteile pro eine Million Teile Gas) wahrzunehmen. Obschon Schwefelwasserstoff nur im Spurenbereich vorhanden ist, stellt es laut Michael Levitt im Hinblick auf Flatusgerüche »das geruchsbestimmende Gas« dar. Und er sollte es wissen.

SEWER

14 Man riecht doch, dass da was faul ist

Was übel riechende Darmwinde sonst noch anrichten können, außer Fluchtreflexe auszulösen

Michael Levitt hatte ursprünglich nicht vor, sich mit der Erforschung übel riechender Darmwinde einen Namen zu machen. Das war die Idee seines Stipendienberaters. Der Gaschromatograf hatte gerade erst Einzug in die Labore gehalten und bis dahin hatte noch niemand den Weitblick – oder die Nerven – gehabt, diese Technik auf menschliche Emissionen anzuwenden.

»Er rief mich in sein Büro«, erinnert sich Levitt, »und meinte zu mir: ›Ich finde, Sie sollten zum Thema Blähungen forschen.‹ Ich wollte wissen: ›Warum das denn?‹ Er antwortete: ›Weil Sie ein ziemlicher Stümper sind, und so wäre das, was Sie eventuell entdecken, zumindest neu und Sie hätten etwas zu veröffentlichen.«

Levitt veröffentlichte insgesamt 34 Artikel zum Thema Flatus. Er bestimmte die drei schwefelhaltigen Gase, die verantwortlich für den Flatusgeruch sind. Er wies nach, dass eine Wasserleiche hauptsächlich aufgrund von eingeschlossenem Methangas oben schwimmt und nicht aufgrund von Ballaststoffen oder Fett. Und, was besonders bemerkenswert ist, zumindest für meine Wenigkeit, er erfand die aus Mylar hergestellte, flatuseinfangende »Pluderhose«.

Selbst heute noch, so klagt er, überschatte seine Arbeit auf dem Gebiet der Flatusforschung alle seine sonstigen Leistungen. Levitt und ich sitzen in einem Konferenzsaal ein

Stockwerk über seinem Labor im Minneapolis VA Medical Center.*

Der Ordnung halber sollen im Folgenden ein paar von Michael Levitts sonstigen Beiträgen zur Medizin aufgezählt werden: Er erfand den Wasserstoffatemtest, der ursprünglich nicht zur Messung von Flatulenz entwickelt wurde, sondern um die Malabsorption von Kohlenhydraten im Dünndarm nachzuweisen. Außerdem entzauberte er eine Modediät, die auf dem Verzehr von Nahrungsmitteln aus nicht resorbierbaren Kohlenhydraten beruhte. Des Weiteren wies er nach, dass die schlängelnden Bewegungen der Darmzotten entscheidend sind für die »intestinale Rührbewegung« und für die gesunde Aufnahme von Nährstoffen. »Ich war der Autor des Buchs über intestinale Rührbewegungen.«

Nachdem ich für meinen Geschmack ausreichend viele Anschlussfragen zum Thema intestinale Rührbewegungen gestellt habe, will ich wissen, ob es möglich sei, die Mylar-Pluderhose zu sehen.

Levitt hatte das Kleidungsstück für zwei Studien entwickelt, bei denen sowohl die für übel riechende Blähungen verantwortlichen Gase bestimmt als auch Vorrichtungen getestet werden sollten, die ebendiese Gase angeblich adsorbieren – der offizielle Begriff für das Anlagern von Gasen, Dämpfen oder gelösten Stoffen an die Oberfläche fester Körper. Er weiß nicht genau, wo die Hose aufbewahrt wird, kramt aber ein Foto heraus, auf dem eine Frau in einem Labor die Hose vorführt. In unaufgeblasenem Zustand liegt sie enger am Körper an, als

* Levitt hat ein etwas schiefes Lächeln und eine blasse Haut. Während ich an diesem Kapitel schrieb, war ich mir mit seiner Haarfarbe nicht mehr sicher, also tippte ich seinen Namen und sonstige Identifikationsmerkmale in die Suchmaske der Google-Bildersuche ein. Es erschien ein Foto von einer Dose Baked Beans.

ich gedacht hätte. Das Material ist silberfarben, zerknittert und reflektierend. Es ist die Art von Kleidung, die Ofenkartoffeln tragen.

Ich frage Levitt, ob es schwierig gewesen sei, Freiwillige für die Flatus-Studie zu finden. Dies war nicht der Fall, teilweise auch deshalb, weil die Probanden für ihre Leistungen bezahlt worden sind. Bei Leuten, die sich ihre Blähungen versilbern lassen, handelt es sich mehr oder weniger um den gleichen Personenkreis, der für Geld Blut spendet.

»Viel schwieriger war es«, so Levitt, »Prüfer zu rekrutieren.« Levitt brauchte für seine Studie zwei Geruchsprüfer, die »mehrmals« an den von den insgesamt 16 Versuchspersonen abgegebenen Flatusproben riechen und dann bewerten mussten, wie übel riechend diese jeweils ausfielen – von »geruchlos« bis »äußerst widerwärtig«.* Die Hypothese lautete: Zwischen dem Grad der Widerlichkeit, der Zusammensetzung und dem prozentualen Anteil der drei Schwefelgase in einem Flatus besteht ein Zusammenhang. Was sich dann auch bestätigt hat.

Da er neugierig war, welche olfaktorischen Nuancen die einzelnen Schwefelgase zum Gesamtbouquet des Flatus beitragen, besorgte sich Levitt von einem Chemikalienanbieter Proben der drei Gase. Die Prüfer einigten sich auf die folgenden Deskriptoren: »faule Eier« für Schwefelwasserstoff, das Gas, das am engsten mit dem üblen Gestank in Zusammenhang steht, »verfaulendes Gemüse« für Methanthiol und »süßlich« für Dimethylsulfid. Obwohl es noch andere Gase gibt, die – wenn auch in weitaus geringerem Maße – zum Geruch

* Es geht allerdings noch schlimmer. In einer Studie zu übelriechenden Blähungen bei Hunden, die am Waltham Centre for Pet Nutrition im englischen Leicestershire durchgeführt wurde, lautete das obere Ende der Skala »nicht auszuhaltender Gestank«.

der Blähungen beitragen, sind es zum größten Teil diese drei Duftnoten, in leicht variierenden Zusammensetzungen und Konzentrationen, die die unendliche Duftvielfalt des menschlichen Flatus entstehen lassen. Um Alan Kligerman zu zitieren: »Der Geruch eines Darmwinds ist genauso kennzeichnend für eine Person wie ihr Fingerabdruck.« Nur nicht so leicht zu sichern.

Die ungeheuer große Vielfalt an Flatusgerüchen – die von Person zu Person und von Mahlzeit zu Mahlzeit unterschiedlich ausfallen – stellte die Wissenschaftler in der zweiten Phase der Studie vor ein Dilemma. Denn in dieser ging es um die Bewertung verschiedener geruchshemmender Produkte. Welcher – und wessen – Darmwind sollte als repräsentativ für die Blähung eines Durchschnittsamerikaners gelten? Niemandes, wie sich zeigte. Indem Levitt Durchschnittsmengen, die sich aus den gaschromatografischen Messwerten ergeben hatten, als Rezept und synthetisch hergestellte Gase als Zutaten verwendte, gelang es ihm, im Labor eine Mischung zusammenzubrauen, die den Prüfern zufolge »einen eindeutig unangenehmen, an einen Flatus erinnernden Geruch aufwies«. Er hatte einen Furz nachgebaut. Dieser »künstliche Flatus« kam nun bei der Bewertung verschiedener Aktivkohleprodukte zum Einsatz: Unterwäsche, Slipeinlagen sowie Stuhlkissen. (Erwiesenermaßen werden durch Aktivkohle wirksam Schwefelgase gebunden. In die Luftversorgung der NASA-Raumanzüge sind Aktivkohlefilter eingebaut, damit einem Astronauten sein Furz nicht während seines gesamten Weltraumspaziergangs dreimal pro Minute an der Nase vorbeizieht.)

In einer separaten Studie, bei der das Abgehen von Darmwinden unter Realbedingungen simuliert werden sollte, klebte Levitt seitlich neben den After der Versuchsperson, noch unterhalb der Aktivkohle-Einlage oder -Unterhose, ein Rohr. (Sitzkissen wurden entsprechend festgeschnallt.) Anschließend zog die Versuchsperson die Mylar-Pluderhose über das zu prüfende Produkt, und ein Assistent klebte die Hosenumschläge und den Bund mit Klebeband zu. Levitt drückte auf einen Schalter und augenblicklich kamen zwei Sekunden lang 100 Milliliter der synthetischen Flatusmischung durch das Rohr geschossen – dies entsprach seiner Einschätzung nach der Größe und Lebensspanne eines typischen Pupses. »Unmittelbar nach der Einbringung des Gases«, schrieb Levitt im abschließenden Artikel, »wurde die Luft im Inneren der Pluderhose durch heftiges Beklopfen über einen Zeitraum von 30 Sekunden konstant vermischt.« (Levitt behauptet, keine Videoaufzeichnungen hiervon zu besitzen.) Zuletzt wurde das Gas mittels einer Spritze durch eine Öffnung in der Hose entnommen; anschließend maß Levitt, welche Schwefelgasmenge die Aktivkohle nicht hatte binden können.

Wie sich herausstellte, besteht die Herausforderung darin, das Gas vollständig in Kontakt mit der Aktivkohle zu bringen – in einem luftdichten Raumanzug kein Problem, in einem Businesskostüm jedoch gar nicht so leicht. Sitzkissen erwiesen sich als relativ nutzlos; die meisten Produkte konnten lediglich 20 Prozent der Schwefelgase binden. Mit den Slipeinlagen wurde eine Reduzierung um 55 bis 77 Prozent erreicht. Ihre Wirksamkeit wurde durch »rektale Durchblaseverluste« geschmälert: die Neigung des Darmwinds, an der Einlage abzugleiten und sich seitlich daran vorbeizumogeln, statt in sie einzuströmen. Am besten schnitten die 70 Dollar teuren Unterhosen ab, sie adsorbierten praktisch alle Schwefelgase. Dabei blieb jedoch unklar, wie oft man sie tragen kann, bis sie ihre Wirksamkeit einbüßen. Und angesichts der Kosten, sowohl in finanzieller Hinsicht als auch im Hinblick auf das

Selbstbewusstsein, wäre der Kundenkreis für ein solches Produkt vermutlich eher begrenzt.

Statt Aktivkohle zu tragen beziehungsweise sich in die Unterhose zu kleben, könnte man auch entsprechende Pillen schlucken. Aber diese Option können Sie sich gleich sparen. Auch dazu hat Levitt nämlich bereits eine Studie durchgeführt, und derzufolge haben Aktivkohletabletten keinen »nennenswerten Einfluss auf die Freisetzung von Fäkalgasen«. Levitt vermutet, dass die Bindungsstellen längst gesättigt waren, bis es die Kohle ins Rektum geschafft hatte.

Bismut-Tabletten hingegen – Levitt hat auch diese getestet – reduzieren den Geruch von Schwefelgas um 100 Prozent. Bismut ist das »Bism« in Pepto-Bismol, einem beliebten amerikanischen Medikament gegen Magenbeschwerden. Die tägliche Einnahme von Pepto-Bismol kann den Darm reizen, was bei Bismutsubgallat jedoch nicht der Fall ist. Bismutsubgallat ist der Wirkstoff, der in Devrom, einer innerlich wirkenden, geruchsneutralisierenden Tablette, enthalten ist.

Ich hatte vorher noch nie etwas von Devrom-Tabletten gehört. Dies könnte daran liegen, dass sich etablierte Zeitschriften häufig weigern, die Werbeanzeigen des Unternehmens abzudrucken.* Der Geschäftsführer von Devrom, Jason Mihalopoulos, schickte mir per E-Mail eine ganzseitige Anzeige zu, die er gehofft hatte, in *Readers' Digest* sowie im Magazin der AARP, der American Association of Retired Persons (der amerikanischen Vereinigung für Menschen im Ruhestand), zu schalten. In der Anzeige hält sich ein lächeln-

* Eine Ausnahme stellt die *Saturday Evening Post* dar. Die *Post* scheint ohnehin recht tolerant und unempfindlich zu sein, was drastische medizinische Textbeiträge angeht, wie der im November 2011 erschienene Artikel »Beulen und Knoten an Ihrem Haustier: Was steckt dahinter?« beweist.

des, grauhaariges Paar im Arm, über dem in fetten Lettern die Überschrift »Übel riechende Flatulenz? Kein Thema mehr, seit wir Devrom benutzen!« prangt. Mihalopoulos wurde gesagt, er dürfe weder die Formulierung »übel riechende Flatulenz« noch die Wörter »Gestank« oder »Stuhl« verwenden. Eine der Zeitschriften schlug vor, den Anzeigentext dahingehend zu verändern, dass er besage, das Produkt »eliminiere Darmgase«, aber genau das tut Devrom eben nicht. Beano tut das. Daher werden Sie, außer Sie sind zufällig Leser des *Journal of Wound, Ostomy & Continence Nursing* oder des *International Journal of Obesity Surgery*, das glückliche, innerlich desodorierte Devrom-Paar leider nicht zu Gesicht bekommen.

Unangenehm riechende Blähungen werden in der Mainstream-Werbung stärker und nachhaltiger tabuisiert als Kondome und selbst Vibratoren, die inzwischen ab und zu in anzüglichen Werbespots im Kabelfernsehen angepriesen werden (wenn auch immer noch unter dem jahrhundertealten Euphemismus »Massagegerät«). Mihalopoulos erzählte mir, dass die TV-Redakteure einer Dokumentarsendung auf CNBC, in der es um skurrile Geschäftsideen ging, sich weigerten, einen Beitrag über Parthenon zu senden, das familiengeführte Unternehmen, das Devrom herstellt. »Niemand hört gerne Blähungen«, seufzte er und fügte dann schnell hinzu, dass er das Wort gemeint habe.

Angesichts der offensichtlichen Wirkmächtigkeit des Tabus fragte ich mich, wer denn eigentlich für die Devrom-Anzeige posiert hat. Wie viel muss man Leuten bezahlen, damit sie bereit sind, in einer ganzseitigen Anzeige einer überregionalen Zeitschrift zu erscheinen, in der von übel riechenden Blähungen die Rede ist?

»Ach so, nein. Es würde mich doch sehr wundern, wenn sich jemand freiwillig für eine unsere Anzeigen ablichten lassen würde«, erwiderte Mihalopoulos. »Es handelt sich um eine Stockfotografie.« Das bedeutet, dass jeder, gegen eine Gebühr, das Foto für welchen Zweck auch immer veröffentlichen darf. Das Paar hat vermutlich keine Ahnung von der Anzeige. Überlegen Sie es sich also besser zweimal, bevor Sie einen Modelvertrag unterschreiben.*

Bei den meisten Devrom-Käufern handelt es sich um Leute, die angesichts ihrer Verdauungssituation mildernde Umstände geltend machen können. Ihnen wurde beispielsweise ein Magenband eingesetzt oder ein Magenbypass gelegt, um eine Gewichtsreduktion zu erzielen, oder ihnen wurde ein erkrankter Darm ganz oder teilweise entfernt und sie müssen ihren Stuhl nun in einen Stomabeutel entleeren. Mihalopoulos erläuterte, dass der Beutel, abhängig davon, in welcher Höhe sich der künstliche Darmausgang befindet, alle paar Stunden geleert werden müsse. Je weniger Zeit der Speisebrei im Dickdarm verbringt, desto weniger Wasser wird ihm entzogen. Und je dünnflüssiger die Ausscheidungen sind, desto mehr Oberfläche ist der Luft ausgesetzt und desto mehr flüchtige Stoffe können entweichen und in die Nase gelangen. »Wenn man zum Beispiel am Flughafen auf die Toilette geht…« – Mihalopoulos hielt kurz inne, um zu überlegen, wohin ihn sein Gedankengang führte –, »merkt man sofort, wenn jemand nebenan seinen Beutel leert.«

Redeten wir jetzt überhaupt noch von Blähungen? »Doch, durchaus«, meinte Mihalopoulos. Er erklärte, dass manche Leute, die auf einen Stomabeutel angewiesen sind, diesen

* Damals in den 1980ern, als ja jeder ein bisschen schräg aussah, ließen mein Freund Tim und seine Brüder Pressebilder von ihrer Band machen. Die Bildrechte daran verkauften sie irgendwann an eine Bildagentur. Jahre später tauchte eines dieser Bilder auf einer Glückwunschkarte auf, auf der Innenseite war zu lesen: »Grüße aus dem Deppenclub«.

zuweilen auf einer Seite kurz öffnen, um etwas Gas entweichen zu lassen. »Wie bei Tupper-Dosen.«*

Mihalopoulos hatte keine Daten darüber vorliegen, wie viele Menschen Devrom nicht aus medizinischen Gründen benutzen, sondern um ihren »stinknormalen« Flatusgeruch zu entschärfen. Ich vermute, es sind nicht allzu viele, und ich glaube, ich weiß auch, warum. Der Grund, weshalb innerlich wirkende Geruchsneutralisierer noch nicht den Sprung in den Massenmarkt geschafft haben, ist denkbar simpel. Ich lasse an dieser Stelle Alan Kligerman, den Erfinder von Beano, zu Wort kommen, der ihn Ihnen verrät: »Ich habe mich mit zahlreichen Leuten über dieses Thema unterhalten – und zwar offen und ehrlich. Dabei ist mir noch niemand begegnet, der im Grunde seines Herzens etwas gegen den Geruch der eigenen Fürze gehabt hätte.« Und im Gegensatz zu Mundgeruch oder Käsefüßen betreffen »übel riechende Blähungen« jeden.** Und damit im Grunde niemanden.

* Bevor Sie jetzt sagen, dass das richtige Verb für das luftdichte Verschließen von Tupperware-Behältern »rülpsen« und nicht »furzen« lautet, lassen Sie mich kurz die Worte einer Tupperware-Sprecherin wiederholen, die ich im Jahr 1998 interviewte: »Wir sprechen inzwischen nicht mehr von »rülpsen«. Wenn wir über das typische Tupper-Geräusch sprechen, sagen wir: ›Wir bringen den Verschluss zum Flüstern.‹« Ich finde nicht, dass »flüstern« einen angemessenen Ersatz für »rülpsen« darstellt, aber immerhin ist es eine wunderbar poetische Umschreibung für einen geräuschlos abgehenden Darmwind. Fürwahr, Horatio, selbst ihr Flüstern macht mich trunken.

** Auch wenn manche mehr damit zu kämpfen haben als andere. Dies hängt von der individuellen Darmflora ab. Manche Leute sind schlicht von einer größeren Menge schwefelproduzierender Bakterien besiedelt. Diese lassen sich übrigens am liebsten im absteigenden Dickdarm nieder, dem Darmabschnitt, welcher dem Rektum am nächsten liegt, was auch der Grund dafür ist, weshalb übel riechende Darmwinde normalerweise recht warm sind. Der Kompostiervorgang findet direkt neben dem Ausgang statt, daher ist der Flatus, in den Worten des Gastroenterologen Mike Jones, »hot off the press«.

Wie die erste Odol-Flasche wird auch die erste Flasche Devrom häufig anonym von einem Kollegen dagelassen oder vom Ehepartner gekauft, bestätigte Mihalopoulos. »Den Leuten selbst macht es gar nichts aus«, sagte er, womit er den Geruch, nicht den Kauf meinte. Levitt wiederum erzählte mir, dass auf Cocktailpartys andauernd Frauen auf ihn zukämen und sich über die Darmgase ihrer Ehemänner beklagten. Hingegen habe sich noch kein einziger Mann bei ihm über seine Frau beschwert, und das trotz der folgenden (von Levitt) wissenschaftlich bewiesenen Tatsache: »Der Flatus von Frauen weist eine signifikant höhere Schwefelwasserstoffkonzentration auf und wurde von beiden Prüfern als deutlich übel riechender empfunden.« (Dies wird jedoch wahrscheinlich durch das »größere Gasvolumen« wettgemacht, das Männer »pro Abgang« entweichen lassen.)

Die einfachste Strategie, falls man von übel riechenden Blähungsanfällen heimgesucht wird, ist, sich einfach nicht darum zu scheren. Oder den Rat eines mir bekannten Gastroenterologen zu befolgen: Schaffen Sie sich einen Hund an, dem Sie dann die Schuld geben können. Abgesehen davon könnte man versuchen, bestimmte Lebensmittel zu meiden, und zwar solche, die den Bakterien das nötige Ausgangsmaterial für die Produktion von Schwefelverbindungen liefern. Der Hauptsünder ist rotes Fleisch.* Auch Kohlgemüse (Brokkoli,

* Verwesendes Eiweiß stinkt: »gereifter« Käse, faule Eier, Leichen, die abgestorbene Haut an Ihrer Fußsohle. Beim »Mundgeruch am Morgen« handelt es sich um Schwefelwasserstoff, der von Bakterien freigesetzt wird, welche sich von den abgestoßenen Zellen der Zunge ernähren. Normalerweise werden die Ablagerungen durch den Speichel weggewaschen, doch nachts atmet man acht Stunden lang durch den Mund und produziert daher weniger Speichel. Der üble Geruch ist stets eine Warnung: Dieses Lebensmittel enthält eine Menge Bakterien und ist (abhängig davon, um welche Bakterien es sich handelt) potenziell krankheitserregend. Die furchterregendsten,

Weißkohl, Rosenkohl, Blumenkohl) kann Gerüche in Umlauf bringen. Ebenso wie Knoblauch, getrocknete und geschwefelte Früchte (zum Beispiel Aprikosen), bestimmte aromatische Gewürze sowie, aus noch ungeklärten Gründen, Bier. Kurzum, so viele leckere Sachen, dass eine vernünftige Person meiner Meinung nach lieber die Blähungen in Kauf nehmen sollte, als auf all diese Köstlichkeiten zu verzichten.

Beseelt von dem heimlichen Wunsch, Michael Levitt könne auf die Schnelle eine Ladung künstlicher Blähungen zusammenmixen, fahre ich nach Minnesota. Ich bin neugierig, wie gut die Wissenschaft die Natur nachahmen kann. Levitt lächelt eines dieser Platzhalterlächeln, durch das man einen Moment Zeit gewinnt, um sein Nein zu formulieren. Er beschließt, sich nicht selbst um mich zu kümmern, sondern mich und mein Anliegen auf seine Forschungspartnerin Julie Furne abzuwälzen, die die benötigten Inhaltsstoffe unten bei sich im Labor hat. Ihr Name kommt mir bekannt vor. Wie sich herausstellt, war sie einer der beiden Geruchsprüfer in Levitts Pluderhosen-Studie.

Viel hat sich seither für Julie Furne nicht geändert. Wir treffen sie im Labor an, wo sie mithilfe einer Spritze Gas aus einem Kunststoffröhrchen entnimmt, in dem ein rosinengroßer Kothaufen einer Ratte bei 37 Grad inkubiert wurde. (Sie und Levitt erforschen zurzeit den Zusammenhang zwischen im Darm vorkommendem Schwefelwasserstoff und entzündlichen Darmerkrankungen. Mehr darüber in Kürze.)

stinkendsten Landesküchen kann man in Gegenden antreffen, in denen sowohl Nahrungsmittel als auch die Möglichkeit, diese zu kühlen, knapp sind. Im ländlichen Sudan werden fermentierte (also verwesende) Raupen und Frösche gegessen; wer es weniger proteinhaltig mag, trinkt Kälberurin. Womöglich ein Grund mehr, weshalb der Tourismus im Sudan nur schleppend in Gang kommt.

Furne hat unlängst die Fünfzig überschritten. Ihr braunes Haar schimmert am Ansatz bereits silbergrau, doch sie hat sich einen mädchenhaften Humor bewahrt. Statt eines Laborkittels trägt sie einen Cardigan in gedecktem Orange, ein Vintage-Modell aus den Fünfzigern, wie ich vermute. Früher einmal hätte man sich so eine Strickjacke vor das Gesicht halten und daran Spuren von Haarspray oder hausgemachtem Schmorbraten riechen können. Heute ist das vermutlich anders.

»Das ist Mary«, stellt mich Levitt seiner Kollegin vor. »Sie würde gerne an ein paar Gasen riechen. Aber bring sie nicht um.«

Schwefelwasserstoff ist Molekül für Molekül genauso gefährlich wie Cyanid. Dies könnte erklären, weshalb der Mensch eine derart ausgeprägte Geruchsempfindlichkeit gegenüber diesem Gas entwickelt hat. Ein widerlicher Gestank ist unangenehm, aber oft hilfreich, wenn es darum geht, am Leben zu bleiben. Wie bei jedem Gift, so ist auch in diesem Fall die Dosis entscheidend dafür, ob ein Stoff tödlich wirkt oder nicht. Die Schwefelwasserstoffkonzentration in einem unangenehm riechenden menschlichen Furz beträgt 1 bis 3 Teile pro Million. Das ist harmlos. Erhöht man dies jedoch auf 1000 Teile pro Million – eine Konzentration, die in Jauchegruben und Abwassertanks durchaus vorkommen kann –, können bereits einige wenige Atemzüge zu Atemlähmung und Erstickung führen. Arbeiter sterben so häufig daran, dass zwei Ärzte in einer medizinischen Fachzeitschrift eigens einen Begriff dafür geprägt haben: die Dunglunge.* Schwefelwasserstoff kann so schnell tödlich wirken, dass Berufsgenossenschaften und andere Institutionen, die sich für die Sicherheit auf

* Einer der Ärzte hieß Dr. Crapo (engl. »crap« = Scheiße). Man sollte meinen, dass gerade er solche Wortspielereien schon lange nicht mehr lustig findet.

Bauernhöfen und am Arbeitsplatz einsetzen, darauf bestehen, dass jeder, der in eine Dunggrube steigt oder versucht, ein verstopftes Abflussrohr zu reinigen, ein umluftunabhängiges Atemschutzgerät trägt. Was erklären könnte, weshalb mein Mann und ich in San Francisco einmal einen Mann gesehen haben, der in einem Taucheranzug mit einer Saugglocke über der Schulter den Gehweg entlangspazierte. »Das muss ja eine üble Verstopfung gewesen sein«, meinte Ed damals.

Vor diesem Hintergrund ist es äußerst treffend, dass man dem Teufel nachsagt, er rieche nach Schwefel. Schwefelwasserstoff ist ein teuflischer Killer. Sein verräterischer Gestank nach faulen Eiern, der bei einer Konzentration von 10 Teilen pro Million himmelschreiend offensichtlich ist, ist bereits ab Konzentrationen von 150 Teilen pro Million nicht mehr wahrnehmbar – er lähmt die Geruchsnerven. So kann es vorkommen, dass Arbeitskollegen und Familienmitglieder ohne zu zögern in eine Güllegrube steigen, um einer am Boden liegenden Person zu Hilfe zu eilen, weil es keinen Geruch mehr gibt, der sie warnen könnte. Ganze Familien sind auf diese Weise bereits in einer verhängnisvollen »Todeskette« ausgelöscht worden.

Schwefelwasserstoff ist eine zuverlässige Methode, um sich selbst umzubringen – und die Leute, die einen retten wollen, gleich mit. In 80 Prozent aller Selbstmorde in den USA, die mithilfe von Schwefelwasserstoff verübt wurden, verursachten die Gase bei den Rettungskräften und anderen Personen, die versucht hatten, zu helfen, Benommenheit und Übelkeit. Ein Selbstmord in Japan führte dazu, dass 350 Nachbarn evakuiert werden mussten.

»Fragen Sie Julie, wie sie sich gefühlt hat«, ruft mir Levitt beim Hinausgehen über die Schulter hinweg zu. Furne hatte am Tag ihrer Schulung als Flatusgeruchsprüferin befürchtet, sich vergiftet zu haben. Ihr war »speiübel« und sie hatte den ganzen Abend lang Kopfschmerzen. Der Vegetarier und Ernährungsreformer John Harvey Kellog schrieb, er kenne »kräftige junge Männer«, die in einem Labor mit den »Darmausscheidungen eines Fleischessers« hantiert und davon heftige Kopfschmerzattacken erlitten hätten.

Der aus dem Kunststoffröhrchen mit den sich zersetzenden Fäkalien der Ratte E2 entnommene Schwefelwasserstoff weist eine Konzentration von 1000 Teilen pro Million auf. »So ganz unverdünnt sollten Sie also besser nicht daran riechen«, rät Furne. Sie blickt zur Seite und liest eine imaginäre Schlagzeile vor: »AUTORIN AN FÄKALGERUCH GESTORBEN«. Furne spricht mit dem gemütlichen Akzent des nördlichen mittleren Westens. Sie klingt wie Marge aus dem Film *Fargo*, verdünnt auf eine nicht letale Konzentration.

Allerdings reden wir hier von reinem Schwefelwasserstoff, der in einem Röhrchen seine giftige Wirkung versprüht. Was ist mit Konzentrationen, wie sie üblicherweise vorkommen? Können diese unter Umständen ebenfalls schädlich sein? Stellen Leute, die an Blähungen leiden, eine Gefahr für die öffentliche Gesundheit dar? James Whorton, der Verfasser des Werks *Inner Hygiene*, zitiert darin einen Arzt aus dem 19. Jahrhundert, der dies für möglich hielt. Seine an Flatulenz leidenden Patienten hielt er dazu an, zum Wohle ihrer Familie und ihrer Freunde ihre Darmwinde zu unterdrücken. Er donnerte: »Es ist genauso ein Verbrechen, einen Nachbarn mit Gas zu vergiften, wie ihn mit einem greifbareren Gift zu töten.« Könnte darin ein Körnchen Wahrheit stecken, zum Beispiel wenn man sich in einem geschlossenen Raum befindet? Wenn es kalt ist, erzähle ich Furne, schlafe ich manchmal mit dem Kopf unter der Decke. Winter ist Rosenkohlzeit, und Rosenkohl ist Eds Lieblingsbeilage.

Furne versichert mir, dass selbst unter einer warmen Daunendecke ausreichend Luft vorhanden ist, um den Schwefelwasserstoff des Gatten zu verdünnen und unschädlich zu machen. Als ich bei Levitt per E-Mail nachhakte, bestätigte er, dass eine das Gas passiv einatmende Person keinen Grund zur Beunruhigung habe.

Besonders im Vergleich mit dem Verursacher. Wer eine Blähung entweichen lässt, ist dem Schwefelwasserstoff, dadurch dass dieser durch die Dickdarmschleimhaut absorbiert wird, in »relativ hohem Maße ausgesetzt«. Oder wie es John Harvey Kellogg in leicht empörtem Tonfall formulierte: »Wenn bereits das bloße Einatmen der stark verdünnten flüchtigen Gifte, die jener verfaulenden Substanz entsteigen, derart unangenehme Auswirkungen nach sich zieht, wie viel gravierender müssen dann erst die Folgen sein, wenn durch das Zurückbehalten im Körper … ihr gesamter giftiger Gehalt aufgenommen und in das Blut aufgesaugt wird und dann durch den Körper zirkuliert?« Levitt hatte rasch hinzugefügt, dass bisher wissenschaftlich nicht nachgewiesen werden konnte, dass die Absorption von Schwefelwasserstoff – oder irgendeinem anderen im Dickdarm befindlichen Faulgasbestandteil – in den Blutkreislauf schädlich sei.

Wenn es um die eigene Gesundheit geht, ist die Öffentlichkeit jedoch selten an wissenschaftlichen Nachweisen interessiert. Die meisten Leute vertrauen ihrer Intuition deutlich mehr als irgendwelchen Studien. Und die Theorie hinter dem Phänomen der fäkalen Selbstvergiftung – alias Autointoxikation – leuchtet intuitiv ein. »[Die Leute] schlussfolgerten, dass es dem Körper am besten gehe, wenn er möglichst frei von Fäkalien sei, da diese ja schmutzig und voller Schadstoffe seien«, schrieb Walter Alvarez in einem klugen Aufsatz, der 1919 im *Journal of the American Medical Association* erschien und eine Trendwende einläutete. Damals dachte man, je kürzer »fäkulente«, also kotige Gifte im Dickdarm verweilten, desto weniger davon werde ins Blut aufgenommen und umso gesünder sei man. Bei der Autointoxikation handelte es sich um eine der am weitesten verbreiteten und langlebigsten Ideen in der langen, aufgeblähten Geschichte der medizinischen Pseudowissenschaft.

Als Diagnose und Gesundheits-Modewort erlebte die Autointoxikation Anfang des 19. Jahrhunderts ihre Blütezeit. Sie war ein natürlicher Ableger der »Miasmentheorie«. Vom frühen bis zum späten 19. Jahrhundert, als man noch nicht wusste, welche Rolle Mikroorganismen und Insekten bei der Entstehung und Verbreitung von Krankheiten spielen, wurde die Hauptschuld unspezifischen giftigen Gasen – beziehungsweise Miasmen – angelastet, die aus offenen Abwasserkanälen, Müllhalden oder sogar Gräbern ausdünsteten.

Und wer an die Gefährlichkeit von Miasmen glaubte, für den war es kein großer Sprung mehr, das Abwasser im eigenen Körper für schädlich zu halten. Verkäufer von Abführmitteln und Klistiergeräten versuchten, Profit aus diesem Zusammenhang zu schlagen, indem sie den Dickdarm als »menschliches Plumpsklo«, »verstopftes Abwasserrohr« oder »Tod und Verseuchung bringende Jauchegrube« bezeichneten. In Whortons Buch ist eine Zeitschriftenanzeige für das französische Abführmittel Jubol abgebildet, in der winzige uniformierte Männchen mit Scheuerbürsten und Eimern auf Händen und Knien einen Dickdarm schrubben, wie Arbeiter in den Pariser Abwasserkanälen.*

* Herzloserweise hielt es Jubol nicht für nötig, seine imaginären Arbeiter mit winzigen Gesichtsmasken auszustatten. Oder Schuhen! Die Arbeiter im Darm waren tatsächlich barfuß! In Wirklichkeit sind es jedoch die Menschen in der französischen Kanalisation, die unsere Sorge verdienen, und

Dabei spielte es keine Rolle, dass weder die konkreten Gifte noch die Mechanismen, durch die sie ihre angeblich schädliche Wirkung entfalten sollten, bekannt waren oder benannt werden konnten. Im Reich der Quacksalberei ist es besser, vage zu bleiben. »Es befriedigte ein Bedürfnis«, schrieb Whorton, »dem sich die Medizin bisher in jedem Zeitalter gegenübersah, denn es bietet eine Erklärung und eine Diagnose für all die verzweifelten Patienten, die darauf beharren, krank zu seien, jedoch nicht in der Lage sind, dem Arzt irgendeine klare organische Ursache zu präsentieren, die dies belegen könnte.« Autointoxikation war das Gluten des frühen 20. Jahrhunderts.

Scheindiagnosen bringen Scheintherapien hervor. Um die Wende vom 19. zum 20. Jahrhundert war das Ausspülen des Dickdarms ein lukratives Geschäft, weitaus lukrativer noch als heute, und nirgendwo war dies offensichtlicher als in der West Sixty-Fifth Street 134 in New York. In dem dreistöckigen rötlichen Sandsteingebäude befand sich der Sitz des Tyrrell's Hygienic Institute, das sich der Herstellung und übertrieben aufgeblähten Vermarktung des J.B.L.-Cascade-Darmklistiers verschrieben hatte. J.B.L. stand für »Joy Beauty Life«, was suggerierte, dass man sich mit den 12,30 Dollar »Freude, Schönheit und Leben« erwarb und damit etwas wesentlich Erhabeneres als lediglich ein mit einer Düse bestücktes Furzkissen.

»Man nimmt ein innerliche Bad, indem man sich auf die J.B.L.-Caskade setzt«, erklärte Charles Tyrrell in dem Reklameprospekt »Weshalb wir innerlich baden sollten« von 1936. Zuvor hatte Tyrrell mit medizinischen Erzeugnissen aus

nicht die Menschen in der Kanalisation französischer Menschen. So weisen dem französischen Institut für Epidemiologie in der Arbeitswelt zufolge Pariser Kanalarbeiter erhöhte Leberkrebsraten auf, wobei die meisten von ihnen zugegebenermaßen auch übermäßig trinken – aber wer könnte ihnen das verübeln?

Gummi gehandelt. Wenn man sich die auf einer Seite abstehende Rektaldüse wegdenkt, sieht die J.B.L.-Caskade auch gar nicht sehr viel anders aus als eine von Tyrrells alten Wärmflaschen.

Zwischen diesen beiden Geschäftstätigkeiten hatte sich Tyrrell als Kleinverleger versucht – eine Erfahrung, die ihm anschließend zugutekam. Er druckte Tausende kaum getarnte Werbebroschüren, die er an Apotheker zur Weiterreichung an deren Kundschaft verteilte. Die frohe Botschaft der Autointoxikation und der innerlichen Fäulnis wurde aufgebauscht und mit Erfahrungsberichten ausgeschmückt: Kunden, Ärzte* und Geistliche** ließen sich wortreich darüber aus, wie zufrieden und dankbar sie doch seien. Ihre Schlafstörungen, ihre Schlappheit und ihre Melancholie waren wie weggeblasen. Endlich gab es eine Lösung für Akne, Mundgeruch, Appetitlosigkeit und den Verlust von »Schwung und Elan«. Ein innerliches Bad würde einen von Gereiztheit, »ungeheuerlicher Streitsucht« sowie von der Unfähigkeit befreien, »über einen Zeitraum von sechs Monaten hinweg einer geregelten

* Die meisten von ihnen entweder tot, gekauft oder ähnlich verdorben – wie der Vertreiber einer »Arznei zur Verhinderung der Mutterschaft« und (wohl für den Fall, dass das Hausmittelchen nicht anschlug) Heilmitteln für Kinder sagt.

** Der Zahl von Erfahrungsberichten aus der Feder von Priestern, Prälaten, Nonnen und Ordensvorstehern nach zu urteilen, praktizierten im religiösen Zölibat Lebende mit Begeisterung Darmspülungen. In den Akten zum Fall des J.B.L. Cascade-Klistiers, die in den Archiven der American Medical Association innerhalb der Sammlung »Historische Betrugsfälle im Gesundheitswesen« aufbewahrt werden, fand ich ein spezielles »Hochwürdiger Pater«-Lockangebot, das sich »ausschließlich an katholische Geistliche richtete«. Doch auch Presbyterianer fanden ihren Weg zu diesem Produkt, wie ein Dankesschreiben des zufriedenen Reverend J. H. M. bezeugt, in dem er stolz berichtet, im Laufe der Jahre drei Klistierbeutel »verschlissen zu haben«.

Arbeit als Holzsortierer nachzugehen, ohne zu kündigen oder gefeuert zu werden«. Eine Reihe von Vorher-Nachher-Fotografien schien nahezulegen, eine Darmspülung könne einen struppigen, schlaff nach unten hängenden Schnurrbart in einen flotten gezwirbelten Schnauzer verwandeln.

Es gab scheinbar keine Erkrankung, die so schlimm war, dass ein innerliches Bad sie nicht hätte heilen können. Ein gewisser Mr H.J. Wells aus der Lincoln Avenue 342 in Detroit schilderte erfreut, das Gerät habe seine Frau von »einer Ansammlung erschlafften schleimigen Gewebes ...« befreit, das in »ein Zentimeter breiten und 10 bis 15 Zentimeter langen Streifen« austrat. Mrs Cora Ewing aus Long Beach in Kalifornien konnte Lebewohl zu einem »Eitersack oberhalb des linken Eierstocks« sagen. Die Leute dankten Tyrrell dafür, von ihrem Asthma, ihrem Rheuma, ihrem Typhus und ihrer Gelbsucht geheilt worden zu sein. Selbst eine Lähmung verschwand! Epilepsie! Die medizinischen Behauptungen waren teilweise so abwegig, dass Tyrrell sich gezwungen sah, darauf hinzuweisen, dass die »Krankheiten eventuell auch auf andere Faktoren als ... die Autointoxikation zurückzuführen« seien.

Die dem US-Ärzteverband American Medical Association angeschlossene Untersuchungsbehörde erhielt so viele Briefe von empörten Ärzten, dass sie eine Briefvorlage erstellte, die standardmäßig als Antwortschreiben verschickt werden sollte. Darin wurde versprochen: »Wir haben vor, uns in Kürze mit dieser Institution zu befassen.« Der erste dieser Briefe in der Akte des Tyrrell Hygienic Institute im Archiv des AMA wurde im Jahr 1894 verschickt, der letzte datiert von 1931, was darauf hindeutet, dass ein bisschen mehr Schwung und Elan in diesem Fall wohl nicht geschadet hätten.

Ein Mitglied des Ärzteverbands machte sich im Alleingang an die Arbeit. Im Jahr 1922 rief der Arzt und Autointoxikationsbezweifler Arthur Donaldson künstlich und unwiderlegbar bei drei Hunden eine Verstopfung hervor, indem er ihnen vorübergehend den After zunähte. Obwohl sie regelmäßig mit Fleisch, Milch und Brot gefüttert wurden, wiesen die Hunde nach vier Tagen abgesehen von einem leichten Appetitverlust keinerlei körperliche Beschwerden auf – nichts deutete darauf hin, dass sie an einer innerlichen Vergiftung litten. Beeindruckenderweise schienen alle drei »in recht guter Verfassung«.

Doch damit war seine Beweisführung noch nicht abgeschlossen. Donaldson entnahm seinen operativ obstipierten Schützlingen anschließend kleinere Mengen Blut, einmal nach 55 Stunden, dann wieder nach 72 Stunden und schließlich nochmals nach 96 Stunden. Dieses Blut injizierte er sodann in den Blutkreislauf zweier normaler, nicht an Verstopfung leidender Hunde*, um herauszufinden, ob sie Symptome entwickeln würden, die auf eine »fäkale Vergiftung« hindeuteten. Dies war nicht der Fall.

* Verglichen mit sonst üblichen Autointoxikationsexperimenten stellte dieses eine vergleichsweise geringfügige Beeinträchtigung des tierischen Wohlbefindens dar. Weniger sanft schien der Franzose Charles Bouchard mit seinen Laborkaninchen umzugehen, wie er selbst im Jahr 1893 beschrieb: »Ich habe eine intravenöse Injektion von Fäkalienextrakten vorgenommen. Dies löste Depressionen und Durchfall aus.« Was folgende Überlegung nahelegt: Wenn man ein Versuchstier ist, den ganzen Tag in einem Käfig sitzt und jederzeit damit rechnen muss, dass einem ein Mann, dem man ausgeliefert ist, menschliche Exkremente injiziert, wie soll man da *nicht* deprimiert sein? Fragen wir doch mal die Tiere im Labor von Christian Herter. Im Jahr 1907 injizierte Dr. Herter Kaninchen und Meerschweinchen über einen Zeitraum von mehreren Monaten hinweg Fäkalextrakte von Löwen, Tigern, Wölfen, Elefanten, Kamelen, Ziegen, Büffeln und Pferden. Herter wollte wissen, ob die Scheiße von Fleischfressern schädlicher sei als die Scheiße von Pflanzenfressern. Die Nager starben so oder so. Da wäre es doch interessant, zu erfahren, ob Tierschützer es nicht scheiße fanden, was er da tat, und ihn deswegen ordentlich zusammenschissen.

Donaldson argumentierte, dass die Symptome, die Patienten und Ärzte vorschnell der Autointoxikation zuschrieben, in Wirklichkeit schlicht in der Natur einer Verstopfung begründet lägen: Dehnung und Reizung des Rektums. Um seine Theorie zu überprüfen, stopfte er vier Männern Wattebäusche von der Größe eines Kothaufens in den Hintern. Drei Stunden später ließen die Männer die typischen Symptome erkennen, die damals mit einer Autointoxikation in Verbindung gebracht wurden. In dem Augenblick, in dem die Wattepfropfen wieder entfernt wurden, verschwanden die Symptome. Wäre eine fäkale Blutvergiftung die Ursache gewesen, hätte es viel länger gedauert, bis eine Besserung eingetreten wäre. Gerade die Tatsache, dass ein Einlauf so schnell für Erleichterung sorgt, widerlegt die Grundannahme, auf die die Theorie der Autointoxikation fußt.

Oder in der unvergleichlichen Formulierung des Gastroenterologen Mike Jones: »Jeder, der Verstopfung hat, fühlt sich tausendmal besser, nachdem er einen großen Haufen gemacht hat. Und mehr gibt es dazu aus meiner Sicht nicht zu sagen.«

Ein alternativer Ansatz, um den Körper von »Kotgiften« zu befreien, bestand darin, möglichst viele Ballaststoffe zu verzehren. Auf diese Weise würde der Verdauungsbrei möglichst rasch durch den Dickdarm flutschen und die Gifte könnten gar nicht erst entstehen. Bei diesen unlöslichen Ballast- beziehungsweise Faserstoffen handelt es sich um unverdauliche, nicht gärfähige Pflanzenbestandteile – innerliche Gartenabfälle, die der Darm nicht abbauen kann. Sie saugen Wasser auf und erhöhen dadurch in beträchtlichem Maße das Stuhlvolumen. Und je voluminöser der Müll, desto eher muss man den Eimer leeren.

John Harvey Kellogg war der Erzbischof der Ballaststoffe. Ein gesunder Dickdarm, so behauptete er, entleere sich drei- bis viermal pro Tag. Dies sei »der Plan der Natur«. Als Beweis hierfür führte er die beachtliche Stuhlhäufigkeit von »wilden Tieren, wilden Menschen ... Kleinkindern und Schwachsinnigen« an. Zu Kelloggs Informationsquellen zählten unter anderem die Angestellten »gut geführter Irrenanstalten« sowie die Affenwärter des Londoner Zoos. Letzteren stattete er mehrere Besuche »zu dem ausdrücklichen Zwecke« ab, mehr über die Toilettenangewohnheiten ihrer Schützlinge zu erfahren. Die Schimpansen, so notierte Kellogg, »haben vier- bis sechsmal am Tag Stuhlgang«. Und damit umso mehr Material, mit dem sie Zoobesucher bewerfen können. Kellogg hatte die Angewohnheit, makellos weiße Anzüge zu tragen, was er ab dem zweiten oder dritten Besuch vermutlich unterließ.

Keine Daten erhob Kellogg hingegen, was die regelmäßige Stuhlentleerung »wilder Menschen« anging. Dies übernahm der Epidemiologe A. R. P. Walker. Anfang der 1970er Jahre arbeitete er für das South African Institute for Medical Research, wodurch er mit den Bantu und anderen Völkern in Kontakt kam, »die einer primitiven Lebensweise nachgingen«. Auf seinen Reisen durch südafrikanische Dörfer war Walker aufgefallen, dass »unter den bäuerlichen Bantu häufig ungeformter Stuhl anzutreffen ist«. Was dem einen das Schuhwerk ruiniert, beschert dem anderen ein Aha-Erlebnis. Walker wusste, dass bei den Bantu kaum je westliche Verdauungskrankheiten diagnostiziert wurden. Lag das daran, dass sie so viele Ballaststoffe verzehrten? Wurde ihr faseriger Verdauungsbrei so schnell ausgeschieden, dass er keinen Schaden im Darm anrichten konnte?

Walker machte sich daran, die Zeit zu stoppen, und zwar britischer Stuhl gegen Bantustuhl. Versuchspersonen mussten röntgendichte Kügelchen verschlucken und anschließend ihren Darm in Plastiktüten entleeren, die sie jeweils mit dem Datum und der Uhrzeit beschrifteten. Die Tüten wurden alsdann geröntgt*, damit die Forscher genau sehen konnten, wie lange die Kügelchen für ihre Reise gebraucht hatten. Ergebnis: Das langsamste Drittel der Bantu war schneller als das schnellste Drittel der Briten. Der Grund hierfür war, so nahm Walker an, dass die Bantu haufenweise unlösliche Ballaststoffe in Form von Hirse und Maisbrei zu sich nahmen.

Walker war der Mann hinter der Kleie. Die von ihm und später auch von seinem Forschungspartner Denis Burkitt veröffentlichten Artikel lösten einen zehn Jahre andauernden Ballaststoffwahn aus. Amerikaner würgten in bislang ungekanntem Ausmaß Kleiemuffins, Haferflocken und ballaststoffreiche Frühstücksflocken hinunter. Whorton zitierte eine Studie aus dem Jahr 1984, in der festgestellt wurde, dass insgesamt ein Drittel aller Amerikaner mehr Ballaststoffe esse, um gesund zu bleiben.

Doch warum waren Ballaststoffe damals ein so großes Thema? Weil, so erklärte Jones, damit Geld verdient werden konnte: »Man konnte den Leuten weismachen, sie müssten bestimmte Produkte kaufen und möglichst viel davon essen.« Walker und Burkitt komponierten zwar die Melodie, doch es waren die Frühstücksflockenhersteller, die sie rauf und run-

* In einer Randbemerkung erwähnte Walker, dass der Stuhl auch »gesiebt werden kann, um die Kügelchen ausfindig zu machen, wodurch die Notwendigkeit einer Röntgenuntersuchung entfällt.« Doch wer will schon sieben, wenn er röntgen kann? Vielleicht jemand, der die Hilfsbereitschaft der Radiologieabteilung schon seit Längerem überstrapaziert hat. Ausgehend von folgender Schilderung ist anzunehmen, dass Walker auch bei den Bantu-Dorfbewohnern den Bogen überspannte: »80 bis 98 Prozent der auf dem Land lebenden Bantu-Kinder«, staunte er, »können auf Verlangen ihren Darm entleeren.«

ter spielten. Jones erzählt, er habe sich einmal hingesetzt und mehrere Studien über ernährungsbedingte Faktoren und Dickdarmkrebs einmal genauer angesehen. Der entscheidende Risikofaktor, der ihm beim Lesen ins Auge sprang, sei nicht die verzehrte Ballaststoffmenge gewesen, sondern die Kalorienmenge. Je weniger Kalorien, umso geringer das Risiko. Doch mit dieser Feststellung ist natürlich schwer Geld zu verdienen.

Und jetzt halten Sie sich fest. Neueste Forschungsergebnisse lassen darauf schließen, dass längere Transitzeiten sogar von Vorteil sein könnten – das heißt, dem ekligen Zeugs länger ausgesetzt zu sein, ist möglicherweise gesundheitsfördernd. Anscheinend kann Schwefelwasserstoff Entzündungen und die sich gelegentlich daraus entwickelnden Folgeerscheinungen Colitis ulcerosa und Krebs verhindern. In Studien an Nagern jedenfalls hatte das Gas eine eindeutig entzündungshemmende Wirkung auf die Wände des Verdauungstrakts – das Gegenteil dessen, was Aspirin dort bewirkt. Aspirin und Ibuprofen bekämpfen Entzündungen überall, nur nicht im Magen und im Darm; dort *rufen* sie eine Entzündung *hervor*. Werden sie zusammen mit Schwefelwasserstoff eingenommen, erklärt Ken Olson, Professor für Physiologie an der Indiana University School of Medicine und Verfasser mehrerer Artikel zu diesem Thema, könnten Aspirin oder Ibuprofen das Tumorwachstum tausendfach wirksamer hemmen – zumindest bei Mäusen und im Labor gezüchteten Tumorzellen. Klinische Versuche am Menschen wurden bislang noch nicht durchgeführt.

Schwefelwasserstoff ist nicht der Teufel. Hinter seiner Gefährlichkeit und dem Gestank verbirgt sich ein Molekül, das so grundlegend und unentbehrlich ist wie Natriumchlorid.

Das Gas wird in jedem Körpergewebe produziert, und zwar ständig, egal, was es davor zum Essen gegeben hat. (Einige neuere Forschungsbeiträge widersprechen dieser Auffassung.) »Schwefelwasserstoff ist ein sogenannter Gasotransmitter, ein Signalmolekül mit enormem therapeutischem Potenzial«, erklärt Olson. »Das ist aktuell das heißeste Forschungsthema in der Biomedizin.«

Die Moral der Geschichte lautet jedenfalls: Es muss eine ungute Mischung aus Unwissen, Arroganz und Profitstreben zusammenkommen, damit Menschen die Weisheit des menschlichen Körpers zugunsten einer beliebigen Theorie ignorieren, die sie sich ausgedacht oder irgendwo aufgeschnappt haben und dann für wahr befinden. Mit Weisheit meine ich die Gesamtheit der Verbesserungen, die im Laufe von Millionen von Jahren durch die Evolution hervorgebracht worden sind. Unser Verstand wehrt sich entschieden gegen Fäkalien, aber unser Körper weiß überhaupt nicht, warum wir uns so anstellen.

Autointoxikation hat noch einen zweiten Haken. Substanzen aufzunehmen ist in erster Linie nicht Aufgabe des Dickdarms, sondern des Dünndarms. Dafür ist der dünnere der beiden Schläuche mit seinen Millionen von Zotten da: Er soll Nährstoffe ins Blut befördern. Die Autointoxikationsfanatiker würden dem widersprechen, indem sie wie John Harvey Kellogg argumentieren, dass »die schmutzigen Fäkalien« ja vom Dickdarm zurück in den Dünndarm gelangen. Doch das tun sie in Wirklichkeit gar nicht. Die Ileozäkalklappe, die anatomische Pforte zwischen dem Dünndarm und dem Dickdarm, geht nur in eine Richtung auf.

Es ist zwar möglich, die Ileozäkalklappe gewaltsam von der falschen Richtung her zu öffnen, doch dazu kann es im Alltag nicht kommen. Geschehen ist dies ausschließlich auf unnatürlichem Wege, und zwar bei Leichen, die im 19. Jahrhundert in einem anatomischen Theater auf einem Seziertisch lagen und einen biegsamen Schlauch im Rektum hatten, dessen anderes Ende an eine Pumpe angeschlossen wurde. Nicht weniger als fünf Experimentatoren aus Großbritannien, Frankreich, Deutschland und den Vereinigten Staaten testeten damals die Leistungsfähigkeit der Ileozäkalklappe. »Heschl führte eine Reihe von Experimenten an der Leiche durch und konnte sich auf diese Weise davon überzeugen, dass die Ileozäkalklappe als Barriere fungiert und das Eintreten von Flüssigkeiten sicher und einwandfrei verhindert«, schrieb ein Forscher in einer der damals veröffentlichten wissenschaftlichen Arbeiten. W. W. Dawson vom Medical College of Ohio demonstrierte an insgesamt dreizehn Leichen, was die Ileozäkalklappe draufhat. Immerhin zwölf hielten durch. Das Protokoll der Vorführung an der dreizehnten Leiche ist in einer Ausgabe der Fachzeitschrift *Cincinnati Lancet and Clinic* von 1885 abgedruckt. Bei dieser, so folgerte Dawson, handelte es sich um eine Anomalie. »Die Klappe war zweifellos defekt.« Die publikumswirksame Inszenierung hingegen einwandfrei.

Um die heldenhafte Ileozäkalklappe zu überwinden und durch die Hintertür in den Dünndarm zu gelangen, braucht es demzufolge eine unnatürlich große Flüssigkeitsmenge und unnatürlich hohen Druck. Es braucht vielleicht einen Joy-Beauty-Life-Darmklistier. In ihrem Eifer, den Körper von Kotresten zu befreien, spülten die Verfechter des innerlichen Badens die gefürchteten Rückstände immer höher in den Darmkanal, weg vom Dickdarm – einer Körperregion, in der naturgemäß relativ wenig Resorption stattfindet – und mitten hinein in eine anatomische Region, die sich speziell zu diesem Zweck herausgebildet hat, nämlich den Dünndarm.

Sie fragen sich vielleicht, weshalb die medizinischen Koryphäen sich diesem Thema mit einer solchen Beharrlichkeit widmeten. Interessierte es sie lediglich als Hörsaalspektakel? Nicht ganz. Die Experimente hatten durchaus einen praktischen Nutzen. Sie zielten darauf ab, eine anhaltende medizinische Debatte zu beenden, und zwar über den Sinn und Zweck der »Ernährung per Rektum«.

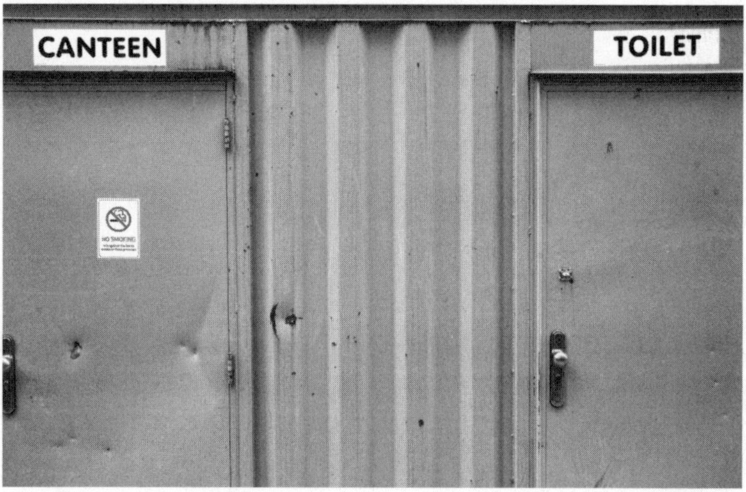
CANTEEN
TOILET
NO SMOKING

15 Essen im Rückwärtsgang

Ist der Verdauungstrakt etwa doch keine Einbahnstraße?

Lange Zeit wurde Patienten, bei denen das Essen oben wieder herauskam, die Nahrung von unten verabreicht. Dieses Verfahren reicht zurück bis ins alte Ägypten und wurde noch 1926 praktiziert. Ein »Nähreinlauf« war der letzte Ausweg für Leute, die andernfalls, so vermutete man, verhungern würden. So unwahrscheinlich es auch klingt: Diese Praxis war in der medizinischen Fachwelt weithin anerkannt, und zwar in einem solchen Maße, dass es gebrauchsfertige Präparate speziell für diesen Zweck zu kaufen gab. Sie wurden in Fachzeitschriften beworben, gelegentlich begleitet von Erfahrungsberichten (wie dem eines zufriedenen Kunden aus dem Jahr 1859, der der Meinung war, rektal servierter Kaffee* mit Sahne »lindere das Gefühl des ›aushungernden Dursts‹ besser als jede andere Injektion«).

* Allerdings sollte der Kaffee nicht kochend heiß sein. Der gegenwärtige Trend, sich Kaffee-Einläufe zu verpassen, hat bereits mehr als eine Person mit einem verbrühten Dickdarm in die Notaufnahme befördert. Zum ersten Mal hörte ich von diesem Phänomen von einer altgedienten Notfallkrankenschwester. »Sie können sich nicht vorstellen, was die Leute sich alles antun«, schrieb sie mir in einer E-Mail. »Haben Sie zufällig vergessen, die Kartoffel herauszunehmen, die Sie als Pessar benutzt haben, bis Ihnen dann aufgefallen ist, dass zwischen Ihren Beinen eine Ranke herauswächst? Kann es sein, dass Sie sich selber vor dem Badezimmerspiegel die Nase richten wollten und dann dachten, Sie könnten ja einfach das übrig gebliebene Stück Hähnchen von gestern Abend als Knorpelersatz verwenden? Sie haben ja keine Ahnung.«

Als Aushängeschild für die rektale Nahrungszufuhr gilt der US-amerikanische Präsident James Garfield. Im Jahr 1881 wurde Garfields Leber von der Kugel eines psychisch kranken Attentäters namens Charles J. Guiteau durchbohrt und wenig später mit einer Ladung Bakterien infiziert, die von den ungewaschenen Fingern und Instrumenten eines gewissen Dr. D.* W. Bliss stammte. Vom 14. August bis zu Garfields Tod am 19. September wurde das immer schwächer werdende, würgende Staatsoberhaupt auf Bliss' Anordnung hin ausschließlich mit in der Arzneiausgabe des Generalarztes der Vereinigten Staaten hergestellten Nähreinläufen versorgt.

Hier das Rezept des Stellvertretenden US-Generalarztes C. H. Crane für rektal zu verabreichenden Rindfleischextrakt: »Man gieße 150 Gramm frisches Rindfleisch, fein gehackt, mit 400 Milliliter kaltem weichem Wassers auf, in das man zuvor etliche Tropfen Salzsäure und ein wenig Salz … gegeben hat. Nachdem das Fleisch eine Stunde bis eineinviertel Stunden verdaut wurde, streiche man es durch ein Sieb.« Anschließend

* Das *D* stand für »Doctor«. Garfields Arzt war ein gewisser Dr. Doctor Willard Bliss. Aus nicht mehr nachvollziehbaren Gründen benannten Bliss' Eltern ihn nach einem Arzt aus Neuengland, Dr. Samuel Willard. Anscheinend verwechselten sie dabei den Titel des Arztes mit seinem Vornamen, denn anstatt ihren Sohn Samuel Willard Bliss zu nennen, wie es der Brauch wollte, tauften sie ihn Doctor Willard Bliss. Vielleicht, um sich das Leben etwas zu erleichtern, ging der Junge tatsächlich in die Medizin – trotz eines offensichtlichen Mangels an Eignung und beruflichem Ethos. Er soll nicht nur Garfields Tod beschleunigt und anschließend eine Rechnung in Höhe von 25 000 Dollar – was in heutiger Währung etwa einer halben Million entspricht – geschickt haben, ihm wurde auch nachgesagt, er habe die nicht ausgebildeten Ehefrauen von Kabinettsmitgliedern als Krankenschwestern beschäftigt. Doch egal was passierte, und selbst wenn man ihm seine ärztliche Zulassung entzog, würde er praktischerweise stets Doctor Bliss bleiben.

wurde noch ein Eigelb sowie 7 Milliliter Rindfleisch-Peptonoid und 20 Milliliter Whiskey zugegeben.

Ein Vorteil daran, wenn man für jemanden kocht, der das Essen nicht schmecken kann, ist, dass man dasselbe Gericht wieder und wieder servieren kann, ohne dass derjenige sich darüber beschwert. Beziehungsweise nicht mehr, als er sich in solchen Fällen ohnehin beschwert. Ein Nachteil, wenn man sich rektal ernährt, ist, dass die Körperwärme rasch zu Fäulnis und Gestank führt. Fünf Tage lang ertrugen Präsident Garfield und seine Krankenschwestern schwefelhaltige Darmgase, die »derart belästigend und widerlich« waren, dass das Eigelb aus dem Rezept gestrichen wurde. Rinderblut sollte gleichermaßen vermieden werden; ein Arzt klagte, dass der Geruch von verwesendem Blut so »widerwärtig war, dass er das ganze Haus durchdrang«. Auch Fleischbrühe, ein weiteres Gericht, das gerne rektal verabreicht wurde, schuf optimale Bedingungen für Bakterien. (Bevor man dazu überging, Agar zur Kultivierung von Bakterienkulturen im Labor zu verwenden, war Rinderbrühe ein bevorzugter Nährboden.) Der mittels Einläufen genährte Mastdarm war ein hocheffizienter Brutschrank, quasi eine körpereigene Petrischale.

Erschwerend kam hinzu, dass ein zu rasches Vorgehen das landläufigere Ziel eines Einlaufs auslösen konnte. (Ich nehme an, es bestehen gewisse Ähnlichkeiten mit dem Füttern eines Babys. Doch wie soll man ein Lätzchen umbinden?) »Ich muss wohl kaum darauf hinweisen«, schrieb ein Wissenschaftler in einem Beitrag für das *British Medical Journal* im Jahr 1882, »dass das Rektum leer sein sollte, bevor man einen Nähreinlauf verabreicht.« Sozusagen als Aperitif wurde empfohlen, ein Klistier der reinigenden Sorte zu verabreichen.

Um dieses Problem zu umgehen, konnte die Nahrung mit Wachs und Stärke vermischt werden, sodass sie in Zäpfchenform vorlag. Ein zusätzlicher Vorteil hiervon sei, so schrieb Bliss in seinem Werk *Feeding per Rectum,* dass Patienten sich auf diese Weise selbst ernähren könnten und nicht im Krankenhaus bleiben müssten. »Diese Methode ist außerordentlich zweckmäßig und bequem«, schwärmte er. Quasi der Energieriegel der Rektalernährung. Bliss schickte eine Warnung hinterher: »In manchen Fällen wurde aufgrund der Reizbarkeit des Rektums das Zäpfchen im Ganzen zurückgegeben.« Hat es in der Geschichte der Medizin je einen liebenswürdigeren Euphemismus für den Akt der Defäkation gegeben? Entschuldigen Sie, hier bitte, ich möchte das gerne zurückgeben.

Irgendwann kamen Heschl, Dawson und ihre Kollegen daher, pumpten Leichen mit Wasser voll und veröffentlichten ihre Artikel. Nach den Experimenten an der Ileozäkalklappe war klar: Der Dünndarm – ureigenstes Terrain der Nährstoffaufnahme – war unter normalen, nicht hydraulischen Umständen auf umgekehrtem Weg nicht zu erreichen. Aus diesem Grund enthielten die Fleischzubereitungen oft zerhackte Bauchspeicheldrüse. Man hoffte, dass die Bauchspeicheldrüsenenzyme die Proteine in für den Dickdarm und den Mastdarm besser verdauliche Bestandteile aufspalten würden.

Doch lieferte die Rektalernährung dem Körper wirklich Nährstoffe oder sorgte sie lediglich für Flüssigkeitszufuhr? Was – und wie viel – wurde tatsächlich resorbiert? Eine Reihe von Experimenten wurde durchgeführt und recht schnell stellte sich heraus, dass der Dickdarm und das Rektum nicht in der Lage sind, große Moleküle aufzunehmen: Fette, Albumine, Proteine, sie alle wurden wenige Tage später wieder ausgeschieden. Salz und Glukose hingegen, bestimmte kurzkettige Fettsäuren sowie ein paar Vitamine und Mineralstoffe wurden bis zu einem gewissen Grad zurückbehalten. Sonst jedoch kaum etwas. Die Aufnahme von Nährstoffen findet zu

90 Prozent im Dünndarm statt. Rektal zugeführte Mahlzeiten konnten zwar den Tod etwas hinauszögern, zu behaupten, sie wären lebenserhaltend, wäre jedoch übertrieben.

Interessanterweise beabsichtigte der Vatikan bereits im 17. Jahrhundert, ein ähnliches Experiment durchzuführen. Die Kirche wollte auf diese Weise eine Antwort auf die bohrende Frage finden: »Wird durch den rektalen Verzehr von Rinderbrühe das Fasten gebrochen?« Dieses Thema wurde innerhalb der Kirche kontrovers diskutiert. Pharmazeuten machten damals prächtige Geschäfte, indem sie Fleischbrühe-Einläufe an Nonnen und andere fromme Katholiken verabreichten, denen der Magen knurrte und die feststellten, dass sie auf diese Weise bis zur nächsten Mahlzeit durchhalten konnten. Die Fastenregeln des Vatikans definieren Nahrung als »etwas Verdauliches, das von außen in den Mund gelangt und dann durch Schlucken in den Magen weitergegeben wird«. Dieser Definition zufolge wird das Fasten streng genommen durch einen Einlauf nicht gebrochen.* Doch aufgrund des um sich greifenden Einlaufwahns in den Frauenklöstern sah sich der Vatikan gezwungen, diese Ansicht zu überdenken. Ein Experiment sollte durchgeführt werden, bei dem Freiwillige ausschließlich auf rektalem Weg ernährt werden würden. Falls sie überlebten, müssten Einläufe als Nahrung angesehen und folglich verboten werden. Falls nicht, könnte die geltende Definition bestehen bleiben und eine ordentliche Buße wäre ausreichend. Doch letzten Endes fanden sich keine Freiwilligen, und die Nonnen, so schrieb der italienische Medizin-

* Im Priesterhandbuch *The Celebration of Mass* werden hilfreicherweise weitere Substanzen aufgezählt, die in den Verdauungstrakt gelangen dürfen, ohne dass dadurch formal gesehen das Fasten gebrochen wird: »gegurgeltes Mundwasser; verschluckte Fingernägelsplitter, Haare und Hautfetzen von spröden Lippen sowie »Blut, das aus … dem Zahnfleisch kommt«.

historiker A. Rabino »empfingen die Klistiere auch weiterhin ruhigen Gewissens in ihren Zellen«.

Aufgrund der beschränkten Eignung des Dickdarms als Resorptionsorgan gehen jeden Tag einwandfreie Nährstoffe verloren. Der Dünndarm kann in der ihm zur Verfügung stehenden Zeit nur einen gewissen Anteil resorbieren, bevor er die Fracht an den Dickdarm weiterleitet. Zwar zerlegen die Bakterien im Dickdarm so viel sie können, und bilden auf diese Weise Vitamine und Nährstoffe, doch da der Dickdarm vergleichsweise schlecht gerüstet ist, um die lokal produzierten Schätze aufzunehmen, wird ein Teil davon wieder ausgeschieden.

Dieses Thema kam während einer Unterhaltung mit dem Tierfutterwissenschaftler Pat Moeller von AFB (und aus Kapitel 2) zur Sprache. Moeller hatte versucht, eine Erklärung für die befremdliche hundetypische Angewohnheit der Autokoprophagie zu liefern. »Wenn man es sich recht überlegt« – und, so unwahrscheinlich es klingen mag, genau das taten wir in dem Moment –, »könnte ein Hund, der seinen eigenen Kot frisst, fehlende Nährstoffe aufnehmen«, indem er nämlich eine Mahlzeit zweimal durch den Dünndarm jagt.

In manchen Gebieten des Tierreichs fungieren die eigenen Ausscheidungen ganz selbstverständlich als zweiter Gang. Für Nagetiere und Kaninchen, bei denen die Vitamine B und K ausschließlich im Dickdarm (von dort lebenden Bakterien) produziert werden, ist das Kotbällchen aus eigener Herstellung eine weiche, täglich eingenommene Riesenvitamintablette. Was uns zu Richard Henry Barnes und zu einem wenig bekannten Kapitel in der Geschichte der Ernährung führt.

Richard Henry Barnes war von 1956 bis 1973 Dekan der Graduate School of Nutrition an der Cornell University, Vorsitzender des American Institute of Nutrition und der erste Wissenschaftler, der sich offiziell mit dem Verzehr von Scheiße auseinandersetzte. Barnes machte in keinerlei Hinsicht den Eindruck, ein Rebell zu sein. »Eine der Eigenschaften, die ich an Dick am meisten schätzte«, erinnerte sich ein Kollege in einem Nachruf auf Barnes, »war seine vollkommene Offenheit und Objektivität, wenn es um ... heikle gesellschaftliche und politische Fragen ging.«

Barnes' anfängliches Interesse an der Autokoprophagie von Nagetieren rührte von Bemühungen her, diese zu unterbinden. Wie andere Ernährungswissenschaftler der damaligen Zeit hatte Barnes frustriert mit ansehen müssen, wie seine sorgfältig kontrollierten ernährungswissenschaftlichen Versuche wiederholt dadurch torpediert wurden, dass seine Versuchstiere auf selbst produzierte Nahrungsergänzungsmittel auswichen. So war bereits versucht worden, Käfige mit Gitterböden zu konstruieren, durch die die Kotbällchen hindurchfallen würden. Diese waren jedoch von begrenztem Nutzen, denn, so Zitat Barnes, »Der Kot wird in dem Moment verzehrt, in dem er aus dem After gepresst wird«. In einem Käfig mit Gitterboden gehaltene Ratten schafften es dennoch, zwischen 50 und 65 Prozent ihres »gesamten Ausstoßes« zu verspeisen.

Schon bald entwickelte Barnes mehr Interesse an der Einspeisung des Ausstoßes als an den Nahrungsbestandteilen, die er ursprünglich hatte untersuchen wollen. »Inwiefern die Koprophagie bei Ratten dazu beiträgt, die in den unteren Darmabschnitten gebildeten Nährstoffe verfügbar zu machen, ist noch immer eines der größten ernährungswissenschaftlichen Rätsel unserer Zeit«, schrieb er 1957 in einem wissenschaftlichen Artikel, der – ach du heilige Scheiße – von der National Science Foundation (NSF) und damit immerhin von der US-amerikanischen Bundesbehörde für die Förderung von Grundlagenforschung finanziert worden war.

Als Erstes machte sich Barnes daran, genau zu dokumentieren, wie hoch der Anteil der Körperausscheidungen an der täglichen Kost seiner Ratten war. Dazu fertigte er »Fäkaliensammelbecher« aus den Flaschenhälsen kleiner Kunststoffflaschen an und befestigte diese über dem Schwanz und dem Hinterteil der Ratten. Richard Henry Barnes' Fleiß schien ebenso wie seine Kreativität keine Grenzen zu kennen: Ein Teil des Stipendiums der NSF floss in die Anschaffung einer Bandsäge, eines Forstnerbohrers und eines Holzmeißels sowie von Klebeband, Metallbändern, Gummischlauchmaterial und Plastikflaschen der Wheaton Plastics Company in drei verschiedenen Größen. Die Sammelbecher mit den aufgefangenen Exkreten wurden täglich geleert und dem Tier in seinem Futternapf vorgesetzt, der in meiner Fantasie von einer silbernen Haube bedeckt war und von Barnes mit einer feierlichen Handbewegung angehoben wurde. Die Ratten, so stellte Barnes fest, fressen zwischen 45 und 100 Prozent ihrer täglichen Ausscheidungen. Werden sie daran gehindert, fand Barnes weiter heraus, entwickeln sie bereits nach kurzer Zeit einen Mangel an den Vitaminen B5, B7, B12, K, Thiamin und Riboflavin sowie an bestimmten essenziellen Fettsäuren.

Vier Jahre später wiesen B. K. Armstrong und A. Softly, Wissenschaftler an der Fakultät für Biochemie und am Tierhaus des Royal Perth Hospital, im *British Journal of Nutrition* nach, dass das Wachstum von Ratten, die man davon abhielt, die erste Runde ihrer eigenen Ausscheidungen zu verzehren, stark gehemmt ist. Im Laufe eines 40 Tage andauernden Experiments nahmen junge Ratten, die man auf diese Weise ausgebremst hatte, lediglich 20 Prozent ihres anfänglichen Körpergewichts zu, während eine ohne Einschränkungen fressende Kontrollgruppe ihr Gewicht um 75 Prozent steigern konnte. (Ihr übriges Futter fraßen beide Gruppen ebenfalls vollständig auf.)

Barnes verglich Autokoprophagie mit dem Vorgang des Wiederkäuens: eine weitere Strategie, um aus einer Mahlzeit das Maximum herauszuholen. Kühe kauen und verschlucken denselben Bissen 40- bis 60-Mal, wodurch die Oberfläche, die den Bakterien im Pansen für ihre Zersetzungstätigkeit zur Verfügung steht, um ein Vielfaches vergrößert und auf diese Weise ein größtmöglicher Nährwert erzielt wird. Eine alternative Bezeichnung für Autokoprophagie lautet in der Tat »Pseudo-Wiederkäuen«. Zweifellos wurde dieser Begriff von einem Kaninchenliebhaber geprägt. Kaninchen sind eingefleischte Autokoprophagisten, was ihre Besitzer mit einigem Befremden hinnehmen. Wohl aus diesem Grund haben die größeren, weicheren Kotkugeln*, die beim ersten Durchgang ausgeschieden werden, in Kaninchenhalterkreisen einen speziellen, nicht nach Fäkalien klingenden Namen: Zäkotropen. »Zäkotrophie, nicht Koprophagie« heißt es denn auch tadelnd in der Überschrift eines Artikels in einer wissenschaftlichen Fachzeitschrift.

»Es ist anzunehmen, dass die meisten nicht wiederkäuenden Arten ein unersättliches Verlangen nach Exkrementen haben«, führte Barnes tapfer weiter aus. »Diese Praxis ist derart typisch für ihr Fressverhalten, dass man … den Dickdarm richtigerweise als funktional dem resorptiven Abschnitt des Verdauungstrakts vorgelagert ansehen müsste.« Mit anderen

* Da die Kotbällchen von Kaninchen im Englischen als »pellets« bezeichnet werden, wundert es einen, dass die Hersteller von Kaninchenfutter ausgerechnet auf diesen Ausdruck verfielen. Wenn es in der Werbung der Marke Kaytee vollmundig heißt: »Qualitativ hochwertige, nahrhafte Zutaten in einer Pelletform, die Kaninchen lieben«, erscheint vor meinem geistigen Auge nicht unbedingt eine Packung Trockenfutter.

Worten, der Vorgang der Nahrungsaufnahme ist in Wirklichkeit erst nach einer zweiten Stippvisite im Dünndarm abgeschlossen.

Die Behauptung, dass Autokoprophagie, wie Barnes es formulierte, »eine normale Praxis für … Ratten, Mäuse, Kaninchen, Meerschweinchen, Hunde, Schweine, Geflügel und zweifellos viele andere Tierarten« ist, nehme ich ihm ja noch ab. Aber mal ehrlich, Richard, »die meisten nicht wiederkäuenden Arten«?

Wir können ja zunächst einmal nachfragen, wie es bei unseren nächsten Verwandten aussieht. Ich schrieb eine E-Mail an Jill Pruetz, die Primatenforscherin von der Iowa State University, deren Arbeit mit Schimpansen in der senegalesischen Region Fongoli ich 2007 für eine Zeitschrift porträtiert hatte. Zufällig hatten Pruetz und ihr Kollege Paco Bertolani gerade einen wissenschaftlichen Artikel zu diesem Thema eingereicht. »Natürlich stellt man sich die Fongoli-Schimpansen ungern als kotfressende Tiere vor«, schrieb sie mir zurück, »aber was soll man machen?« Zum einen könnte man das Phänomen umtaufen und es fortan »Samenreingestion« nennen. Formal gesehen ist das sogar richtig. Die Fongoli-Schimpansen verzehren nämlich nicht die sogenannte »Kotsubstanz«, sondern sie »scheiden einen Fäkalbolus in eine Hand aus und entnehmen daraus mit der anderen Hand oder mit den Lippen die Samen«. Da freut es Sie sicherlich, zu hören, dass die Tiere, wenn sie fertig gegessen haben, »ihre Lippen säubern, indem sie sie an der Rinde von Bäumen abreiben«.

Pruetz' Team zufolge findet die Reingestion von Samen nicht das ganze Jahr lang, sondern lediglich über einen Zeitraum von ein paar Wochen statt, wenn die Samen von Affenbrotbäumen und Hülsenfrüchtlern zu hart sind, um gekaut zu werden. In dieser Zeit muss ein zweiter Durchgang durch den

Verdauungstrakt erfolgen, um die Schalen beziehungsweise Hülsen zu entfernen und die im Kern enthaltenen Proteine und Fette herauszulösen. Frauen von der Volksgruppe der Hadza in Tansania nutzen übrigens eine ähnliche Technik. Sie sammeln aufgeweichte Affenbrotbaumsamen, die sie im Kot von Pavianen finden, waschen und trocknen sie und zerstampfen sie zu einer Art Mehl.

Bevor Sie jetzt voll hochmütiger Verachtung auf Schimpansen und die Hadza herabsehen, will ich daran erinnern, dass der teuerste Kaffee der Welt – der ab 200 Dollar pro Pfund aufwärts kostet – aus Kaffeebohnen produziert wird, die zuvor den Verdauungskanal des Fleckenmusangs passiert haben, eines in Indonesien heimischen katzenähnlichen Tiers. Die Verdauungsenzyme des Tiers sollen den Bohnen ein besonders angenehmes Aroma verleihen. Der Handel mit diesen Bohnen ist derart lukrativ, dass bereits ein Markt für gefälschte Fleckenmusangexkremente entstanden ist. Hergestellt werden sie aus gewöhnlichen unverdauten Kaffeebohnen, einer Kotsubstanz mit ähnlicher Konsistenz und Klebstoff.

Vor allem in der Savanne ist die erneute Nahrungsaufnahme von Samen weit verbreitet, da dort das Nahrungsangebot knapp ist. Doch das Phänomen kommt auch im Regenwald vor. Im Artikel von Pruetz wird auf die Arbeit eines Forschungsteams verwiesen, das Koprophagie bei wild lebenden Berggorillas beobachtet hat. Da sie sich dieses Verhalten angesichts des relativ großen Nahrungsangebots nicht erklären konnten, vermuteten die Forscher, dass der Grund derselbe sein könnte, aus dem wir Menschen uns im Winter am Morgen eine Portion Haferschleim schmecken lassen. »Sie vermuten«, so schrieb mir Pruetz in einer E-Mail, »dass die Berggorillas in Zeiträumen, in denen niedrige Temperaturen herrschen oder starker Regen fällt, Lust haben, etwas Warmes zu essen.«

Und nun ist es, bei allem Respekt, an der Zeit, sich dem Homo sapiens zuzuwenden. An einer 1993 durchgeführten Studie über »Menschen, die sich auf ähnliche Weise verhalten wie an Nährstoffmangel leidende Tiere«, nahmen drei in einem Heim lebende Patienten teil. Sie hießen Bart, Adam und Cora und wiesen alle drei gravierende Entwicklungsstörungen auf. Charles Bugle und H. B. Rubin gelang es, die Autokoprophagie-Gewohnheiten des Trios zu durchbrechen, indem sie ihnen ein Nahrungsergänzungsgetränk namens Vivonex verabreichten. Die Autoren mutmaßten, dass diese Bevölkerungsgruppe »häufig an mehrfachen Behinderungen leidet und es ihnen möglicherweise aufgrund eines daraus resultierenden Mangels schwerer fällt, alle Nährstoffe in der ihnen verabreichten Kost zu verdauen beziehungsweise zu verstoffwechseln«. Ob das nun stimmt oder nicht, jedenfalls ist ein Glas Vivonex immer noch etlichen der Vorgehensweisen vorzuziehen, die Mitarbeiter anderer Einrichtungen ausprobierten. Insbesondere der Strategie eines Teams, das »Koprophagie und das Schmieren mit Kot … therapierte, indem es eine Dusche vom Nichtvorhandensein von Fäkalien abhängig machte«. Warum diese Therapieform relativ schnell in die Hose gehen kann, ist offensichtlich.

Eine Kategorie von Substanzen wird auch heute noch gelegentlich durch das Rektum aufgenommen. Drogen entfalten ihre Wirkung auf diese Weise schneller, als wenn sie oral eingenommen werden, teilweise deshalb, weil sie so den Magen und die Leber umgehen. Opium, Alkohol, Tabak, Peyote, gegorener Agavensaft und alle möglichen anderen Stoffe sind schon rektal eingenommen worden. Im Falle gewisser südamerikanischer Halluzinogene kommt man auf diese Weise auch um das Erbrechen herum, das die orale Einnahme begleitet. Etwas

Schwung in die Fachzeitschrift *Natural History* brachten Peter Furst und Michael Coe, als sie im März 1977 auf die Bedeutung des »berauschenden Einlaufs« in der klassischen Maya-Kultur hinwiesen, die man zuvor nicht erkannt hatte. Gestoßen waren sie darauf, als sie eine bemalte Maya-Vase untersucht hatten, die circa aus dem Jahr 3 n. Chr. stammte und bis dato in einer Privatsammlung versauert war. Die dekorativen Verzierungen zeigen einen Mann, der einen kunstvollen spitzen Hut, aber keine Hose trägt. Er kauert auf dem Boden wie eine Katze, das Hinterteil nach oben gestreckt, während ein neben ihm kniender Begleiter einen schlauchförmigen Gegenstand an seinen After hält. Ein anderer Mann sitzt in der Hocke und verpasst sich selbst einen Einlauf.

Als die Vase der Forschung endlich zugänglich gemacht wurde, sorgte dies mit einem Schlag für Erleuchtung. »Bislang rätselhafte Szenen und Objekte der klassischen Maya-Kunst« ergaben plötzlich Sinn. Furst und Coe führen als Beispiel eine kleine, in einem Grab gefundene Tonfigur eines hockenden Mannes an, der nach hinten greift, als wolle er sich den Hintern abwischen. Die Experten waren ratlos gewesen. Weshalb sollten Familienmitglieder einem geliebten Menschen das Maya-Pendant des Manneken Pis mit ins Grab geben? Doch nun war die Sache klar. Die Figur befand sich auf einem rituellen Drogentrip. Dank der Bilder auf der Vase konnte auch das Rätsel um Gegenstände gelöst werden, die aussahen wie rustikale, handgeschnitzte Bratenspritzen – hohle Knochen, an einem Ende mit einer Tier- oder Fischblase versehen, die bei archäologischen Ausgrabungen in ganz Süd- und Mittelamerika aufgetaucht waren. »Südamerikanische Indianer«, so Furst und Coe, »benutzten als erste Völker den Saft des einheimischen Kautschukbaums, um daraus Ballklistierspritzen herzustellen.«

Aber könnte es nicht sein, dass die Bilder auf der Vase schlicht und ergreifend eine abführende Behandlung darstellen? Furst und Coe gehen auch darauf ein, sind jedoch der Auffassung, dass das Kurieren von Verstopfung lediglich Praktizierenden des »Einlaufs der Alten Welt« ein Anliegen war.

Auch für das Verabreichen von Giften hält die südliche Route Vorteile bereit. Dadurch dass die Geschmacksknospen – und der Vorkoster, falls eine solche Instanz tatsächlich existierte – umgangen wurden, konnten Mörder ihrem Opfer unbemerkt eine höhere Dosis einflößen. Manche Historiker sind der Ansicht, dass der römische Kaiser Claudius auf diese Weise ermordet wurde, und zwar auf Geheiß seiner vierten Ehefrau, der attraktiven und weitaus jüngeren Agrippinia. Angeblich war das Motiv politisch. Agrippinia hatte es eilig, ihren Sohn aus einer früheren Ehe auf den Kaiserthron zu heben. Doch daneben gab es weitere Gründe, deren Überlieferung wir Sueton zu verdanken haben: »Ein unanständiges Lachen und noch mehr sein hässliches Aussehen im Zorne, wo ihm der Schaum vor den Mund trat und die Nase floss. Dazu kam ein stotterndes Anstoßen mit der Zunge und ein fortwährendes Zittern des Kopfes.« Und, wie wir in der Ausgabe des *Journal of the American Medical Association* vom 5. September 1942 nachlesen können: »Der Kaiser Claudius ... litt an Flatulenz.«*

Die bei Weitem seltsamste, jedoch geschichtlich belegte umgekehrte Verabreichung stellt der Einlauf mit Weihwasser dar. Der erste Hinweis darauf, eine beiläufige Erwähnung in einer Kunstzeitschrift, legte nahe, dass das Weihwasserklistier

* Was die ansonsten eigentümlich anmutende gesetzgeberische Entscheidung erklärt, ein Edikt zu erlassen, in dem es heißt, jedem Römer solle erlaubt sein, »aller Orten ungeniert seine Winde streichen zu lassen«.

einst eine gängige Waffe im Arsenal des Exorzisten darstellte. In gewisser Weise ist dies gar nicht so abwegig: Warum sollte man eine vom Teufel besessene Person lediglich mit Weihwasser besprenkeln, wenn man es auch direkt in sie hineinpumpen kann? Um herauszufinden, ob diese Praxis wirklich existiert hatte, schickte ich eine E-Mail an die Pressestelle der US-amerikanischen katholischen Bischofskonferenz, der Zentrale der katholischen Kirche in den Vereinigten Staaten. Doch natürlich blieb meine Frage unbeantwortet. Also griff ich wieder zu der Kunstzeitschrift, sah in den Literaturangaben nach, beschaffte mir eine Kopie des zitierten Artikels und beauftragte eine Italienischübersetzerin, da der Aufsatz in einer medizinischen Fachzeitschrift aus Italien erschienen war.

Bei dem Weihwassereinlauf handelte es sich dieser Darstellung zufolge um einen Einzelfall. Die Hauptperson in dieser Geschichte war Jeanne des Anges, die Anfang des 17. Jahrhunderts als Mutter Oberin einem Ursulinenkloster im französischen Loudun vorstand. Des Anges behauptete, der Pfarrer der Gemeinde, ein hochrangiger Geistlicher, aber großer Charmeur namens Urbain Grandier, erscheine ihr im Traum, liebkose sie und versuche, sie zu verführen. Er schien dabei recht erfolgreich zu sein, wie die spitzen Schreie der in sexuelle Ekstase versetzten Mutter Oberin nahelegten, die nächtlich durch das Kloster hallten und dessen kontemplative Ruhe störten. Unverzüglich wurde eine Teufelsaustreibung angeordnet.

Doch warum musste die gesegnete Flüssigkeit unbedingt rektal verabreicht werden? Hätte die besessene Person nicht einfach ein Glas davon trinken können? Eine Erklärung hierfür lautet, dass dem Weihwasser gemäß dem ursprünglichen römisch-katholischen Segnungsritus Salz hinzugefügt wurde, was zur Folge hatte, dass das Wasser ungenießbar war.*

Der zweite Grund ist: »Nachdem der Pfarrer mehrere Tage lang versucht hatte, den Teufel auszutreiben, erfuhr er von der besessenen Mutter Oberin, dass sich der Teufel verbarrikadiert habe, und zwar in ...« An dieser Stelle hielt die Übersetzerin inne. Sie beugte sich über die fotokopierten Seiten und fuhr die Wörter mit dem Finger nach. »Il posteriore della superiora. In ihrem Hintern!«

Da er das Gefühl hatte, der Situation fachlich und nervlich nicht mehr gewachsen zu sein, bat der Exorzist um Hilfe von außen, und zwar in Gestalt des Apothekers Signor Adam und dessen reisender Klistierspritze. (In jenen Tagen war die Verabreichung von Einläufen Aufgabe des Apothekers und eine wichtige Einkommensquelle für ihn.) Herr Adam »füllte die Klistierspritze mit Weihwasser und verabreichte der Mutter Oberin das Wunderklistier mit gewohnter Geschicklichkeit«. Zwei Minuten später hatte sich der Teufel aus dem Staub gemacht.

* Darf man Weihwasser trinken? Eine eindeutige Antwort hierauf ist gar nicht so leicht zu finden. Ein Pfarrer, an den ich mich wendete, erklärte mir, dass Weihwasser Taufwasser sei und demnach für Segnungen und für das Eintauchen von Gläubigen gedacht, nicht jedoch zum Trinken. Ein anderer Geistlicher verwies mich hingegen auf die Website des Anbieters McKay Church Goods, der fünf verschiedene Modelle eines »Weihwassertanks« im Angebot hat. Es handelt sich bei den Behältern um freistehende 20-Liter-Wasserspender mit einer Drucktaste, vergleichbar mit den typischen Wasserkühlern fürs Büro, allerdings mit einem Kreuz oben drauf. Es gibt definitiv Gemeindemitglieder, die Weihwasser trinken, und Pfarrer, die wünschten, sie würden es nicht tun. In der Gemeinde St. Mary in Cutler (Kalifornien) gab es beides. Im Jahr 1995 verfiel Father Anthony Sancho-Boyles, um die Pichelei zu unterbinden, auf den alten Brauch, dem Weihwasser Salz beizumischen. Am darauffolgenden Sonntag beschwerte sich eine Frau. Sie erklärte, sie habe das Weihwasser immer morgens zum Kaffeekochen benutzt und jetzt schmecke ihr Kaffee auf einmal seltsam.

Zwar ist in Büchern über den Aufruhr in Loudan und auch in der Übersetzung eines »Augenzeugen«-Berichts von 1634 weder von einem Herrn Adam noch von Rektalexorzismus die Rede, aber mehr Pep erhält die Geschichte dadurch auf jeden Fall. Grandier wurde wegen Hexerei verurteilt und auf dem Scheiterhaufen verbrannt. Die meisten Quellen sind sich einig, dass er von der Oberin, die mit einem rivalisierenden Priester unter einer Decke steckte, verleumdet worden war. Die Fälle von »Besessenheit« hielten noch mehrere Jahre nach seiner Hinrichtung an, sprangen auf 16 weitere Nonnen über und sorgten – nachvollziehbarerweise – dafür, dass das Kloster zu einer Touristenattraktion mutierte: »Sie … benutzten derart unschickliche Ausdrücke, dass es den verdorbensten Männern die Schamesröte ins Gesicht trieb, während ihr Gebaren, sowohl was das Enthüllen ihres Körpers als auch die Aufforderung zu unzüchtigem Verhalten betraf, … die Bewohnerinnen der ordinärsten Bordelle im Land in Erstaunen versetzt hätte.«

Meine Übersetzerin Rafaella erklärte als Reaktion auf das Material, das ich ihr zu lesen gegeben hatte: »Es tut mir leid, aber ich finde wirklich, Nonnen sollten Sex haben dürfen.« Oder zumindest einen gelegentlichen Einlauf mit Weihwasser.

Etwa um die Zeit, als Ärzte dazu übergingen, Mahlzeiten durch »den anderen Mund« zu servieren – wie die Kuratorin des Mütter Museum, Anna Dhody, den After nennt –, tauchte in den medizinischen Fachzeitschriften auf einmal ein Phänomen namens Antiperistaltik auf. Dieses unterschied sich von der vorübergehenden retroperistaltischen und schwallartigen Bewegung des Erbrechens, die dadurch zustande kommt, dass der Dünndarm seinen Inhalt zurück in den Magen presst. Dessen Schließmuskeln haben sich zuvor geöffnet, um einen Durchgang zu ermöglichen, was normal ist.

Nicht normal ist jedoch Folgendes: »Acht Tage lang erbrach diese Person mindestens einmal und manchmal auch zweimal innerhalb von 24 Stunden wahrhaftigen Stuhl, fest, zylindrisch, von brauner Farbe und mit normalem Kotgeruch; augenscheinlich kam dieser direkt aus dem Dickdarm.« Bei der Patientin handelte es sich um eine junge Frau, die 1867 aufgrund von hysterischen Zuckungen in ein Krankenhaus in Lariboisière eingewiesen worden war und von einem gewissen Dr. Jaccoud ärztlich betreut wurde. Und das war nicht der erste Fall einer vermeintlichen »Stuhlentleerung durch den Mund«. Im Jahr 1900 schrieb Gustav Langmann eine Zusammenfassung von 18 Fallberichten nieder, die sich, was ihre Glaubwürdigkeit anging, zum Teil beträchtlich unterschieden.

Jaccoud nahm an, dass seine Patientin an einem Darmverschluss litt. Wenn sich der Speisebrei so sehr aufstaut, dass die Schläuche zu platzen drohen, wird eine Notfallmaßnahme namens »Koterbrechen« ausgelöst. Die erbrochene Substanz ist in diesem Fall allerdings hochgradig flüssig, da sie ja aus dem Dünndarm stammt. Aus dem oberen Ende des Darms kann kein wohlgeformter Stuhl austreten.

Überdies wies die Frau keinerlei Symptome einer lebensbedrohlichen Verstopfung auf. »Abgesehen von einem vorübergehenden Ekelgefühl nach dem Vorgang des Erbrechens«, notierte Jaccoud, »aß die Patientin wie gewohnt und erfreute sich guter Gesundheit.« Die Verdauung schien bei ihr schlicht in umgekehrter Richtung zu verlaufen. Jaccouds Kollegen hegten den Verdacht, dass man ihn hereingelegt hatte. Stuhlentleerungen durch den Mund galten als Sensation und standen ganz in der Tradition der im Magen lebenden Schlangen oder des Gebärens von lebenden Kaninchen (die, wie sich herausstellte, in den Röcken der Frau versteckt worden waren). Experten legten enorme Entfernungen zurück, um einem Spektakel dieses Kalibers beizuwohnen – für einen einsamen oder vernachlässigten Patienten, der sich verzweifelt nach Aufmerksamkeit sehnt, natürlich genau das Richtige.

Im Jahr 1889 stellte Gustav Langmann eine angebliche Rückwärtsdefäkatorin auf die Probe. Eine einundzwanzigjährige Lehrerin, als N. G. bezeichnet, war mehr als ein Jahr lang wieder und wieder in das German Hospital of New York eingewiesen worden, da sie über wiederholte Brechanfälle geklagt hatte. Am 18. Mai jenes Jahres berichteten Augenzeugen, sie habe »harte Kotballen« erbrochen, die so groß waren wie Schokokugeln. »Es schien«, so schrieb Langmann in seinem Artikel, »ein günstiger Zeitpunkt zu sein, um die Beförderung von Substanzen vom Rektum in den Mund experimentell zu untersuchen.«

Um 11.01 Uhr injizierte Dr. Langmann 200 Milliliter Wasser, das zuvor mit Indigofarbstoff gefärbt worden war, in das Rektum der Frau. »Der blaue Kot nahm seinen normalen Lauf«, was heißen soll, er trat in der üblichen Richtung aus. Wenige Tage später gab eine Krankenschwester an, sie habe unter dem Kissen der Frau »harte, in Papier eingewickelte Exkremente« entdeckt. Langmann berichtete, sie habe ihre »Tricks« zu einem späteren Zeitpunkt noch in zwei weiteren medizinischen Einrichtungen ausprobiert.

Menschliche Wesen defäkieren nicht durch dieselbe Öffnung, mit der sie Nahrung aufnehmen. Dieses Kunststück ist den Cnidaria beziehungsweise Nesseltieren vorbehalten – zu deren bekanntesten Vertretern etwa Seeanemonen und Quallen gehören.

Was zu der Verwirrung rund um das Phänomen der Antiperistaltik beitrug, war die Tatsache, dass die normalen wellenförmigen Bewegungen der Darmperistaltik in beide Richtungen laufen. Sie dienen der Durchmischung des Darminhalts. Je besser der Speisebrei umherbewegt wird, desto mehr Nährstoffe kommen in Kontakt mit den Darmzotten. Auch wenn es sich im Ergebnis um eine Vorwärtsbewegung handelt, ist die Peristaltik, in den Worten von Mike Jones, ein »Zwei-Schritte-vorwärts-ein-Schritt-zurück-Phänomen«.

Schlägt man »Antiperistaltik« in der medizinischen Literatur nach, wird man auf eine kurze, kuriose Phase in der Geschichte der Chirurgie stoßen. Im Jahr 1964 versuchte ein Team von Chirurgen aus Nordkalifornien, auf ehrgeizige und unorthodoxe Weise chronischen Durchfall zu heilen und gleichzeitig die Resorption von Nährstoffen zu verbessern. Um den Vorwärtstransport durch den Dünndarm zu verlangsamen, entfernten sie einen 15 Zentimeter langen Darmabschnitt, drehten diesen um und nähten ihn anschließend wieder fest.

Allerdings, darauf weißt Jones hin, neigt der Körper dazu, sich nach eigenem Ermessen »neu zu verkabeln«. In einer 1984 durchgeführten Studie wurden vier Patienten begleitet, die auf diese Weise operiert worden waren. Bereits nach zwei Jahren litten sie erneut an Durchfall.

In weniger schlimmen Fällen kann vielleicht ein Perspektivwechsel hilfreich sein. »Wenn ein Patient mit ein bisschen Durchfall zu mir kommt«, erzählte mir Michael Levitt, »sage ich zu ihm: ›Seien Sie froh, dass Sie nicht an Verstopfung leiden.‹«

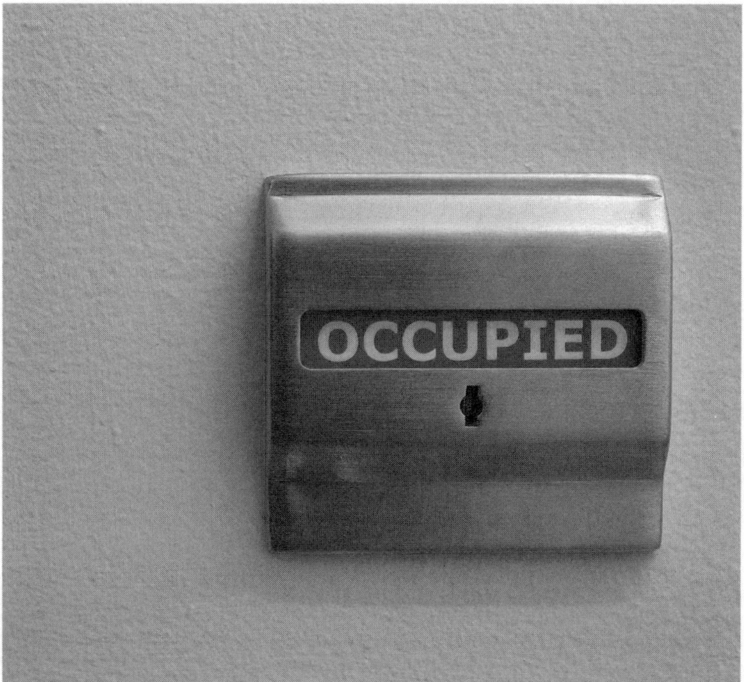
OCCUPIED

16 King of Constipation

Elvis Presleys Megakolon und andere Aspekte des Todes durch Verstopfung

Im Vergleich zu anderen öffentlichen Gedenkstätten ist das Grab des Revolutionsführers Lenin insofern ungewöhnlich, als darin seine tatsächlichen sterblichen Überreste ausgestellt werden. Als solches zieht es nicht nur Menschen an, die ihm die letzte Ehre erweisen wollen, sondern auch solche, die, wie ich, schlicht neugierig sind.

So oder so gebietet der Tod respektvolles Schweigen, daher lässt sich nur schwer sagen, wer trauert und wer gafft. Das Lenin-Mausoleum kam mir in den Sinn, als ich das Mütter Museum in Philadelphia besuchte, um mir die sterblichen Überreste eines als J. W. bezeichneten Mannes anzusehen. Auch hier gab es einen Glaskasten und eine ausgeklügelte, von den Kuratoren bewusst gewählte Beleuchtung, auch hier sah man in die starren, größtenteils undurchdringlichen Mienen der Besucher, auch hier herrschte eine von Stille und Schrecken geprägte Atmosphäre vor.

In der Vitrine von J. W. ist allerdings kein Leichnam ausgestellt, sondern lediglich ein Dickdarm. Dass diese Vitrine größer ist als der Glaskasten, in dem Lenin liegt, sagt zweierlei aus: Erstens, Wladimir Iljitsch Lenin war ein kleiner Mann, und zweitens, der Dickdarm von J. W. war riesig. An der am stärksten aufgeblähten Stelle hatte er einen Umfang von 70 Zentimetern. Ich weiß noch, wie ich davor stand und dachte: Der hat dieselbe Jeansgröße wie ich. Ein normaler

Dickdarm mit einem Durchmesser von etwa 7 Zentimetern lag zum Vergleich daneben.

Was war hier los? Morbus Hirschsprung. Als Folge einer Entwicklungsstörung fehlen J. W. im letzten Darmabschnitt die Nervenzellen, weshalb die Peristaltik – die wellenförmige Kontraktion und Erschlaffung, durch die der Speisebrei durch den Darm geschoben wird – genau an dieser Stelle aufhört. Dadurch staut sich der Darminhalt so lange auf, bis der Druck groß genug ist und er schließlich doch weitergeschoben wird. Dies kann alle paar Tage geschehen, es kann aber auch mehrere Wochen dauern. Genau vor dem toten Abschnitt weitet sich der Dickdarm allmählich aus, er wird schlaff, passiv und aufgebläht. Ein Megakolon kann irgendwann so viel Raum einnehmen, dass die anderen Organe darunter leiden. Tief Luft zu holen kann zum Kampf werden. Das Herz und die Lunge von J. W. wurden so stark nach oben und außen geschoben, dass sie die Rippen beiseite drückten und mit der Zeit horizontal aus dem Oberkörper herausstanden.

Ohne operative Behandlung wird ein Megakolon wie das von J. W. früher oder später die Oberhand gewinnen. Ist das Exemplar spektakulär genug, wird es seinen Weg ins Museum finden und sich auf diese Weise einen Platz in der Medizingeschichte sichern, während der Patient selbst in Vergessenheit geraten wird.

Anna Dhody, die Kuratorin des Mütter Museum, führte mich in den Keller*, da wir herausfinden wollten, was es über den Menschen J. W. noch zu erfahren gab. Seine Akte enthielt den Nachdruck eines Vortrags, den Henry Formad,

* Das war weniger spannend, als es sich anhört, da Dhody das »grusel-tastische« Zeug nicht versteckt, sondern ausstellt. So etwa die Halskette aus getrockneten Hämorrhoiden oder das Einweckglas mit Haut (das der Mitbewohner eines zwanghaften Hautzupfers vorbeigebracht hatte).

pathologisch-anatomischer Prosektor, am 6. April 1892 am College of Physicians of Philadelphia gehalten hatte. Formad hatte nicht nur die »recht voluminöse Obduktion« geleitet, sondern darüber hinaus auch J. W.s Mutter befragt. Die Frau erinnerte sich, dass »Störungen bei der Stuhlentleerung« sowie eine Schwellung des Unterleibs bereits im Alter von zwei Jahren aufgetreten seien, was auf Morbus Hirschsprung hindeutete. J. W. fing mit sechzehn an zu arbeiten, zunächst in einer Gießerei, später dann in einer Raffinerie. Alldieweil schwoll sein Bauch weiter an. Auf einer kurz vor seinem Tod aufgenommenen Fotografie steht er auf dem Holzfußboden im Untersuchungsraum eines Arztes, nackt bis auf die Krankenhauspantoffeln, die ausgeleierten weißen Socken und einen mehrere Tage alten Bart. Er blickt direkt in die Kamera, seine Haltung zeugt von einer trotzigen Gelassenheit. Stellen Sie sich einen riesigen Bierbauch oder längst überfällige Drillinge vor, und dazu einen spindeldürren Körper und knochige Glieder. Der uneheliche Spross von Humpty Dumpty und Olive Oyl. Um den enormen Oberkörper besser einzufangen, hatte der Fotograf J. W. gebeten, eine Hand an den Kopf zu heben. Die Pin-up-Pose verführt einen dazu, hinzustarren, während alles andere schreit: »Bitte wegsehen!«.

Als er 20 war, hatte J. W.s Körperbau derart absonderliche Formen angenommen, dass er in einer Monstrositätenschau im alten Ninth and Arch Museum in Philadelphia Anstellung fand. Im Erdgeschoss des Museums standen Jahrmarktattraktionen wie »Hau den Lukas« und andere Kraftmesser sowie verschiedene Zerrspiegel, und ich stellte mir vor, wie J. W. in den Pausen vor den Spiegeln herumlungerte, seinen Leibesumfang entsprechend positionierte und seine Augen auf dem bittersüßen Anblick eines Mannes mit normalen Proportionen ruhen ließ, den der Spiegel zurückwarf. J. W. trat unter dem

Namen »Der Ballonmann« auf, neben dem haarigen Kind aus Minnesota* und einer bunten Mischung sonstiger menschlicher und tierischer Kuriositäten.

Was J. W.s Gemütslage anging, so erwähnte Formad lediglich, dass er unverheiratet und – verständlicherweise – der Trunksucht verfallen war.

Man braucht kein Megakolon, um einem »durch Stuhlgang ausgelösten plötzlichen Tod« anheimzufallen, doch es hilft auf jeden Fall. Im Alter von 29 Jahren wurde J. W. in der Toilette des Clubs, in dem er regelmäßig zu Abend aß, tot auf dem Boden liegend aufgefunden. Laut des Obduktionsberichts war der Tod unmittelbar eingetreten; es gab jedoch keinen Hinweis auf einen Herzinfarkt oder einen Schlaganfall.

»Genau daran ist auch Elvis gestorben«, erklärte Adrianne Noe. Noe ist Leiterin des National Museum of Health and Medicine in Silver Spring, Maryland, das ein eigenes Megakolon besitzt. Es stammt von einem Unbekannten. Ganz am Ende unseres Telefongesprächs kamen wir auf Elvis Presley zu sprechen. Noe schilderte, wie sie eines Tages neben dem ausgestellten Megakolon stand und ein Besucher ihr erzählte, dass auch Elvis einen solchen krankhaft erweiterten Dickdarm gehabt haben soll. Er habe sein ganzes Leben lang an Verstopfung gelitten und seine Mutter habe ihn als Kind »manuell ausräumen« müssen. »Er meinte, das sei der Grund, weshalb Elvis seiner Mutter so nahestand.«

Wir schwiegen beide einen Augenblick. »Stimmt das wirklich?«

»Das hat er zumindest erzählt.«

* Kurioserweise handelte es sich bei dem Ausstellungsobjekt, das man ausgewählt hatte, um an der Fassade des Gebäudes für die Show zu werben, um »junge weibliche Basketballspielerinnen«.

Ich hatte davon gehört, dass Elvis Presley auf der Toilette gestorben war, ich hatte jedoch angenommen, dass die Lokalität, wie bei Judy Garland und Lenny Bruce, reiner Zufall war: ein peinlicher Schauplatz für einen unter Prominenten nicht weiter ungewöhnlichen Tod durch eine Überdosis. Die Theorie des tödlichen Pressens auf der Toilette war allerdings gar nicht so abwegig. Bei beiden Todesfällen – von J. W. und E., wie Elvis Presley von engen Freunden genannt wurde – kam es zu einem plötzlichen Kollaps, und die Obduktion erbrachte in beiden Fällen keine eindeutige Todesursache. (Zwar wurden bei Elvis Presley Spuren von verschreibungspflichtigen Medikamenten im Blut nachgewiesen, allerdings nicht in tödlicher Dosis.) Was Elvis' Obduktion zweifelsfrei enthüllte, war ein Dickdarm, der doppelt bis dreifach so groß war wie normal.

Doch niemand kam damals auf die Idee, Presleys Tod könne mit seinem Dickdarm oder entsprechenden Bemühungen, diesen zu entleeren, zusammenhängen. Erst Jahre später trat der zuständige Gerichtsmediziner Dan Warlick mit der Megakolon-/Pressen-beim-Stuhlgang-Theorie an die Öffentlichkeit. Presleys langjähriger Leibarzt, George »Nick« Nichopoulos, schloss sich Warlicks Hypothese bereitwillig an. Er war damals lauthals dafür kritisiert worden, Elvis viel zu große Mengen an verschreibungspflichtigen Medikamenten verordnet zu haben, und viele Fans gaben ihm die Schuld an Presleys Tod. Als er seine Memoiren schrieb und sich für Gespräche mit der Presse zur Verfügung stellte, wollte ihm jedoch kaum jemand zuhören. Ich war durch Zufall auf diese Information gestoßen, und zwar auf einer Website, auf der pflanzliche Heilmittel gegen Verstopfung angepriesen werden. Ein kurzer Text mit der Überschrift »Elvis starb an Verstopfung« diente in der Rubrik »Verstopfungs-News« als Aufmacher der Website (sowie als Füllartikel im Mittelteil und als Schlussbeitrag).

Doch weshalb war man nicht schon vorher auf die Darmträgheits-Theorie gekommen? Nichopoulos meint, er habe zum damaligen Zeitpunkt noch nie davon gehört. Genauso wenig wie der Gastroenterologe, der Presley in den 1970er Jahren behandelte. »Damals hat man darüber noch nichts gewusst«, so Nichopoulos.

Ich erinnere mich daran, in einem von Charles Tyrrells Büchern gelesen zu haben, dass sich das medizinische Wissen über den Dickdarm in der Vergangenheit nur langsam weiterentwickelt hat, und zwar aufgrund der Widerwärtigkeit des Organs. Prosektoren und Anatomielehrer hätten den unteren Darmabschnitt stets unverzüglich herausgeschnitten und weggeworfen, behauptete er, »wegen dessen Neigung, Gerüche zu verbreiten, und da er als ekelhaft galt«. Der an der National Library of Medicine tätige Historiker Michael Sappol, der zahlreiche Beiträge zur Geschichte der Anatomie veröffentlicht hat, bestätigte dies. Dadurch drängt sich mir unweigerlich die Frage auf, ob die Abneigung gegen diese Körperregion schuld daran ist, dass bei der Behandlung von Darmkrankheiten nur langsam Fortschritte erzielt werden. Steht das Ausscheidungstabu Forschungsvorhaben, Diskussionen, medialer Aufmerksamkeit im Weg?

Vor Jahren habe ich einmal in einem Bus in San Francisco ein Plakat einer Aufklärungskampagne zum Thema Analkarzinom gesehen, »dem Krebs, über den niemand spricht«. Ich hatte noch nie etwas von Analkrebs gehört und bin in den anderthalb Jahrzehnten, die seither vergangen sind, auch nie wieder auf einen Hinweis dazu gestoßen. So hatte ich beispielsweise auch nicht gewusst, dass Farrah Fawcett an Analkrebs gestorben war, bis ich anfing, diesen Absatz zu schreiben und das Thema zu recherchieren. Wenn von ihrer Erkrankung die Rede war, hieß es häufig, sie leide an Krebs »unterhalb des Dickdarms«. Das erinnert mich an meine Mutter, die, als ich noch klein war, die Scheide als »deinen Popo vorne« bezeichnet hat. Bis 2010 hatte Afterkrebs keine eigene gemeinnützige Organisation, niemanden, der Benefizveranstaltungen veranstaltete und Öffentlichkeitsarbeit betrieb und noch nicht einmal eine eigene farbige Schleife. (Selbst Blinddarmkrebs hat eine eigene.) Genau wie Gebärmutterhalskrebs wird auch Analkrebs durch humane Papillomviren ausgelöst. Die Ansteckung erfolgt über den Geschlechtsverkehr mit einer infizierten Person – eine nicht unwichtige Information, die in die Entscheidung, ob man ein Kondom benutzen soll, idealerweise einfließen müsste.

Darmträgheit ist im öffentlichen Bewusstsein sogar noch weniger präsent als Analkrebs. Und ich bezweifle, dass Sie in naher Zukunft ein Plakat in einem Bus sehen werden, das über plötzliche Todesfälle im Zusammenhang mit der Stuhlentleerung informiert. Mit großer Wahrscheinlichkeit hält das damit verbundene Stigma Ärzte, Patienten und gefährdete Personen davon ab, offen über das Thema zu sprechen. Wie Nichopoulos in seinem Buch *The King and Dr. Nick* schrieb: »Nichts wäre peinlicher gewesen als Leute, die hinter vorgehaltener Hand über Elvis' Verdauungsprobleme tuscheln.«

Ich hätte da allerdings ein paar Fragen. An welchem Punkt hört Verstopfung auf, unangenehm zu sein, und wird lebensbedrohlich? Wie stark müsste man pressen, damit dies geschieht? Wie genau stirbt man daran? Sollten bestimmte Leute permanent Stuhlweichmacher verwenden so wie andere niedrig dosiertes Aspirin schlucken?

Ich glaube, ich kenne jemanden, der nichts dagegen hat, über all diese Fragen zu sprechen.

George Nichopoulos lebt in einem baumgesäumten Villenviertel von Memphis, an einer Kurve, wo ein- bis zweimal im Jahr ein Betrunkener die Abbiegung übersieht und mit dem Auto im Vorgarten des Nachbarn landet. Elvis Presley hat das Haus in den 1970er Jahren als Geschenk für Nichopoulos und seine Familie entwerfen und errichten lassen. Man sieht, dass es in der damaligen Zeit modern und luxuriös gewesen ist: die spitz zulaufende Decke mit den freiliegenden Balken, der riesige Steinkamin, der im offen gestalteten unteren Stockwerk als Raumteiler fungiert, der Swimmingpool im Garten.

Nichopoulos begleitet mich zum Sofa. Er und seine Frau Edna sitzen in Sesseln links und rechts von mir. Die Möbel stehen so weit voneinander entfernt, dass ich dem Arzt mein Tonbandgerät reiche, da ich befürchte, seine Äußerungen könnten ansonsten zu leise sein, um aufgenommen zu werden. Der Couchtisch ist gerade außer Reichweite, sodass ich mich jedes Mal, wenn ich zu meiner Tasse greifen oder sie abstellen will, halb vom Sofa erheben muss. Es wirkt, als habe die Familie nicht recht gewusst, wie sie ihr geräumiges Zuhause, das von jemandem mit einem weit extravaganteren Geschmack als dem ihren entworfen worden war, füllen soll.

Nichopoulos erholt sich zurzeit von einer Hüftoperation. Obwohl er bereits über 80 ist und sich mithilfe eines Elektromobils fortbewegt, macht er noch einen sehr fitten Eindruck. Er ist braungebrannt und herausgeputzt, da er gerade erst von einem Auftritt bei einer Gedenkveranstaltung im Rahmen der Elvis Week zurückgekommen ist. Sein volles weißes Haar hängt nicht wie die spärlichen Strähnen gebrechlicher Altersheimbewohner herab, sondern umgibt seinen Kopf wie ein Heiligenschein.

Ich öffne einen Ordner und reiche die Bilder von J. W. herum. Zwar wurden im Zusammenhang mit Presleys Obduktion keine Dokumente veröffentlicht, aber Nichopoulos besitzt ein Foto eines Megakolons mit ähnlichen Ausmaßen. Er klappt seinen Laptop auf und dreht ihn so, dass ich den Bildschirm sehen kann. Ich stehe auf, um meinen Kaffee abzustellen und die Distanz zwischen uns zu überwinden. Auf dem Foto hält ein Chirurg in einem blauen OP-Kittel einen schlaffen, blutigen Dickdarm über dem Kopf, in der typischen triumphierenden Pose eines Athleten, der mit beiden Händen seinen eben gewonnenen Pokal umfasst. Nichopoulos erzählt, er habe das Foto ursprünglich in sein Buch aufnehmen wollen, um den Lesern eine Ahnung davon zu vermitteln, womit Elvis sich herumschlagen musste. »Aber uns war klar, dass Priscilla niemals erlauben würde, das abzudrucken.«

»Sie muss ihre Nase ja immer und überall hineinstecken.« Ein Korrespondentenbericht vom weit entfernten Inselstaat Edna.

Ich bitte Nichopoulos, mir genau und in medizinischen Fachausdrücken zu erklären, woran Elvis gestorben ist.

»An dem Abend, an dem er starb, war er dicker als normal«, beginnt er. Je nachdem, wie viel Zeit verstrichen war, seit er es das letzte Mal geschafft hatte, seinen Darm zu entleeren, schwankte sein Körperumfang zwischen ausladend und gewaltig. Manchmal hatte man den Eindruck, er hätte von einem Auftritt zum nächsten zehn Kilo zu- oder abgenommen. »An dem Abend wollte er sich am liebsten den Darm herausreißen. Er presste und presste. Und hielt die Luft an.« Wie es Verstopfte häufig tun. Der Fachbegriff hierfür lautet Valsalva-Manöver. Lassen wir es uns von Antonio Valsava selbst beschreiben. 1704 notierte er: »Wird nach tiefem Einatmen die Stimmritze geschlossen und versucht man anschließend, über einen längeren Zeitraum angestrengt auszuatmen, kann auf das Herz und die intrathorakalen Gefäße ein solcher Druck ausgeübt werden, dass der Blutfluss und die Durchblutung zeitweilig verlangsamt werden.« Nach einer momentanen Spitze fallen Herzfrequenz und Blutdruck ab, da durch den Druck der Rückfluss des Bluts zeitweilig unterbrochen wird. Danach tritt ein, was in einem Artikel als »die Raserei danach« beschrieben wurde – der Körper ergreift Notfallmaßnahmen, um sich wieder auf Touren zu bringen.

Die körperlichen Reaktionen auf dieses wilde Valsalva'sche Auf und Ab der Vitalzeichen können die elektrische Herzaktivität durcheinanderbringen. Die daraus resultierende Herzrhythmusstörung kann tödlich sein, besonders bei jemandem, der – wie Elvis – ohnehin an einer eingeschränkten Herzfunktion leidet. In Elvis Presleys Obduktionsbericht ist als Todesursache »tödliche Arrythmie« angegeben. »Vermutlich sind jedem Arzt, der in der Notfallmedizin tätig ist, schon einmal solche tragischen Fälle von plötzlichem Tod auf der Toilette begegnet«, schreibt B. A. Sikirov in seinem Artikel »Cardio-vascular Events at Defecation: Are They Unavoidable?« (»Kardiovaskuläre Ereignisse bei der Stuhlentleerung: Sind sie unvermeidlich?«)

Im Jahr 1950 untersuchte eine Gruppe von Ärzten an der University of Cincinnati dieses Phänomen – auf recht leichtsinnige Weise, wie ich finde –, indem sie die Herzfrequenz von 50 Versuchspersonen beobachteten, von denen die Hälfte an einer Herzkrankheit litt. Die Probanden wurden gebeten, »einen tiefen Atemzug zu nehmen, die Luft anzuhalten und dann angestrengt zu pressen, als würden sie versuchen, ihren Darm zu entleeren«. Zwar ist niemand gestorben, aber möglich wäre es gewesen. Das Phänomen ist derart häufig, dass das Verabreichen von Stuhlweichmachern auf herzchirurgischen Intensivstationen inzwischen gang und gäbe ist.

Was die Sache noch riskanter macht: Bettpfannen! »Es ist allgemein bekannt, dass der Gebrauch von Bettpfannen in Krankenhäusern häufig zu plötzlichen und unerwarteten Todesfällen führt. Dies wird bereits seit vielen Jahren diskutiert«, schrieben die Ärzte aus Cincinnati. Es wurde sogar ein eigener Begriff hierfür geprägt: »Bettpfannentod«. Flach dazuliegen ist als Körperhaltung ebenso kontraproduktiv, wie die Hockposition geeignet ist. Durch die hockende Stellung wird der Druck auf das Rektum passiv verstärkt. Sie nimmt einem das Pressen ab. Außerdem wird durch diese Haltung eine Vergrößerung beziehungsweise Abflachung des anorektalen Winkels erreicht, was die Aufgabe ebenfalls erleichtert, wie Sikirov in seiner Studie »Straining Forces at Bowel Elimination« (»Presskräfte bei der Stuhlentleerung«) herausgefunden hat. »Im Ergebnis führt dies«, säuselt Sikirov, »zu einer reibungslosen Stuhlentleerung mit nur minimalem Pressen.«

Die zweite Art und Weise, wie man beim Stuhlgang sterben kann, ist die Lungenembolie. Durch den plötzlichen Blutdruckanstieg, der einsetzt, wenn die Person sich wieder entspannt, kann sich in einem größeren Blutgefäß ein Blutgerinnsel ablösen. Wenn dieser Propf die Lunge erreicht, kann er dort stecken bleiben und eine tödliche Verstopfung beziehungsweise Embolie auslösen. In einer 1991 durchgeführten Studie wurde festgestellt, dass über einen Zeitraum von drei Jahren 25 Prozent der durch Lungenembolie verursachten Todesfälle in einem Krankenhaus in Colorado »im Zusammenhang mit einer Stuhlentleerung standen«. Die Autoren der Studie widersprachen Sikirovs Meinung bezüglich der Hockstellung. Ihrer Ansicht nach erhöht sich durch das In-die-Hocke-Gehen und anschließende Wiederaufrichten das Risiko, dass sich in den tiefen Oberschenkelvenen ein Blutgerinnsel ablöst.

Elvis Presley wurden fast täglich Abführmittel und Einläufe verabreicht. »Ich hatte immer drei oder vier Schachteln Fleets dabei«, sagt Nichopoulos, auf die Marke der Einläufe anspielend und in Erinnerung an die Zeiten, als er mit Elvis auf Tour war. Das richtige Timing zu finden war gar nicht so einfach, erklärt er, »ein schwieriger Balanceakt«. Presley trat gelegentlich zweimal am Tag auf und Nichopoulos musste die Verabreichung der Einläufe und die Abführmitteleinnahme zeitlich so planen, dass die Wirkung möglichst nicht dann einsetzte, wenn der Sänger gerade auf der Bühne stand. Dies war der Tiefpunkt in Presleys Karriere: die Ära der unförmigen Overalls und trapezförmigen Koteletten. Sein Dickdarm hatte sich so stark vergrößert, dass er das Zwerchfell in Bedrängnis brachte und Presleys Atmung und seinen Gesang beeinträchtigte. Es war schwer, unter all dem Polyester und dem Leibesumfang den Mann zu erahnen, der bei seinem Auftritt auf der Bühne des Ed Sullivan Theater derart laszive und unzweideutig erotische Bewegungen vollführt hatte, dass er auf Anweisung der Produzenten hin ausschließlich von der Taille aufwärts gefilmt worden war. Jetzt gab es dafür einen anderen Grund. »Manchmal dachte er mitten während der Show: ›Ich lasse mal einen fahren‹, und dann war es gar kein Pups«, erzählt Nichopoulos leise. »Dann musste er schnell von der Bühne runter und sich umziehen.«

Wer Elvis' Badezimmer in Graceland besichtigt, kommt nicht umhin, sich über die extravagante Einrichtung zu wundern. Ein Fernseher! Telefone! Ein gemütlicher Sessel! Doch die Ausstattung spiegelt eben wider, wie viel Zeit er dort zubrachte. »Manchmal war er eine halbe Stunde oder auch eine Stunde da drin«, so Nichopoulos. »Er hatte auch jede Menge Bücher dort stehen.« Die Verstopfung bestimmte Presleys Leben. Selbst sein berühmtes Motto TCB – »Taking Care of Business« – klingt wie eine Anspielung auf die Geschäfte, die sich hinter der Badezimmertür vollzogen. (Bei dem TCB-Schwur ging es um Selbstachtung, Respekt für die Mitmenschen, körperliche und geistige Ertüchtigung, Meditation und, wie jemand aus Elvis' Entourage enthüllte, um die »Freiheit von Verstopfung«.)

Als Nichopoulos' Buch erschien, kontaktierte ihn ein Proktologe namens Chris Lahr. Lahrs Spezialgebiet ist der gelähmte Darm.* Über 200 davon hat er bereits ganz oder teilweise herausgeschnitten, und er vermutet, dass Presley ebenfalls einen besaß. Als ich mit Lahr telefonierte, erzählte er mir, auch Johnny Cash, Kurt Cobain und Tammy Wynette hätten an hartnäckiger Verstopfung gelitten. Er sei überzeugt, dass auch bei ihnen gelähmte Darmabschnitte vorgelegen hätten. Allerdings hatten auch alle drei mit einer hartnäckigen Drogensucht zu kämpfen. Opiate, egal ob sie in Form von Heroin oder verschreibungspflichtigen Schmerzmitteln eingenommen werden, führen zu einer drastischen Verlangsamung der Dickdarmmotilität. (Auch Antidepressiva und andere Psychopharmaka verlangsamen in unterschiedlichem Maße die Darmbewegungen.)

Um herauszufinden, ob es die Medikamente oder die Gene waren, die die Beschwerden des King verursachten, bräuchte man Informationen aus seiner Kindheit. Bei den meisten Menschen mit Morbus Hirschsprung – der Hauptursache für ein Megakolon – wird die Diagnose bereits im Säuglings- oder Kleinkindalter gestellt. Oder wie es Mike Jones formulierte:

* Er hat sogar ein Buch zu diesem Thema geschrieben, das den Titel *Why Can't I Go?* trägt. Es enthält Dutzende Defäkografie-Aufnahmen sowie Großaufnahmen proktologischer Eingriffe, die derart explizit sind, dass auf der Rückseite eine Warnung steht.

»Sie werden so geliefert.« Falls die Geschichte stimmt, die mir Adrianne Noe erzählt hat, dass Presleys Mutter bei ihm mit dem Finger nachhelfen musste, könnte das ein Hinweis auf eine erbliche Erkrankung wie beispielsweise Morbus Hirschsprung sein. Ich frage Nichopoulos, ob er von der Sache mit der manuellen Ausräumung wisse. Edna wirft ein, dass sie das in einer der vielen Elvis-Biografien gelesen habe.

Nichopoulos erklärt, auch ihn habe diese Frage beschäftigt. »Wir wollten rauskriegen, ob er schon von Geburt an daran litt oder ob es sich erst später entwickelt hat. Aber seine Mutter war bereits tot.« Gladys Presley starb, als Elvis 22 war. Und sein Vater war in Elvis' Kindheit selten zu Hause.

»Also habe ich versucht, Priscilla dazu zu befragen«, berichtet er. Bestimmt hatte Elvis seiner Frau von seinen medizinischen Problemen erzählt. Nichopoulos verlagert das Gewicht. Die Hüfte verursacht ihm immer noch Schmerzen. »Doch sie wollte nicht darüber reden.«

Was mich überrascht, ist, dass Presleys Leiden seine Freude am Essen nicht schmälern konnte. Edna Nichopoulos' griechische Hamburger schätzte er so sehr, dass er ihr einen Ring schenkte, den er eigens für sie in Auftrag gegeben hatte. Diamanten in unterschiedlichen Farben stehen für die einzelnen Rezeptzutaten. »Grün bedeutet Petersilie«, erklärt Nichopoulos auf meine Nachfrage hin, »weiß steht für die Zwiebel, braun ist der Hamburger und gelb …« Er spricht die Farbe nicht »yellow«, sondern »yella« aus. Manche Wörter scheinen wie geschaffen für den Akzent, der in der Gegend um Memphis gesprochen wird. »Yellow« gehört definitiv dazu.

»›Yella‹ ist die Zwiebel«, sagt Edna.

Nichopoulos überdenkt dies kurz. »War die Zwiebel nicht weiß?«

»Nein, weiß ist das Brot.«

»Elaine!«, ruft Nichopoulos ins obere Stockwerk. »Bring doch mal den Hamburgerring herunter.« Seit sich ihr Vater die Hüfte gebrochen hat, lebt Elaine wieder bei ihren Eltern und hilft den beiden ein wenig.

Es vergehen ein paar Minuten, bis Elaine auf der Treppe erscheint. Etwas gekrümmt durchquert sie das Wohnzimmer, die kombinierte Nachwirkung eines Autounfalls und eines Sturzes von der Leiter. »Bitte entschuldigt, ich war gerade auf der Toilette«, sagt sie. Auch bei ihr ist ein melodischer Südstaatenakzent hörbar. »Aber das versteht *ihr* ja bestimmt.« Mit *ihr* meint sie die Sonderlinge, die im Wohnzimmer sitzen und sich über Darmgesundheit unterhalten.

Elaine setzt sich auf das Elektromobil ihres Vaters. Sie zeigt mir, wo die Metallstifte aus ihrem Knöchel heraustraten, als der Bruch heilte. Dann zieht sie ihr T-Shirt ein Stück herunter und lässt mich ihre Schulter sehen. Ich rechne damit, weitere medizinische Eisenwaren zu Gesicht zu bekommen, doch es ist ein Tattoo. Elaine hat sich einen Affen auf den Rücken tätowiert. Erst will ich verwundert nachfragen, was es damit auf sich hat, doch dann dämmert es mir: Hier hat jemand die amerikanische Redewendung »A Monkey on One's Back«, die sowohl heißen kann, dass man ein lästiges Problem hat, als auch, dass man drogensüchtig ist, wörtlich genommen. Oxycontin, Fentanyl, Schmerzmittel gegen chronische Schmerzen. Zu allem Überfluss leidet Elaine an Fibromyalgie.

»... und an einer bipolaren Störung«, wirft ihr Vater ein.

Sie schneidet eine Grimasse. »Nein, *du* leidest an einer bipolaren Störung.«

Ich frage, ob ich den Hamburgerring anprobieren darf. »Nur zu«, meint Nichopoulos. »Wir haben Fingerschneider im Haus.« Der Ring ist einfach fabelhaft. Ich liebe die Mischung aus Diamanten und Hamburgern, Glamour und Kitsch. Ich fühle mich damit wie Elizabeth Taylor und Larry Fortensky zugleich.

Elvis Presleys Dickdarm ist zwar nicht in einer Vitrine ausgestellt, man bekommt jedoch einen ganz guten Eindruck davon, wie er ausgesehen haben muss, wenn man in *The Death of Elvis* den Abschnitt über Elvis' Obduktion liest. »Beim Aufschneiden bemerkte Florendo, dass das Megakolon vom unteren Teil des absteigenden Grimmdarms bis ganz nach oben und weiter bis zur Hälfte des quer verlaufenden Grimmdarms proppenvoll war … Der gestaute Kot wies eine lehmartige Konsistenz auf und ließ sich trotz größerer Anstrengungen Florendos nur schwer mit der Schere herausschneiden.«

Nichopoulos war bei der Obduktion dabei und kann sich an diesen Augenblick erinnern. Das lehmige Material, meint er, sei Barium gewesen, das Presley in Vorbereitung auf eine Röntgenuntersuchung verabreicht worden war. Die Untersuchung lag allerdings schon vier Monate zurück. »Das Barium war …«, er deutet mit einer Handbewegung in Richtung des Kamins, »hart wie Stein.« Er erklärt, die Kotstauung habe mindestens 50 bis 60 Prozent des Durchmessers von Presleys Dickdarm verstopft.

In früheren Zeiten hat man sich bei der Behandlung von verstopften Därmen zumeist von der Welt der Klempnerei inspirieren lassen. Wie bei den Abflussrohren im Badezimmer gibt es auch hier zwei Strategien: Entweder kann man die Verstopfung lösen, indem man Wasser oder Luft durchpumpt (ihr also mit einer Saugglocke zu Leibe rückt), oder man kann sie mithilfe eines metallischen Gegenstands durchbrechen (die Rohrreinigungsspiralenversion). In einer Ausgabe des *Atlanta Medical and Surgical Journal* von Juni 1874 wird Dr. Robert Batteys »sichere und rasch wirkende« Methode beschrieben, die darin besteht, »Ansammlungen harter Stuhlmengen« durch das Einleiten von bis zu 11 Liter Wasser in den Mastdarm aufzulösen. »Die Spannung im Unterleib war so groß, dass das Wasser, als kein Druck mehr ausgeübt wurde, aus dem After herausgeschossen kam«, schreibt Battey über einen denkwürdigen Fall, und zwar als 60 Zentimeter hoher »kräftiger Strahl«. Batteys Vortrag wurde von einer Vorführung begleitet. Blättert man aufs Geratewohl in medizinischen Fachzeitschriften der damaligen Zeit, erhält man leicht den Eindruck, Chirurgie- und Anatomieprofessoren hätten es vor allem darauf angelegt, sich bei ihren Hörsaaldemonstrationen gegenseitig zu übertrumpfen, was dazu führte, dass diese immer mehr zu reinen Spektakeln wurden.

Der Verdauungstrakt ist ein hochkomplexer, gewundener Schlauch, der sich nur schwer mittels einer Abflussspirale reinigen lässt. Daher mussten die Patienten die Spirale mehr oder weniger verschlucken. Mehr als hundert Jahre lang hielt man das Schlucken von bis zu 3 Kilogramm Bleischrot oder metallischem Quecksilber für sinnvoll, um auf diese Weise eine Verstopfung zu lösen. Anschließend wurden die Patienten hin- und hergerollt oder geschüttelt, in der Hoffnung, dass das schwere Material sich seinen Weg durch die verstopfte Stelle bahnen würde. Das Problem hierbei ist, dass der Magen seinen Inhalt nur peu à peu abgibt, egal wie schnell dieser zuvor verschluckt worden ist. Anstatt sich also in einer geschlossenen Front durch den Darm zu schieben, reiste das eingenommene Metall nur kleckerweise weiter, was auf Röntgenaufnahmen aussieht, als hätte man eine Perlenkette verschluckt. Auch egal.

In einer 1776 verfassten Schilderung einer Autopsie berichtet ein Arzt namens Pillore von einem Patienten, dessen

Dünndarm von einem fast ein Kilogramm schweren Quecksilberklumpen so weit nach unten gedrückt wurde, dass eine Darmschlinge ausleierte und ins Becken verrutschte. Der Mann starb einen Monat später. Ob ihn letztlich das Quecksilber, die anhaltende Verstopfung oder der wie Bonbonmasse in die Länge gezogene Darm zur Strecke gebracht hat, wissen nur die Götter.

Für wenige Jahre traten die Klempner zur Seite und ließen die Elektriker ran. Wie seinerzeit die Radioaktivität, so galt zu ihrer Zeit auch die Elektrizität als neu und aufregend, und man nahm an, dass sie jede Krankheit heilen könne. Die galvanische Therapie bei obstinater Verstopfung – »Obstipation« – bestand darin, schwache elektrische Impulse durch den Unterleib zu leiten. »Sie wollen wissen, ob das auch wirkt?«, erwiderte einem Beitrag für das *British Medical Journal* von 1871 zufolge ein Arzt auf die zweifelnde Frage eines Kollegen. »Ich habe es kaum geschafft, rechtzeitig aus dem Weg zu gehen.«

Die unsanfteste Methode, um den Damm zu brechen, bestand darin, dass ein Krankenpfleger sich den Patienten einfach über die Schulter warf.* Die Eingeweide haben keine

* Damit verbunden ist folgende Frage: Ist die englische Redewendung »to knock the shit out of somebody« (auf deutsch in etwa »jdn. die Fresse polieren, windelweich prügeln«, A. d. Ü.) nicht nur im übertragenen Sinne, sondern auch wörtlich möglich? Das hängt von der jeweiligen Scheiße ab sowie davon, wer zuschlägt. »In der High School hatte ich mal einen Football-Trainer, der Offensive Tackle bei den Washington Redskins war«, erzählt der Gastroenterologe Mike Jones. »Er schwor Stein und Bein, dass der berüchtigte Verteidiger Mean Joe Greene ihn einmal so hart erwischt habe, dass er die Hose wechseln musste.« Jones vermutet, sein Coach habe damals an leichtem »Dünnpfiff« gelitten, und fügt hinzu, dass es kaum möglich sei, jemanden so hart zu treffen, dass »eine feste Wurst aus ihm herausgepresst würde«, ohne ihn gleichzeitig umzubringen.

feste Position im Inneren des Körpers, daher kann es einem ein gewisses Maß an Erleichterung verschaffen, wenn man einfach auf den Kopf gestellt wird.

Ein gewisser Dr. William Levitt vom Rush Medical College berichtete im Jahr 1864 von einem Mann mit einem Unterleibstumor von der Größe »des Kopfes eines reif geborenen Kinds«, der auf seinen Verdauungsapparat drückte. »Als wir bei diesem Patienten eine Visite machten, wurde er von qualvollen Schmerzen im Unterleib gepeinigt und hatte häufig das Verlangen, einen Darmwind durch das Rektum entweichen zu lassen, was jedoch nur dadurch erreicht werden konnte, dass er in senkrechter Haltung auf Kopf und Händen stand.« Dr. William Lewitt hatte seinen Bericht mit »Anatomiedemonstrator« überschrieben, und ich könnte mir vorstellen, dass er sich schwer beherrschen musste, um den Mann nicht einzupacken und zu Demonstrationszwecken in den Hörsaal zu schleifen.

Falls die anderen Behandlungsmöglichkeiten fehlschlugen, blieb als letzter Ausweg noch ein chirurgischer Eingriff. Konnte eine Verstopfung weder weggeschüttelt noch weggespritzt oder durch einen Stromstoß gelöst werden, wurde sie mit großer Wahrscheinlichkeit herausgeschnitten.

In den Tagen, in denen sich das Händewaschen und das Tragen von Handschuhen in medizinischen Kreisen noch nicht herumgesprochen hatten, bargen chirurgische Eingriffe ein ernstliches Infektionsrisiko. Und erst recht Operationen am mit Bakterien übersäten Dickdarm. Entsetzlicherweise wurde die Kolektomie, das heißt die operative Entfernung des gesamten Dickdarms, nicht nur bei lebensbedrohlichen Kotstauungen durchgeführt, sondern galt auch als Behandlungsmethode bei Verstopfung und ihrer zweifelhaften Folgeerscheinung: Autointoxikation. Was wäre besser geeignet, um den Verdauungsbrei schneller durch den Körper zu schleusen, als eine Verkürzung des Zufuhrkanals? Der schottische Chirurg Sir Arbuthnot Lane, der Erfinder des Eingriffs und sein vehementester Verfechter, fing mit »Verkürzungsoperationen« an, bei denen er einen halben bis einen Meter lange Abschnitte entfernte. Schon bald stieg er um auf die totale Kolektomie, wobei er im Prinzip gesunde Dickdärme herausschnitt und das Ende des Dünndarms direkt am Mastdarm festnähte. Wenn Durchfall als Heilmittel für Verstopfung gelten kann, dann hätte er möglicherweise sein Ziel erreicht, doch er setzte seine Patienten damit dem Risiko einer Mangelernährung aus. Wie wir von den kotfressenden Ratten in Kapitel 15 gelernt haben, produziert der Dickdarm – aufgrund der stoffwechselnden Aktivitäten der darin lebenden Bakterien – nicht nur fäkulente Fäulnis, sondern wertvolle Fettsäuren und Vitamine.

Lane litt an schwerer Koprophobie. Unterschiedliche Hauttöne, die Sie oder ich auf die ethnische Herkunft oder auf in der Sonne verbrachte Zeit zurückführen würden, galten in Lanes Augen als Verfärbung aufgrund von fäkal verseuchtem Blut. Der »gelblich-braune« Teint einer Patientin verschwand einen Monat nach ihrer Operation, notierte er stolz. Über eine andere Frau schrieb er: »Sie hat ihre bräunliche Gesichtsfarbe nahezu gänzlich verloren.« Lane ging so weit, den Dickdarm als nutzlose Struktur und als »schwerwiegenden Mangel in unserer Anatomie« zu betrachten.

Man muss schon ziemlich arrogant und ignorant sein, um an der menschlichen Anatomie und der evolutionären Feinabstimmung zu zweifeln, die diese hervorgebracht hat. Der Dickdarm, den Lane für unnötig hielt und den er deshalb ohne mit der Wimper zu zucken wegschnippelte, ist mehr als eine bloße Mülldeponie. Die Bakterien, die Lane, Tyrrell,

Kellogg und Konsorten so sehr fürchteten und verachteten – die Keime, die in unseren Fäkalien leben und gedeihen und ihrem Tagewerk nachgehen – sind nicht nur harmlos, sie sind von entscheidender Bedeutung für unsere Gesundheit und unser Wohlergehen.

Bristol-Stuhlformen-Skala

Typ 1

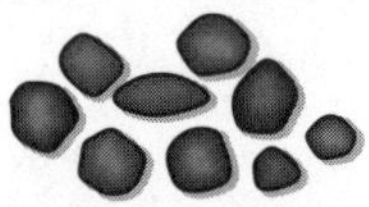

einzelne feste Kügelchen, ähnlich wie Nüsse *(schwer auszuscheiden)*

Typ 2

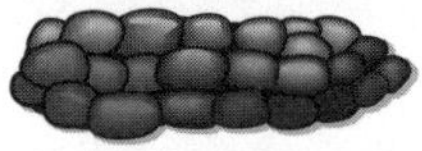

wurstartig, aber klumpig

Typ 3

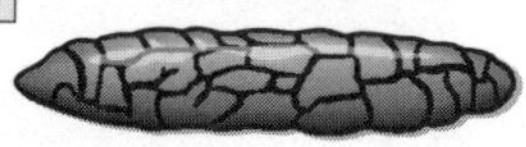

wurstartig mit rissiger Oberfläche

Typ 4

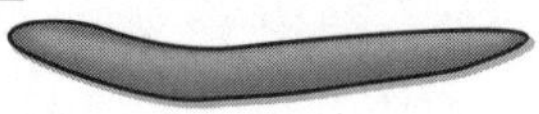

wie eine Wurst oder Schlange mit glatter Oberfläche

Typ 5

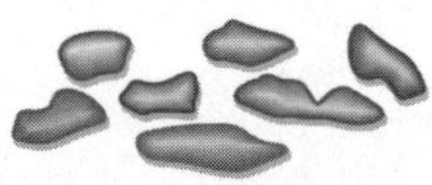

einzelne weiche, glattrandige Klümpchen *(leicht auszuscheiden)*

Typ 6

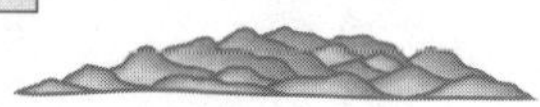

einzelne lockere weiche Klümpchen mit ausgefranstem Rand

Typ 7

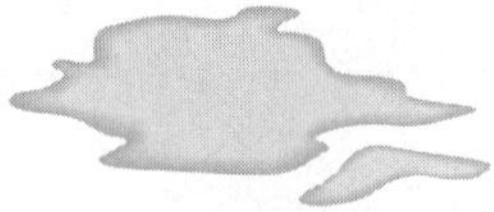

flüssig-wässrig, ohne feste Bestandteile, keine Stücke

17 Der Igitt-Faktor

Wir können Sie wieder gesund machen, aber …

In fast jeder Hinsicht ist es eine ganz normale Partyeinladung. Zeit und Ort der Festivität werden genannt, es gibt eine Anfahrtsbeschreibung und man wird freundlich dazu aufgefordert, doch die ganze Familie mitzubringen. Ungewöhnlich sind lediglich die dekorativen Elemente: ein Querschnitt durch den menschlichen Dickdarm mit sorgfältiger Beschriftung der einzelnen Bereiche. Darüber steht in festlicher Schrift: »Darmflora-Party!« Gastgeber dieser Party ist Alexander Khoruts, ein Gastroenterologe und Privatdozent für Medizin an der University of Minnesota. Wenn er nicht gerade Darmspiegelungen durchführt oder Menschen mit Verdauungsstörungen berät, transplantiert er Darmbakterien – auch bekannt unter der Bezeichnung »Darmflora«.

Fast jeder der anwesenden Gäste hat auf irgendeine Weise mit dieser Arbeit zu tun. Mike Sadowsky beispielsweise ist nicht nur Khoruts Forschungspartner, sondern auch Mitherausgeber des Lehrbuchs *The Fecal Bacteria*. Der Mann, der sich gerade über das Büfett beugt, Matt Hamilton, ist ein Postdoktorand der University of Minnesota, der das Material für die Transplantationen vorbereitet. Matt schaufelt sich Khoruts' selbst gemachten russischen Rote-Bete-Salat auf seinen Teller. Dabei greift er so beherzt zu, dass eine Krankenschwester ihn warnt, er werde morgen »aussehen wie eine GI-Blutung«.

Dann bewundert die Krankenschwester eine Dessertplatte, auf der ganze, mit Schokolade überzogene Bananen liegen, eine der thematisch passenden Nachspeisen, die Khoruts' dreizehnjähriger Sohn kreiert hat. James kommt ganz nach seinem Vater, er ist intelligent und wohlerzogen und besitzt einen hintergründigen Humor. Er spielt klassische Stücke auf dem Flügel im Wohnzimmer und will später einmal Romane schreiben. Die Krankenschwester will von James wissen, welche Zahl besagte Nachspeise auf der Bristol-Stuhlformen-Skala hätte. Er antwortet ohne zu zögern – 4 (»wie eine Wurst oder Schlange mit glatter Oberfläche«).

Man muss sich schon sehr anstrengen, um ein Thema zu finden, über das man mit diesen Menschen *nicht* während des Essens plaudern könnte – nicht weil es ihnen an Sensibilität mangelte oder sie schlechte Manieren hätten, sondern weil sie das Universum des Dickdarms mit ganz anderen Augen betrachten als der Rest von uns. Das Zusammenspiel zwischen dem menschlichen Körper und dem Darm-Mikrobiom – wie die Sammelbezeichnung für unsere hundert Billionen intestinalen Untermieter lautet – ist seit Kurzem ein angesagtes Forschungsthema. Jahrzehntelang haben Wissenschaftler untersucht, welche Rolle die Nahrung und einzelne Nährstoffe bei der Behandlung und Vorbeugung von Erkrankungen spielen. Doch dieser Ansatz gilt inzwischen als allzu simpel. Das Forschungsziel lautet nun, die Wechselbeziehungen zu entwirren, die zwischen dem Körper, der Nahrung und den Bakterien bestehen, die diese Nahrung zersetzen. Ein Beispiel dafür ist die Polyphenol-Familie, eine Gruppe von Substanzen, die in Kaffee, Tee, Obst und Gemüse vorkommen und um die aufgrund ihrer krebsbekämpfenden Wirkung aktuell ein Hype ausgebrochen ist. Doch ausgerechnet einige der gesundheitsförderndsten Polyphenole werden nicht im

Dünndarm aufgenommen. Um sie zu verstoffwechseln, sind wir auf die Bakterien des Dickdarms angewiesen. Abhängig davon, wer Ihren Darm bewohnt, profitieren Sie entweder von der Nahrung, die Sie zu sich nehmen, oder nicht. Oder die Nahrung schadet Ihnen sogar. Verkohltes rotes Fleisch galt lange als krebserregend, in Wirklichkeit ist es jedoch lediglich das Rohmaterial, aus dem Karzinogene entstehen. Ohne die entsprechenden Darmbakterien, die die Rohstoffe zersetzen, sind diese harmlos. (Dasselbe gilt auch für Medikamente; abhängig von der Zusammensetzung der Darmflora kann die Wirksamkeit eines Medikaments bei verschiedenen Menschen sehr unterschiedlich sein.) Der wissenschaftliche Hintergrund mag neu und äußerst komplex sein, unterm Strich ergibt sich jedoch folgende simple Erkenntnis: Das Austauschen von Bakterien scheint eine wirksamere Strategie zur Behandlung und Vorbeugung von Krankheiten zu sein als eine Umstellung der Ernährung.

Als Angehörige oder Angehöriger einer Kultur, die Bakterien im Allgemeinen und die Keime anderer Menschen im Besonderen verteufelt, finden Sie die Vorstellung, sich in ein Krankenhaus zu begeben, um sich dort Bakterien aus dem Dickdarm einer anderen Person einpflanzen zu lassen, vermutlich mehr als merkwürdig. Für den Patienten, den ich in Kürze kennenlernen werde, einen Mann, in den sich das Bakterium Clostridium difficile eingenistet hat, ist es hingegen ein hochwillkommenes Ereignis. Eine chronische Infektion mit C. diff. – um den medizinischen Spitznamen zu verwenden – kann zu Pflegebedürftigkeit führen und manchmal sogar tödlich sein.

»Wenn man 55 ist und Windeln trägt, die man zehnmal am Tag wechseln muss«, erläutert Matt Hamilton, »ist man abgestumpft, was den Ekelfaktor betrifft.« Er häuft sich gefüllte Tomaten auf seinen Teller. Matt hat den gesunden, ungenierten Appetit eines kräftigen jungen Mannes.

»Für die Patienten gibt es keinen Ekelfaktor«, ergänzt Khoruts. »Sie haben sich schon genug geekelt. Sie leiden an einer chronischen Krankheit und wollen sie einfach nur loswerden.«

Was Bakterien im Allgemeinen angeht, so findet gerade ein radikales Umdenken statt. Zunächst einmal sind sie deutlich in der Überzahl. Auf jede einzelne Körperzelle kommen neun (kleinere) Bakterienzellen. Khoruts lehnt die Sie-gegen-uns-Mentalität ab. »Bakterien stellen ein stoffwechselaktives Organ in unserem Körper dar.« Die Bakterien sind *Sie* und Sie sind die Bakterien. »Es ist eine philosophische Frage: Wer besitzt wen?«

Die bakterielle Demografie beeinflusst mit großer Wahrscheinlichkeit, wie sich Menschen im Alltag verhalten. »Bestimmte Populationen im Darm wollen zum Beispiel, dass man sich auf bestimmte Weise ernährt oder Energie anders speichert.« (Aktuell wird in den Niederlanden eine klinische Studie durchgeführt, um zu untersuchen, ob die Einpflanzung von »Spenderkot«, der von schlanken Freiwilligen stammt, den Versuchspersonen bei der Gewichtsreduzierung helfen könnte*; die bislang vorliegenden Ergebnisse sind zwar ermutigend, aber keineswegs spektakulär.) Khoruts erklärte mir an einem eindrücklichen Beispiel, wie Mikroorganismen auf versteckte Weise das Verhalten manipulieren können. Der Parasit Toxoplasma etwa infiziert Ratten, muss jedoch, um sich fort-

* Die klinische Studie trägt den Namen FATLOSE. FATLOSE steht für »Fecal Administration To LOSE weight« (»Verabreichung von Kot zur Gewichtsreduzierung«), ein Beispiel für LAHM – Lächerliche Ausrede für den GebraucH fadenscheiniger AkronyMe. (Inzwischen ist die Studie abgeschlossen. Für weitere Informationen siehe: *http://www.trialregister.nl/trialreg/admin/rctview.asp?TC=1776*. A. d. Ü.)

pflanzen zu können, in den Darm einer Katze gelangen. Zu diesem Zweck verändert der Parasit das Gehirn der Ratte in einer Weise, dass das Nagetier sich von nun an von Katzenurin angezogen fühlt. Die Ratte marschiert also schnurstracks auf eine Katze zu, wird getötet und aufgefressen. Hätte man diese Ereigniskette von außen betrachtet, erklärte Khoruts weiter, hätte man sich am Kopf gekratzt und gefragt: »Was ist bloß los mit dieser Ratte?« Dann lächelte er. »Glauben Sie, Republikaner haben eine andere Darmflora?«

Wovon hängt nun also die Rollenbesetzung im Inneren Ihres Körpers ab? Größtenteils ist es Glückssache. Bei den Bakterien, die heute in Ihrem Darm leben, handelt es sich mehr oder weniger um die gleichen Arten, die Sie bereits im Alter von sechs Monaten besiedelt haben. Etwa 80 Prozent der Darmflora wird während der Geburt durch die Mutter weitervererbt. »Es ist ein äußerst stabiles System«, betont Khoruts. »Man kann den Stammbaum einer Person anhand seiner Darmflora zurückverfolgen.«

Die Party neigt sich allmählich dem Ende zu. Ich gehe in die Küche, um James und Khoruts' gut gelaunter, toleranter Freundin Katerina Gute Nacht zu sagen. Auf der Arbeitsplatte neben der Spüle steht ein Mixgerät und wartet darauf, gespült zu werden. »Hey«, meint James. »Du hast die Schoko-Kacka-Smoothies verpasst.«

Halb so wild, ich werde das Zeug schon bald in echt sehen.

Wie bei jeder Transplantation braucht man auch in diesem Fall zunächst einmal einen Spender. »Im Prinzip kann jeder spenden«, erklärt Khoruts. Er hat keine Ahnung, nach welchen Bakterien er Ausschau halten muss – welche die Racheengel sind, die C. difficile bezwingen könnten. Doch selbst wenn er es wüsste, wäre es nahezu unmöglich, nachzuprüfen, ob diese Spezies in der Stuhlprobe eines Spenders vorhanden ist. Die meisten Arten von Fäkalbakterien können im Labor nur schwer gezüchtet werden, weil sie anaerob sind, das heißt, sie können in Anwesenheit von Sauerstoff nicht überleben. (Eine Ausnahme bilden die weitverbreiteten Stämme der E. coli- und der Staphylococcus aureus-Bakterien. Sie gedeihen innerhalb und außerhalb des Körpers, auf Ärzten, ihrer medizinischen Ausrüstung und überall dazwischen.)

Die einzige Voraussetzung, die Khoruts' Spender erfüllen müssen, ist, dass sie nicht an Verdauungsbeschwerden und übertragbaren Krankheiten leiden. Familienangehörige sind als Spender nicht unbedingt erwünscht, da es sein kann, dass sie ihren medizinischen Fragebogen nicht vollkommen wahrheitsgemäß ausfüllen. »Man möchte gegenüber Menschen, die einem nahestehen, ja beispielsweise nicht unbedingt zugeben, dass man bei einer Prostituierten war.« Es gibt einen Mann – er möchte verständlicherweise anonym bleiben –, für dessen Stuhlspenden Khoruts eine besondere Vorliebe hat. Die Bakterien dieses Spenders sind bereits in zehn Patienten verpflanzt worden und haben alle von ihnen geheilt. »Er fängt schon an, sich etwas darauf einzubilden«, meint Khoruts trocken. Die meisten seiner Sätze werden sachlich und emotionslos vorgetragen. »In Russland«, so erklärte er mir, »denken die Leute, dass man einen an der Klatsche hat, wenn man oft lächelt.« Wenn er mit Leuten redet, muss er sich daran erinnern, gelegentlich zu lächeln. Manchmal kommt sein Lächeln dann ein oder zwei Takte zu spät, wie die Worte eines weit entfernten Auslandskorrespondenten, der live im Fernsehen berichtet.

»Da ist er schon.« Ein großer Mann, dem Winter in Minneapolis entsprechend dick eingemummelt, kommt mit federnden Schritten den Gang entlang. In der Hand trägt er eine kleine Papiertüte.

»Hab ich schon mal besser hingekriegt«, sagt der Mann und nickt mir zur Begrüßung zu, während er Khoruts die Tüte reicht. Ohne ein weiteres Wort zu verlieren, wendet er sich zum Gehen. Er wirkt nicht peinlich berührt, er scheint es schlicht eilig zu haben. Er ist ein untypischer Held, der im Stillen Leben rettet, indem er mit dem Ergebnis seines morgendlichen Toilettengangs Leute gesund macht.

Khoruts schlüpft in einen leeren Untersuchungsraum und wählt Matt Hamiltons Nummer. An Tagen, an denen eine Transplantation stattfindet, macht Matt morgens einen kurzen Zwischenstopp am Krankenhaus, bevor er zum Umweltmikrobiologielabor weiterfährt, wo er tätig ist und wo das Material verarbeitet wird. Normalerweise müsste er längst hier sein und Khoruts wird sichtlich ungeduldig. Außerhalb des Dickdarms haben anaerobe Bakterien nur eine begrenzte Lebensdauer. Niemand weiß, wie viele Stunden sie überleben können.

Khoruts hinterlässt eine Nachricht: »Hallo, hier ist Alex. Das Zeug ist jetzt da und kann abgeholt werden.« Er zwinkert mir zu. »Ich hoffe, das war die richtige Nummer.« Von einer fremden Person eine solche Nachricht zu erhalten, könnte vermutlich Irritationen auslösen. Ich sehe schon Rauschgiftfahnder vor mir, die die Abteilung für Gastroenterologie stürmen, mittendrin Khoruts, der versucht, die Situation zu erklären.

Khoruts hat gerade aufgelegt, als Matt in einer dicken Fleecejacke und um Entschuldigung bittend hereingehetzt kommt. Er lächelt so unbefangen, wie Khoruts dies nicht tut. Auf Matt Hamilton böse zu sein ist vermutlich ein Ding der Unmöglichkeit.

Das Labor ist zehn Autominuten entfernt. Da Matt recht schnell fährt und die Kühlbox droht, vom Rücksitz zu rutschen, ist die Stimmung im Auto etwas angespannt. Die Kühlbox besitzt eine spürbare Präsenz, irgendwo zwischen Lebensmitteln und einem echten Mitfahrer. Bald schon fahren wir auf der Suche nach einem Parkplatz im Kreis. Matt ärgert sich über die Zeitverschwendung. »Wenn ich Organe dabei hätte, würde ich einen Parkausweis bekommen.«

Wie sich herausstellt, dauert das Parken länger als das Verarbeiten des Spendermaterials. Die dafür benötigte Ausrüstung ist simpel: ein Mixgerät der Marke Oster* sowie ein Siebset. Am Deckel des Mixers sind zwei Schläuche befestigt, sodass Stickstoff hineingepumpt und Sauerstoff herausgepresst werden kann. Normalerweise reicht es aus, zwei- oder dreimal je 20 Sekunden lang die »Verflüssigen«-Taste zu betätigen, bevor es dann mit dem Sieben weitergeht. Aus naheliegenden Gründen findet das Prozedere unter einer Abzugshaube statt. Während er siebt, unterhält sich Matt mit mir. Gelegentlich gibt er kund, auf welchen wiedererkennbaren Bestandteil er gestoßen ist: eine Chiliflocke etwa oder ein Stück Erdnuss.**

Die Entscheidung fällt, das Ganze ein zweites Mal durch den Mixer zu jagen. Wenn das Material nicht frei fließt, kann es das Koloskop verstopfen und eventuell verhindern, dass sich die Mikroben im Darm ausbreiten. Matt dreht sich zu mir. »Wie du gesehen hast, standen wir heute vor dem Problem: ›Was tun, wenn man statt einer gut zu verarbeitenden Konsistenz einen harten, festen Klumpen vorgesetzt kriegt?‹« Ich komme mir vor wie in der Reality-TV-Serie *American Chopper*, wenn Paul Sr. oder Vinnie in die Kamera sprechen und noch einmal zusammenfassen, was die Zuschauer gerade gesehen haben.

* »Hi Mary – Nach Rücksprache mit unserem Oster-Produktteam und Prüfung der Informationen, die Sie uns zugeschickt haben, sind wir zu dem Schluss gekommen, dass wir es vorziehen, zu diesem Thema keinen Kommentar abzugeben.«

** Ich tippe auf Hühnchen Kung Pao.

Zu guter Letzt wird die Flüssigkeit in einen Behälter mit einem sehr dicht schließenden Deckel gefüllt und wandert danach wieder in die Kühlbox. Die Mischung sieht aus wie Kaffee mit fettarmer Milch. Sie ist nahezu geruchlos, da die Gase alle im Abzug verschwunden sind. Wir drei – Matt, ich und die Kühlbox – eilen zurück zum Auto und machen uns auf den Rückweg ins Krankenhaus.

Der Patient, der die Transplantation erhalten wird, ist schon da. Er wartet auf einer Liege in einem durch Vorhänge abgetrennten Raum. Khoruts steht in seinem weißen Kittel im Gang. Matt händigt ihm die Kühlbox aus. Er befüllt und verschließt vier Röhrchen, deren Inhalt später mithilfe des Koloskops in den Patienten gepumpt werden soll. Doch nun werden sie erst einmal in eine Plastikschüssel auf Eis gelegt. Als Khoruts eine vorbeigehende Krankenschwester fragt, wo er die Schüssel abstellen kann, während er darauf wartet, dass ein Untersuchungsraum frei wird, verlangsamt sie kurz ihre Schritte, um die Schüssel zu mustern. »Ist eigentlich egal, solange Sie sie nicht in den Pausenraum stellen.«

Ähnlich wie Menschen sind auch Bakterien nicht von Natur aus gut oder böse, sondern abhängig von den jeweiligen Umständen. Staphylococcus aureus-Bakterien beispielsweise sind auf der Hautoberfläche relativ harmlos, vermutlich weil sie dort nicht so viele Nährstoffe vorfinden. Gelingt es ihnen jedoch, in den Blutkreislauf zu gelangen, beispielsweise durch eine Operationswunde, sieht die Sache schon anders aus. Mithilfe von Rezeptoren und Oberflächenproteinen können Bakterien Nährstoffe in ihrer Umgebung »wahrnehmen«. Oder wie Matt es formuliert: »Sie sagen: ›Juchu, hier ist eine gute Stelle. Komm, wir lassen die Sau raus.‹ Darmflora-Party!« Schlechte Nachrichten für den Gastgeber. Stämme, die man in

Krankenhäusern vorfindet, sind mit höherer Wahrscheinlichkeit antibiotikaresistent. Hinzu kommt, dass Krankenhauspatienten häufig ein geschwächtes Immunsystem haben und ihr Körper sich deshalb nicht richtig wehren kann.

Gleiches gilt für E. coli-Bakterien. Innerhalb des Dickdarms verursachen die meisten Stämme keine Symptome. Das Immunsystem ist daran gewöhnt, dass sie in sehr großer Anzahl den Darm besiedeln. Kein Grund zur Sorge. Gelingt es demselben Stamm jedoch, bis in die Harnröhre und die Blase vorzudringen, wird er als Eindringling betrachtet. In diesem Fall löst die Immunabwehr selbst die Symptome aus – etwa in Form einer Entzündung.

Selbst das C. difficile-Bakterium ist nicht von Natur aus böse. 30 bis 50 Prozent aller Kleinkinder sind mit C. difficile besiedelt, leiden jedoch nicht unter negativen Auswirkungen. Bei den Erwachsenen sind es 3 Prozent, die das Bakterium im Darm beherbergen, ohne Krankheitssymptome zu entwickeln. Möglicherweise wird es von anderen Bakterien daran gehindert, Toxine zu produzieren, oder es ist in zu geringer Anzahl vertreten, als dass die Giftstoffe spürbare Symptome hervorrufen könnten.

Häufig fangen die Probleme an, wenn die Bakterienanzahl im Dickdarm durch die Einnahme von Antibiotika stark dezimiert worden ist. Dann können sich die C. difficile-Bakterien ungestört ausbreiten. Auch wenn man in Krankenhäusern noch so sehr aufpasst, so sind Sporen von C. difficile doch überall anzutreffen. Auch bestimmte Umstände im Dickdarm können die Ausbreitung von C. difficile-Bakterien begünstigen. Häufig bilden sich bei chronischer Verstopfung entlang der Dickdarmwand Ausstülpungen, die auch Divertikel genannt werden. Wenn nämlich die Muskeln des Dickdarms sehr viel Druck aufwenden müssen, um die Nahrungsreste weiterzutransportieren, und es dann noch eine Schwachstelle in der Wand gibt, dann folgt der Stuhl dem Weg des geringsten Widerstands. Die schwache Stelle drückt nach außen und es bildet sich eine kleine Aussackung. In diesen Aussackungen siedeln sich die Sporen von C. difficile an.

In 80 Prozent der Fälle bringen Antibiotika eine C. difficile-Infektion zum Verschwinden. In 20 Prozent der Fälle bricht diese jedoch innerhalb von ein bis zwei Wochen erneut aus. Die C. difficile-Bakterien, die sich in den Divertikeln festgesetzt haben, sind schwer zu vernichten. Sie sind die al-Qaida des Verdauungstrakts, die sich ähnlich wie diese in unzugänglichen Höhlen verstecken. »Antiobiotika sind ein zweischneidiges Schwert«, erklärt Khoruts. »Sie unterdrücken zwar das Wachstum der C. difficile-Bakterien, töten aber zugleich diejenigen Bakterien ab, die C. difficile unter Kontrolle halten.« Jedes Mal, wenn ein Patient einen Rückfall erleidet, verdoppelt sich das Risiko eines erneuten Rückfalls. Jedes Jahr sterben etwa 16000 Amerikaner an Infektionen mit C. difficile.

Der Patient, der heute behandelt wird, leidet an Divertikeln, die sich eitrig entzündet haben. Mehrere schwere Dickdarmentzündungen haben bei ihm so heftigen Durchfall ausgelöst, dass er zeitweise intravenös ernährt werden musste. Wenn man ihn jetzt im Untersuchungsraum sieht, würde man nicht ahnen, welche Leidensgeschichte er hinter sich hat. Ihm wurde Dormicum verabreicht, ein angsthemmendes Medikament. Er liegt ruhig auf der Seite, bekleidet nur mit einem blauweißen Krankenhaushemd. Menschen, die sich einem Eingriff im Krankenhaus unterziehen müssen, sind von einer herzzerreißenden Verletzlichkeit. Draußen in der richtigen Welt mögen sie CEOs oder Generäle sein, doch hier drinnen sind sie lediglich Patienten, fügsam, hoffnungsvoll, dankbar.

Das Licht ist gedämpft und aus einer Stereoanlage erklingt klassische Musik. Khoruts unterhält sich mit dem Patienten, um abschätzen zu können, wann das Beruhigungsmittel anfängt, zu wirken. Er horcht, ob die Stimme leiser wird oder sich das Sprechen verlangsamt. »Haben Sie Haustiere?«

Im Zimmer ist es einen Moment lang still. »... Haustiere.«

»Ich denke, wir können anfangen.«

Eine Krankenschwester bringt die Schüssel mit den Röhrchen herein. Ich frage sie, ob die roten Deckel signalisieren, dass es sich um gefährliches biologisches Material handelt.

»Nein, aber die braune Farbe.«

Wenn man nicht sehr genau hinschaut, könnte man eine Stuhltransplantation glatt mit einer Darmspiegelung verwechseln. Das Erste, was auf dem Videomonitor erscheint, ist eine rasante Fischaugenansicht des Untersuchungszimmers, während das Koloskop aus der Halterung genommen und hinüber zum Bett getragen wird. Falls Sie jung genug sind, um noch nie mit einem Koloskop in Berührung gekommen zu sein, empfehle ich Ihnen, sich die Getränkepistole eines Barkeepers vorzustellen: ein langer, biegsamer schwarzer Schlauch, an dessen Kopfende ein Handteil mit der Steuerung montiert ist. Wo der Barkeeper Knöpfe für Mineralwasser und Cola hat, kann Khoruts zwischen Kohlenstoffdioxid, das zur Entfaltung der Darmwand in den Dickdarm geblasen wird, um bessere Sichtverhältnisse zu ermöglichen, und einer Kochsalzlösung wählen, mit der Überbleibsel einer »unzureichenden Vorbereitung« weggespült werden.

Mit seiner linken Hand bedient Khoruts die Tasten, mit der rechten schiebt er den Schlauch mittels Drehbewegungen Stück für Stück nach vorne. Ich erlaube mir, zu bemerken, dass dies so ähnlich sein müsse wie Akkordeon oder Klavier zu spielen; auch dabei müssen ja beide Arme unabhängig voneinander verschiedene Aufgaben ausführen. Khoruts, der außer Koloskop auch Klavier spielt, zieht den Vergleich mit der Prothese eines Amputierten vor. »Im Lauf der Zeit wird das Ding zu einem Teil des eigenen Körpers. Obwohl ich an der Stelle keine Nervenenden habe, weiß ich in gewisser Weise, was dort gerade passiert.«

Wir sind jetzt drin und bewegen uns in Richtung Norden. Der Herzschlag des Mannes ist als Zittern in der Dickdarmwand sichtbar. Khoruts manövriert um eine Biegung herum. Durch eine Umlagerung kann eine starke Krümmung begradigt werden, daher lehnt sich die Krankenschwester mit Kraft gegen den Körper des Patienten, wie ein Autofahrer, der ein stehen gebliebenes Auto auf den Standstreifen schiebt.

Mithilfe eines Druckknopfs an der Steuerung lässt Khoruts einen Teil des zu transplantierenden Materials entweichen. Da die im Darm lebenden Bakterien zuvor durch das Antibiotikum stark dezimiert wurden, werden sich die einzelligen Neuankömmlinge mit nur wenigen Einheimischen um die besten Plätze streiten müssen. Egal wie viele Bakterien das Antibiotikum überlebt haben, die Einwanderer werden sich mit Sicherheit durchsetzen. Bereits nach zwei Wochen haben sich den Forschungsergebnissen von Khoruts zufolge die mikrobiellen Profile des Spender- und des Empfängerdickdarms einander angeglichen.

Noch ein weiteres Mal lässt Khoruts per Knopfdruck den Spenderstuhl entweichen, dieses Mal am oberen Ende des Dickdarms, dann zieht er das Koloskop zurück.

Einige Tage später leitet Khoruts mir eine E-Mail des Patienten weiter. (Den Nachnamen hat er natürlich zuvor entfernt.) Die Schmerzen und der Durchfall, aufgrund deren er ein Jahr lang arbeitsunfähig war, sind verschwunden. »Ich hatte«, so schrieb er, »am Samstagabend eine kleine Menge festen Stuhlgang.« Für Sie mag das nicht gerade nach einem aufregenden Wochenende klingen, aber für Mr F. war es kaum zu toppen.

Die erste Stuhltransplantation wurde im Jahr 1958 durchgeführt, und zwar von einem Chirurgen namens Ben Eiseman. In den Anfangstagen der Antibiotikatherapie entwickelten die Patienten aufgrund der massiven Abtötung der normalen Darmflora häufig Durchfall. Eiseman kam auf die Idee, dass es sinnvoll sein könnte, den Darm mit der Normalflora einer anderen Person wieder aufzufüllen. »Das waren noch andere Zeiten«, erzählt Eiseman, der zu dem Zeitpunkt, als ich ihn anschrieb, 93 Jahre alt war und in Denver lebte. »Wenn wir damals eine Idee hatten, legten wir einfach los und probierten sie aus.«

Nur selten gelingt es der medizinischen Forschung, eine derart effektive und kostengünstige Behandlungsmethode zu entwickeln, die noch dazu frei von Nebenwirkungen ist. Während ich dies schreibe, hat Khoruts bereits 40 Transplantationen zur Behandlung hartnäckiger C. difficile-Infektionen durchgeführt, mit einer Erfolgsquote von 93 Prozent. In einer 2012 veröffentlichten Studie der University of Alberta führten 103 von 124 Stuhlverpflanzungen zu einer sofortigen Verbesserung. Mittlerweile ist es 56 Jahre her, dass Eiseman zum ersten Mal den Druckknopf an einem Koloskop betätigt hat, und noch immer wird das Verfahren von keiner US-amerikanischen Versicherung offiziell anerkannt.

Woran liegt das? Verhindert der »Igitt-Faktor«, dass die Therapie Akzeptanz findet? Zum Teil, meint Khoruts. »Es besteht eine natürliche Abscheu. Es hört sich irgendwie krank an.« Seiner Meinung nach hat die mangelnde Akzeptanz jedoch mehr noch mit dem weiten Weg zu tun, den ein neues medizinisches Verfahren von der Erprobungsphase bis zum künftigen routinemäßigen Einsatz zurücklegen muss. Ein Jahr nach meinem Besuch luden die wichtigsten Gesellschaften für Gastroenterologie und Infektionskrankheiten »eine kleine Gruppe von Stuhltransplantationen durchführenden Ärzten« ein, ein »Best-Practice«-Papier zu erarbeiten, in dem die besten Verfahrensweisen beschrieben werden: ein üblicher erster Schritt, um eine Abrechnungsziffer für das Verfahren zu etablieren und um Argumente zu finden, warum Versicherungsunternehmen diese Leistung übernehmen sollten. Mitte 2012 gab es noch immer keine Abrechnungsziffer und man hatte sich auch noch nicht auf die Höhe der Vergütung für diese Maßnahme geeinigt. Khoruts schätzt, dass der Prozess noch etwa ein bis zwei Jahre dauern wird. In der Zwischenzeit stellt er einfach eine Darmspiegelung in Rechnung.

Es ist erschreckend, zu sehen, wie sehr die Bürokratie im Gesundheitswesen einer besseren Patientenversorgung zuweilen im Wege steht. Bis Khoruts' Studie zur Wirksamkeit der fäkalen Bakterientherapie bei wiederkehrenden C. difficile-Infektionen durch das Institutional Review Board (IRB), die Ethikkommission der University of Minnesota, genehmigt wurde, dauerte es anderthalb Jahre. Und das, obwohl keine wesentlichen Kritikpunkte oder Bedenken vorlagen. An dem Morgen, als ich bei der Transplantation zusah, zeigte mir Khoruts einen Gegenstand, den ich vorher noch nie gesehen hatte. Es handelte sich um eine »toilet hat«* genannte Plastikauffangschale mit Flügeln, die auf die Toilettenschüssel aufge-

* Daneben existiert die seltenere Bezeichnung »nun's hat« aufgrund der Ähnlichkeit mit dem von Nonnen getragenen Wimpel beziehungsweise Brustschleier. Da sich katholische Krankenschwestern und Patienten gelegentlich über diesen Begriff beschwert haben, wird er heutzutage kaum noch verwendet.

legt wird und die Hinterlassenschaften des Spenders auffängt. »Allein das hat den Prüfvorgang der IRB um zwei Monate verzögert«, seufzte er. »Sie haben den Antrag zurückgeschickt mit der Frage: ›Und wer bezahlt die Auffangschüsseln?‹ Die Dinger kosten 50 Cent pro Stück.«

Khoruts hat auch einen Vorschlag zur Durchführung einer Studie erarbeitet, in deren Rahmen die Stuhltransplantation als Behandlungsmethode bei Colitis ulcerosa* bewertet werden soll. Chronisch-entzündliche Darmerkrankungen – also das Reizdarmsyndrom, Colitis ulcerosa und Morbus Crohn – werden, so vermutet man, durch eine überschießende Immunantwort auf die Normalflora verursacht, bei der der Darm ins Kreuzfeuer gerät. In diesem Fall weigerte sich das IRB, die klinische Studie zu genehmigen, solange keine Zulassung der US-amerikanischen Arzneimittelbehörde FDA vorliege. Und dabei geht es hier lediglich um die Studie. Eine endgültige Zulassung durch die FDA, also die Art von Genehmigung, durch die das Verfahren jedermann zugänglich wird, ist ein kostspieliger Prozess, der bis zu einem Jahrzehnt dauern kann.

Hinzu kommt, dass für Stuhltransplantationen keine Medikamente oder medizinischen Geräte benötigt werden, weshalb es auch kein Pharmaunternehmen beziehungsweise keinen Medizingerätehersteller gibt, dessen Divertikel tief genug wären, um die zahlreichen kontrollierten klinischen Studien zu finanzieren, die für eine Zulassung erforderlich sind. Die Arzneimittelhersteller könnten sich im Gegenteil

* Immer wenn ich das Wort »Colitis« tippe, muss ich unweigerlich an den Song »Lucy in the Sky with Diamonds« denken. Mein Lieblingsbeispiel für falsch verstandene Liedtexte ist die Zeile »The girl with kaleidoscope eyes« (»Das Mädchen mit den Kaleidoskopaugen«), die jemand als »The girl with colitis goes by« (»Das an Colitis leidende Mädchen geht vorbei«) missverstand.

versucht sehen, gegen die Zulassung des Verfahrens vorzugehen. Schließlich verdienen Pharmafirmen ihr Geld, indem sie Krankheiten behandeln, nicht, indem sie sie heilen. »Es geht um Milliarden von Dollar«, sagt Khoruts. »Ich habe zu Katerina gesagt, wenn das hier funktioniert, brauchst du dich nicht wundern, wenn du mich eines Tages auf dem Grund des Flusses wiederfindest.«

Wir sitzen in Khoruts Büro, bis es mit der nächsten Darmspiegelung weitergeht. Auf einem Regal über unseren Köpfen steht ein grellbuntes, lebensgroßes Plastikmodell eines menschlichen Rektums, das von allen erdenklichen Maladien befallen ist: Hämorrhoiden, Fisteln, Colitis ulcerosa, Kotsteine. Eine Metapher für das US-amerikanische Gesundheitssystem?

Khoruts grinst. »Eine Buchstütze.« Ein Arzneimittelhersteller hatte die Mastdärme während der »Woche der Verdauungskrankheiten« verschenkt, einem jährlichen Zusammentreffen von Gastroenterologen und Pharmavertretern, unter die sich bisweilen eine als Magen verkleidete Person mischt und Produktproben verteilt.

Während die Bürokratie sich mit winzigen Schritten vorwärtsbewegt, werden in 30 Bundesstaaten der USA still und heimlich Stuhltransplantationen zur Behandlung von C. difficile-Infektionen durchgeführt. Doch das heißt, dass es immer noch 20 Staaten gibt, in denen Patienten keinen Zugang zu dieser Therapiemöglichkeit haben. Manche haben sich aus diesem Grund auf »selbst verabreichte Heim-Stuhltransplantationen« verlegt, wie ein Forscher es in einem Artikel in der Fachzeitschrift *Clinical Gastroenterology and Hepatology* nannte. Auch wenn sieben von sieben Personen, die zuvor an einer C. difficile-Infektion gelitten hatten, durch eine selbst oder »durch die Familie« mittels eines Einlaufsets aus der Apotheke verabreichte Transplantation geheilt wurden, funktioniert die

Behandlung nicht immer. Eine Frau, die sich kürzlich in einer E-Mail ratsuchend an Khoruts wandte, hatte die Anleitung nicht richtig befolgt. Sie goss Leitungswasser in den Mixer und das Chlor tötete die Bakterien ab. Bei einer anderen in den eigenen vier Wänden durchgeführten Stuhlverpflanzung wurde eine Ursache für Durchfall durch eine andere ersetzt: Der Spenderstuhl enthielt Darmparasiten, die bei der Transplantation mit übertragen wurden. Statt Patienten zu schützen, sorgen die Ethikkommissionen – mit ihren Verzögerungen und ihrem bürokratischem Prozedere – unter Umständen also auch dafür, dass jene unnötigen Gefahren ausgesetzt sind.

Dennoch wird sich die fäkale Bakterientherapie rasch weiterentwickeln und dadurch effizienter werden. Dank leistungsfähigerer Filtrationsverfahren wird es möglich werden, das Zellmaterial vom ekligen Rest zu trennen. Dann könnte man die Bakterien mit einem Kryoprotektivum, das heißt einem Gefrierschutzmittel, vermischen (um zu verhindern, dass Eiskristalle die Zellen schädigen), anschließend einfrieren und genau dann, wenn sie gebraucht werden, dorthin versenden, wo sie gebraucht werden. Khoruts' Verfahren zielt bereits in diese Richtung.

Der Heilige Gral wäre eine simple Pille, nach dem Vorbild der in Zäpfchenform verabreichten Milchsäurebakterien, die bei der Behandlung von wiederkehrenden Hefeinfektionen zum Einsatz kommen. Leider zählen ausgerechnet aerobe Bakterienstämme, die sich in der sauerstoffreichen Umgebung eines Labors leicht kultivieren und am Leben halten lassen, meist nicht zu jenen, die eine nützliche Wirkung entfalten. Auch wenn die Forscher nicht genau sagen können, welche Bakterien wünschenswert wären, so wissen sie doch, dass es sich dabei vermutlich eher um anaerobe Stämme handelt, die ausschließlich innerhalb des Dickdarms gedeihen. Gefragt sind diejenigen Lebewesen, die auf einen gesunden Körper angewiesen sind, um selbst überleben zu können, diejenigen, deren evolutionäre Mission mit der unsrigen harmoniert – unsere mikroskopisch kleinen Komplizen in Sachen Gesundheit.

Ich wollte von Khoruts wissen, was in den »probiotischen« Produkten enthalten ist, die man jetzt überall in Supermärkten sieht. »Marketing«, antwortete er. Der Mikrobiologe Gregor Reid, Leiter des Canadian Research & Development Centre for Probiotics, teilt diese Einschätzung. Mit einer Ausnahme sind alle in probiotischen Produkten enthaltenen Bakterien (sofern sie sich überhaupt darin finden lassen) aerob; Bakterien in einem sauerstofffreien Milieu zu züchten, zu verarbeiten und zu verschicken ist nämlich kompliziert und teuer. 95 Prozent dieser Produkte, so erklärte mir Reid, »sind noch nie an einem Menschen getestet worden und sollten daher nicht als probiotisch bezeichnet werden«.

Ich gehe davon aus, dass innerhalb von zehn Jahren jeder irgendjemand kennen wird, der auf die eine oder andere Weise von den körperlichen Erzeugnissen anderer Personen profitiert haben wird. Vor Kurzem erhielt ich eine E-Mail von einem Arzt in Texas. Darin erzählte er mir von einem gewissen Lloyd Storr, einem Mediziner aus der texanischen Stadt Lubbock, der chronische Ohrentzündungen mittels selbst hergestellter »Ohrenschmalztransfusionen« behandelt hatte: mehrere Tropfen Spenderohrenschmalz, aufgekocht in Glyzerin. Ohrenschmalz schafft ein saures Milieu, das eine bakterielle Überwucherung verhindert; zudem enthält es vermutlich etliche antibakteriell wirkende Bestandteile. Was auch immer da genau abläuft, jedenfalls funktioniert das Ohrenschmalz mancher Leute besser, das von anderen schlechter. Khoruts hat sogar schon versucht, einen befreundeten Parodontologen davon zu überzeugen, eine Bakterientransplantation* als Therapie bei Zahnfleischentzündungen durchzuführen.

Wenn alles gut geht, wird die hysterische Furcht vor Bakterien, die von Desinfektionsmittelherstellern auf lukrative Weise geschürt wird, im Laufe der Zeit abnehmen. Dank der mutigen, mit Mixgeräten hantierenden und koloskopschwingenden Pionieren der Bakterientransplantation werden übertriebene Zimperlichkeit und unbegründete Ängste künftig durch rationales Denken und vielleicht sogar ein Quäntchen Dankbarkeit ersetzt werden.

Ich ziehe meinen »toilet hat« vor Ihnen, Herr Alexander Khoruts.

Es entbehrt nicht einer gewissen Ironie, dass es zunächst, abgesehen vom Darm, nicht viel anderes gab. »Wir sind im Grunde ein hoch entwickelter Regenwurm, der den Magen-Darm-Trakt umgibt«, bemerkte Khoruts, als wir am letzten Tag, an dem ich dort war, vom Krankenhaus wegfuhren. Irgendwann brauchte der Nahrungsverarbeiter dann ein Gehirn, das ihm bei der Futtersuche behilflich war, sowie Arme und Beine, um an das Futter heranzukommen. Er wurde also größer, weshalb ein Kreislaufsystem hermusste, um die Nahrung, die die Gliedmaßen mit Energie versorgte, im Körper verteilen zu können. Und so weiter. Selbst heute noch verfügt der Verdauungstrakt über sein eigenes Immunsystem und ein eigenes primitives Gehirn, das sogenannte enteri-

* Eine weniger aggressive Form der Bakterienverpflanzung ist das Küssen. In Studien zu drei verschiedenen Zahnfleischentzündung verursachenden Bakterien konnte eine Wanderbewegung von Ehepartner zu Ehepartner belegt werden. Parodontologisch gesehen könnte eine Affäre somit als eine Form der Bakterientherapie gelten.

sche Nervensystem. Mir fiel wieder ein, was Ton van Vliet während unserer Unterhaltung gesagt hatte: »Die Leute sind überrascht, wenn sie hören, dass sie im Grunde eine große Röhre mit ein bisschen Drumherum sind.«

Man ist, was man isst, und mehr als das: Man ist, *wie* man isst. Seien Sie dankbar dafür, dass Sie keine Seeanemone sind, die ihr Mittagessen durch dasselbe Loch ausspeit, durch das sie ihr Abendessen zu sich nimmt. Seien Sie froh, dass Sie kein Grasfresser oder Wiederkäuer sind, der sein Leben damit verbringt, sich den Magen vollzustopfen, um die Energieversorgung zu sichern. Seien Sie dankbar für Verdauungssäfte und Enzyme, für Zotten, für das Feuer und das Kochen, für all die wundersamen Dinge, die uns zu dem gemacht haben, was wir sind. Khoruts führte den Gorilla als Beispiel für einen Affenkollegen an, der aufgrund des Energiebedarfs seines weniger effizienten Darms in seiner Entwicklung stehen geblieben ist. Genau wie Kühe ernähren sich auch Gorillas, indem sie riesige Mengen an rohen Pflanzen fermentieren. »Sie sind den ganzen Tag damit beschäftigt, Blätter zu verdauen. Sie sitzen einfach da und kauen und gären innerlich vor sich hin. Da bleibt wenig Raum für geniale Gedanken.«

Diejenigen von uns, die den menschlichen Darm gut kennen, sehen die Schönheit, die von der Komplexität und Perfektion seiner Funktionen ausgeht, aber auch ganz konkret die Schönheit seiner inneren Landschaften und Architektur. In einer 1998 erschienenen Ausgabe des *New England Journal of Medicine* veröffentlichte ein spanisches Ärzteduo zwei Fotografien: »Die Haustren des Querdarms« und gleich daneben die Bögen eines Bogengangs im oberen Stockwerk des von Gaudí errichteten Gebäudes La Pedrera.

Inspiriert von diesen Bildern und beseelt von dem Wunsch, meine eigene innerliche Gaudí-Architektur zu bestaunen, unterzog ich mich meiner ersten Darmspiegelung ohne Betäubungsmittel.*

Es war ein unbeschreibliches Gefühl, das ich vielleicht zehnmal im Leben empfunden habe, eine Mischung aus Staunen, Demut und Freude darüber, etwas so Besonderes erleben zu dürfen. Eine Ehrfurcht, die schon fast an Furcht grenzt. Mich überkam dieses Gefühl in einem Schneefeld am Rande von Fairbanks in Alaska, als die über den Himmel tanzenden Nordlichter so nahe schienen, dass ich auf die Knie fiel. Es überwältigt mich in dunklen Nächten in den Bergen, wenn ich hochsehe zu der glitzernden Schmierspur unserer Galaxie. Meine eigene Ileozäkalklappe zu Gesicht zu bekommen, von innen in meinen Blinddarm zu spähen, die überwältigende Komplexität des menschlichen Körpers mit eigenen Augen zu erleben, löste in mir, wenn ich ehrlich bin, leichte bis mittelschwere Beklemmungen aus. Aber Sie verstehen, worauf ich hinauswill. Die meisten von uns bekommen ihr ganzes Leben lang nie ihre Organe zu sehen, obwohl es die wertvollsten und erstaunlichsten Gegenstände sind, die wir besitzen. Solange alles funktioniert, verschwenden wir kaum einen Gedanken an sie. Ich finde das äußerst merkwürdig. Wie kann es sein, dass wir Christina Aguilera interessanter finden als das, was in unserem eigenen Körper vor sich geht? Es ist natürlich gut möglich, dass Sie mich für seltsam halten. Vielleicht denken Sie ja: Wow, dieser Mary Roach scheint es vor nichts zu grauen. Die steckt ihre Nase ja wirklich überall rein. Worauf ich antworte: Nur kurz und mit dem allergrößten Respekt.

* Normalerweise keine große Sache. In Europa laufen die meisten Darmspiegelungen so ab, dass eine Betäubung nur auf Wunsch verabreicht wird. Den Patienten wird eine Infusionskanüle gelegt und falls sie im Laufe der Untersuchung doch eine Narkose wünschen, brauchen sie nur Bescheid zu geben. 80 Prozent kommen aber sogar ganz ohne Beruhigungsspritze aus.

Anhang

Dank

Auf den folgenden Seiten habe ich mich von der Welt der Wohltätigkeit inspirieren lassen. Die untenstehenden Kategorien spiegeln die vielfältigen Formen und Ausmaße an Großzügigkeit und Unterstützung wider, die mir zuteil wurden und die dieses Buch erst möglich gemacht haben. Wenn *Schluck* interessant und lustig ist, wenn es fachlich korrekt, erhellend oder spannend ist, dann ist das zu einem überwältigenden Anteil auf die Hilfe dieser wunderbaren menschlichen Wesen zurückzuführen.

KATEGORIE »DER PLATIN-GAUMENZÄPFCHEN-ZIRKEL«

Dafür, dass sie ohne eine Entschädigung und ohne die Garantie, schmeichelhaft porträtiert zu werden, ganze Nachmittage geopfert haben, dafür, dass sie mich durch Archive begleitet, anderen Leuten Daumenschrauben angelegt, Türen geöffnet und mich mit offenen Armen empfangen haben, verbeuge ich mich vor:

Andrea Bainbridge, American Medical Association Historical Health Fraud and Alternative Medicine Collection; Ed dePeters, University of California, Davis; Anna Dhody und Evi Numen, Mütter Museum; Michael Jones, Virginia Commonwealth University; Alexander Khoruts, Matt Hamilton und Mike Sadowsky, University of Minnesota; Alan Kligerman, Kligerman Regional Digestive Disease Center; Sue Langstaff, Applied

Sensory; Michael Levitt und Julie Furne, Minneapolis VA Medical Center; George »Nick« Nichopoulos, Hausarzt des verstorbenen Elvis Presley; Megan und Rick Prelinger, Prelinger Library; Nancy Rawson, Pat Moeller, Amy McCarthy und Theresa Kleinsorge, AFB International; »Rodriguez«, Gene Parks, Ed Borla und Paul Verke, Avenal State Prison und das California Department of Corrections and Rehabilitation; Stephen Secor, University of Alabama; Erika Silletti, René de Wijk, Andries van der Bilt und Ton van Vliet, Food Valley, Niederlande; Richard Tracy, Lee Lemenager und John Gray, University of Nevada, Reno.

KATEGORIE »DIE GOLDENE MAGENPFÖRTNER-GILDE«

Dafür, dass sie unzählige Telefonanrufe und nervigen, langwierigen E-Mail-Verkehr über sich ergehen ließen, ohne sich anmerken zu lassen, dass die Autorin die Grenze des gelegentlichen Einziehens von Erkundigungen überschritten hatte und sich mit ihrem belästigendem Verhalten bereits am Rande des Strafbaren bewegte, ziehe ich den Hut vor:

Jianshe Chen, Phillip Clapham, Justin Crump, Evangelia Bellas, Thomas Lowry, David Metz, Jason Mihalopoulos, Gabriel Nirlungayuk, Adrianne Noe, Tom Rastrelli, Danielle Reed, Paul Rozin, Terrie Williams, Sera Young.

KATEGORIE »DER BRONZENE BOLUS-CLUB«

Dafür, dass sie absolut notwendiges Fachwissen zu obskuren Themen beigesteuert, Kontakte hergestellt, mich inspiriert, ermutigt und zum Lachen gebracht haben, danke ich:

Jaime Aranda-Michel, Dean Backer, Daniel Blackburn, Rabbi Zushe Blech, Laurie Bonneau, Andrea Chevalier, Patty Davis, Siobhan DeLancy, Erik »The Red« Denmark, Adam Drewnowski, Ben Eiseman.

Holly Embree, Father Geoff Farrow, Richard Faulks, Steve Geiger, Roy Goodman, Farid Haddad, Susan Hogan, Al Hom, Tim Howard, Bruce Jayne, Mark Johnson, Mary Juno, Jason Karlawish, Ron Kean, Diane Kelly, Bruce Kraig, Christopher Lahr, Jennifer Long, Johan Lündstrom.

Ray und Robert Madoff, The Notto, Kenneth Olson, Jon Prinz, Sarah Pullen, Gregor Reid, Janet Riley, Michael Sappol, Adam Savage, Markus Stieger, Jim Turner, Paul Wagner, Brian Wansink, Richterin Colleen Weiland, William Whitehead.

MORALISCHE UNTERSTÜTZUNG

Dafür, dass sie mich über all die Jahre und all die Bücher hinweg unterstützt haben, für ihre Herzlichkeit, ihre Fähigkeiten, ihre Geduld und ihre Freundschaft geht eine Pixel- und Papierumarmung an:

Jill Bialosky, Erin Lovett und Louise Brockett, Bill Rusin und Jeannie Luciano sowie Stephen King und Drake McFeely von W. W. Norton, des Weiteren an Mary Babcock, meine hervorragenden Lektorin, deren Adleraugen nichts entgeht; Stephanie Gold, Jeff Greenwald, Jay Mandel und Lauren Whitney von William Morris Endeavor; Lisa Margonelli, Anne Pigué, Ed und den Rest der wunderbaren Rachles-Familie.

Literatur

Einleitung

Waslien, C. / Calloway, D. H. / Margen, S.: »Human Intolerance to Bacteria as Food«, *Nature* 221 (1969), S. 84–85.

1 Immer der Nase nach

Drake, M. A. / Civille, G. V.: »Flavor Lexicons«, *Comprehensive Reviews in Food Science and Food Safety* 2 (2003), S. 33–40.

Hodgson, R. T.: »An Analysis of the Concordance among 13 U.S. Wine Competitions«, *Journal of Wine Economics* 4/1 (2009), S. 1–9.

Hui, Y. H.: *Handbook of Fruit and Vegetable Flavors*, Hoboken 2010.

Mainland, J. / Sobel, N.: »The Sniff Is Part of the Olfactory Percept«, *Chemical Senses* 31 (2006), S. 181–196.

Morrot, G. / Brochet, F. / Dubourdieu, D.: »The Color of Odors«, *Brain and Language* 79/2 (2001), S. 309–320.

Mustacich, S.: »Fighting Fake Bordeaux«, *Wine Spectator*, (2011): *www.winespectator.com/webfeature/show/id/45968.*

Pickering, G. J.: »Optimizing the Sensory Characteristics and Acceptance of Canned Cat Food: Use of a Human Taste Panel«, *Journal of Animal Physiology and Animal Nutrition* 93/1 (2009), S. 52–60.

Smith, P. W. / Parks, O. W. / Schwartz, D. P.: »Characterization of Male Goat Odors: 6-Trans Nonenal«, *Journal of Dairy Science* 67/4 (1984), S. 794–801.

2 Einmal Putrescin, bitte

Association of American Feed Control Officials: *Feed Ingredient Definitions*, offizielle Publikation (1992).
McCarrison, R.: »A Good Diet and a Bad One: An Experimental Contrast«, *British Medical Journal* 2/3433 (1926), S. 730–732.
Phillips, T.: »Learn from the Past«, *Petfood Industry* (2007), S. 14–17.
Wentworth, K. L.: »The Effect of a Native Mexican Diet on Learning and Reasoning in White Rats«, *Journal of Comparative Psychology* 22/2 (1936), S. 255–267.

3 Hochgenuss oder Gaumenverdruss

Apicius: *Altrömische Kochkunst in zehn Büchern*, bearbeitet und ins Deutsche übersetzt von Eduard Danneil, Leipzig 1911.
Blake, A. A.: »Flavour Perception and the Learning of Food Preferences«, in: Taylor, A. J. / Roberts, D. D. (Hrsg.): *Flavor Perception*, Hoboken 2004.
Blech, Z. Y.: »Like Mountains Hanging by a Hair«: *http://www.kashrut.com/articles/L_cysteine/* (letzter Zugriff: Sept. 2012).
Bull, S.: *Meat for the Table*, New York 1951.
Casteen, M. L.: »Ten Popular Specialty Meat Recipes«, *Hotel Management* (1944), S. 26–28.
Cline, J. A.: »The Variety Meats«, *Practical Home Economics* 21 (1943), S. 57–58.

Davis, C.: »Results of the Self-Selection of Diets by Young Children«, *Canadian Medical Association Journal* 41/3 (1939), S. 257–261.

Feeney, R. E.: *Polar Journeys: The Role of Food and Nutrition in Early Exploration*, Fairbanks 1997.

Guthe, C. E. / Mead, M.: »Manual for the Study of Food Habits: Report of the Committee on Food Habits«, *Bulletin of the National Research Council*, Nr. 111 (1943).

Dies.: »The Problem of Changing Food Habits: Report of the Committee on Food Habits«, *Bulletin of the National Research Council*, Nr. 108 (1943).

»Jackrabbit Should Be Used To Ease Meat Shortage«, *Science News Letter* (1943).

Kizlatis, L. / Deibel, C. / Siedler, A. J.: »Nutrient Content of Variety Meats«, *Food Technology* (1964).

Kuhnlein, H. V. / Soueida, R.: »Use and Nutrient Composition of Traditional Baffin Inuit Foods«, *Journal of Food Composition and Analysis* 5 (1992), S. 112–126.

Mead, M.: »Reaching the Last Woman down the Road«, *Journal of Home Economics* 34 (1942), S. 710–713.

Mennella, J. A. / Beauchamp, G. K.: »Maternal Diet Alters the Sensory Qualities of Human Milk and the Nursling's Behavior«, *Pediatrics* 88/4 (1991), S. 737–744.

Mennella, J. A. / Johnson, A. / Beauchamp, G. K.: »Garlic Ingestion by Pregnant Women Alters the Odor of Amniotic Fluid«, *Chemical Senses* 20/2 (1995), S. 207–209.

Rozin, P., et al.: »Individual Differences in Disgust Sensitivity: Comparisons and Evaluations of Paper-and-Pencil versus Behavioral Measures«, *Journal of Research in Personality* 33 (1999), S. 330–351.

Ders.: »The Child's Conception of Food: Differentiation of

Categories of Rejected Substances in the 16 Months to 5 Year Age Range«, *Appetite* 7 (1986), S. 141–151.

Wansink, B.: »Changing Eating Habits on the Home Front: Lost Lessons from World War II Research«, *Journal of Public Policy and Marketing* 21/1 (2002), S. 90–99.

Wansink, B. / Sonka, S. T. / Cheney, M. M.: »A Cultural Hedonic Framework for Increasing the Consumption of Unfamiliar Foods: Soy Acceptance in Russia and Colombia«, *Review of Agricultural Economics* 24/2 (2002), S. 353–365.

War Food Administration: *Food Conservation Education in the Elementary School Program* (Broschüre), Washington, D.C. 1944.

4 Die unendliche Mahlzeit

Barnett, L. M.: »Fletcherism: The Chew-Chew Fad of the Edwardian Era«, in: Smith, D. (Hrsg.): *Nutrition in Britain: Science, Scientists and Politics in the Twentieth Century*, London 1997.

Dies.: »The Impact of ›Fletcherism‹ on the Food Policies of Herbert Hoover during World War I«, *Bulletin of the History of Medicine* 66 (1992), S. 234–259.

Chittenden, R. H.: »The Nutrition of the Body: A Study in Economical Feeding«, *Popular Science Monthly* (1903).

Dawson, P. M.: *A Biography of François Magendie*, Brooklyn 1908.

»Eating Guano«, *California Farmer and Journal of Useful Sciences* 11/22 (1859).

Fletcher, Horace: *The New Glutton or Epicure*, New York 1917.

Levine, A. S. / Silvis, S. E.: »Absorption of Whole Peanuts, Peanut Oil, and Peanut Butter«, *New England Journal of Medicine* 303/16 (1980), S. 917–918.

5 Schwer verdaulich

Beaumont, W.: *Neue Versuche und Beobachtungen über den Magensaft und die Physiologie der Verdauung,* übers. von Dr. Bernhard Luden, Leipzig 1834.

Green, A.: »Working Ethics: William Beaumont, Alexis St. Martin, and Medical Research in Antebellum America«, *Bulletin of the History of Medicine* 84/2 (2010), S. 193–216.

Janowitz, H. D.: »Newly Discovered Letters concerning William Beaumont, A., and the American Fur Company«, *Bulletin of the History of Medicine* 22/6 (2008), S. 823–832.

Karlawish, J.: *Open Wound: The Tragic Obsession of Dr. William Beaumont,* Ann Arbor 2011.

Leblond, S.: »The Life and Times of Alexis St. Martin«, *Canada Medical Association Journal* 88 (1963), S. 1205–1211.

Myer, J. S.: *Life and Letters of Dr. William Beaumont,* St. Louis 1912.

Roland, C. G.: »Alexis St. Martin and His Relationship with William Beaumont«, *Annals of the Royal College of Physicians and Surgeons of Canada* 21/1 (1988), S. 15–20.

6 Eine Imagepolitur für Spucke

»Breastfeeding Fatwa Sheikh Back at Egypt's Azhar«, *Al Arabiya News*: *http://www.alarabiya.net/articles/2009/05/18/73140.html.*

Broder, J., et al.: »Low Risk of Infection in Selected Human Bites Treated without Antibiotics«, *American Journal of Emergency Medicine* 22/1 (2004), S. 10–13.

Bull, J. J. / Jessup, Tim S. / Whiteley, Marvin: »Deathly Drool: Evolutionary and Ecological Basis of Septic Bacteria in Komodo Dragon Mouths«, PloS One 5/6: e11097 (2010).

Chowdharay-Best, G.: »Notes on the Healing Properties of Saliva«, *Folklore* 75 (1975), S. 195–200.

Eastmond, C. J.: »A Case of Acute Mercury Poisoning«, *Postgraduate Medical Journal* 51 (1975), S. 428–430.

Fry, B., et al.: »A Central Role for Venom in Predation by *Varanus komodoensis* (Komodo Dragon) and the Extinct Giant *Varanus (Megalania) priscus*«, *Proceedings of the National Academy of Sciences* 106/22 (2009), S. 8969–8974.

Harper, E. B.: »Ritual Pollution as an Integrator of Caste and Religion«, *Journal of East Asian Studies* 23 (1964), S. 151–197.

Hendley, J. O. / Wenzel, R. P. / Gwaltney Jr., J. M.: »Transmission of Rhinovirus Colds by Self-Inoculation«, *New England Journal of Medicine* 288/26 (1973), S. 1361–1364.

Humphrey, S. / Williamson, R. T.: »A Review of Saliva: Normal Composition, Flow, and Function«, *Journal of Prosthetic Dentistry* 85/2 (2001), S. 162–169.

Hutson, J. M., et al.: »Effect of Salivary Glands on Wound Contraction in Mice«, *Nature* 279 (1979), S. 793–795.

Jamjoon, M. / Abedine, S.: »Saudis Order 40 Lashes for Elderly Woman for Mingling«, *CNN.com/world* (9. März 2009): *www.cnn.com/2009/WORLD/meast/03/09/saudi.arabia.lashes/index.html.*

Kerr, A. C.: *The Physiological Regulation of Salivary Secretions in Man*, New York 1961.

Lee, H.: »On Mercurial Fumigation in the Treatment of Syphilis«, *Medico-Chirurgical Transactions* 39 (1856), S. 339–346.

Lee, V. M. / Linden, R. W. A.: »An Olfactory-Parotid Salivary

Reflex in Humans?«, *Experimental Physiology* 76 (1991), S. 347–355.

Mennen, U. / Howells, C. J.: »Human Fight-Bite Injuries of the Hand: A Study of 100 Cases within 18 Months«, *Journal of Hand Surgery* 16/4 (1991), S. 431–435.

Montgomery, J. M., et al.: »Aerobic Salivary Bacteria in Wild and Captive Komodo Dragons«, *Journal of Wildlife Diseases* 38/3 (2002), S. 545–551.

Nguyen, S. / Wong, D. T.: »Cultural, Behavioral, Social and Psychological Perceptions of Saliva: Relevance to Clinical Diagnostics«, *CDA Journal* 34/4 (2006), S. 317–322.

Oudhoff, M., et al.: »Histatins Are the Major Wound-Closure Stimulating Factors in Human Saliva as Identified in a Cell Culture Assay«, *FASEB Journal* 22 (2008), S. 3805–3812.

Patil, P. D. / Panchabnai, T. S. / Galwankar, S. C.: »Managing Human Bites«, *Journal of Emergencies, Trauma, and Shock* 2/3 (2009), S. 186–190.

Read, B. E.: *Chinese Materia Medica: Animal Drugs, from the Pen Ts'ao Kang Mu by Li Shih-chen, A.D. 1597*, Taipei 1976.

Robinson, N.: *A Treatise on the Virtues and Efficacy of a Crust of Bread: Eat Early in a Morning Fasting, to Which Are Added Some Particular Remarks concerning the Great Cures Accomplished by the Saliva or Fasting Spittle …*, London 1763.

Romão, P. M. S. / Alarcão, A. M. / Viana, C. A. N.: »Human Saliva as a Cleaning Agent for Dirty Surfaces«, *Studies in Conservation* 35 (1990), S. 153–155.

Rozin, P. / Fallon, A. E.: »A Perspective on Disgust«, *Psychological Review* 94/1 (1987), S. 23–41.

Silletti, E. M. G.: *When Emulsions Meet Saliva: A Physical-Chemical, Biochemical, and Sensory Study*, Diss., Univ. Wageningen, 2008.

7 Ein Bolus Buntes

Altkorn, R.: »Fatal and Non-fatal Food Injuries among Children (Aged 0–14 Years)«, *International Journal of Pediatric Otorhinolaryngology* 72/7 (2008), S. 1041–1046.

Gliniecki, A.: »Elton John Wins Pounds 350,000 for Libel: Punitive Damages Awarded against ›Sunday Mirror‹ over False Claims about Diet«, *Independent* (5. November 1993).

Heath, M. R.: »The Basic Mechanics of Mastication: Man's Adaptive Success«, in: Vincent, J. F. V. (Hrsg.): *Feeding and the Texture of Food*, Cambridge 2008.

John v. MGN, Ltd., QB 586 (1997), 3 WLR 593 (1996), 2 All ER 35 (1996), EMLR 229 Court of Appeal, Civil Division (1996).

Mitchell, J. E., et al.: »Chewing and Spitting Out Food as a Clinical Feature of Bulimia«, *Psychosomatics* 29 (1988), S. 81–84.

Prinz, J. F. / de Wijk, R.: »The Role of Oral Processing in Flavour Perception«, in: Taylor, A. J. / Roberts, D. D. (Hrsg.): *Flavor Perception*, Hoboken 2004.

Seidel, J. S. / Gausche-Hill, M.: »Lychee-Flavored Gel Candies: A Potentially Lethal Snack for Infants and Children«, *Archives of Pediatrics and Adolescent Medicine* 156/11 (2002), S. 1120–1122.

Van der Bilt, A.: »Assessment of Mastication with Implications for Oral Rehabilitation: A Review«, *Journal of Oral Rehabilitation* 38 (2011), S. 754–780.

Wolf, S.: *Human Gastric Function: An Experimental Study of a Man and His Stomach*, Oxford 1947.

8 Der große Haps

»A Shark Story of Great Merit«, *New York Times* (4. Dezember 1896).

Bernard, C.: *Leçons de physiologie expérimentale appliquée a la médecine, faites au Collège de France,* Paris 1855, S. 408–418.

Bondeson, J.: »The Bosom Serpent«, *Journal of the Royal Society of Medicine* 91 (1998), S. 442–447.

Dally, A.: *Fantasy Surgery 1880–1930, with Special Reference to Sir William Arbuthnot Lane* (Clio Medica 38), Amsterdam 1996.

Dalton, J. C.: »Experimental Investigations to Determine Whether the Garden Slug Can Live in the Human Stomach«, *American Journal of Medical Sciences* 49/98 (1865), S. 334–338.

Davis, E. B.: »A Whale of a Tale: Fundamentalist Fish Stories«, *Perspectives on Science and Christian Faith* 43 (1991), S. 224–237.

Foster, M.: *Lectures on the History of Physiology during the Sixteenth, Seventeenth, and Eighteenth Centuries,* Cambridge 1901.

Gambell, R. / Brown, S. G.: »James Bartley – A Modern Jonah or a Joke?«, *Investigations on Cetacea* 24 (1993), S. 325–337.

Hunter, J.: *Bemerkungen über die thierische Ökonomie,* im Auszuge übers. und mit Anm. versehen von K. F. A. Scheller, Braunschweig 1802.

Paget, S.: *Experiments on Animals,* London 1906.

Pavy, F. W.: »On the Immunity Enjoyed by the Stomach from Being Digested by Its Own Secretion during Life«, *Philosophical Transactions of the Royal Society* 153 (1863), S. 161–171.

Reese, D. M.: »Medical Curiosity: Alleged Living Reptile in the Human Stomach«, *Boston Medical and Surgical Journal* 28/18 (1908), S. 352–356.

Slijper, E. J.: *Riesen des Meeres. Eine Biologie der Wale und Delphine*, Berlin 1962.

Spence, J.: »Severe Affection of the Stomach, Ascribed to the Presence in It of an Animal of the Laerta Tribe«, *Edinburgh Medical and Surgical Journal* 9 (1813), S. 315–318.

Stengel, A.: »Sensations Interpreted as Live Animals in the Stomach«, *University of Pennsylvania Medical Bulletin* 16/3 (1903), S. 86–89.

»Swallowed by a Whale«, *New York Times* (22. November 1896).

Warren, J. W.: »Notes on the Digestion of ›Living‹ Tissues«, *Boston Medical and Surgical Journal* 116/11 (1887), S. 249–252.

9 Die Rache des Abendessens

Bland-Sutton, J.: »The Psychology of Animals Swallowed Alive«, in: *On Faith and Science in Surgery*, London 1930.

Haddad, F. S.: »Ahmad ibn Aby al'Ash'ath (959 A.D.) Studied Gastric Physiology in a Live Lion«, *Lebanese Medical Journal* 54/4 (2006), S. 235.

Kozawa, S., et al.: »An Autopsy Case of Chemical Burns by Hydrochloric Acid«, *Legal Medicine* 11 (2009), S. S535–S537.

Matshes, E. W. / Taylor, K. A. / Rao, V. J.: »Sulfuric Acid Injury«, *American Journal of Forensic Medicine and Pathology* 29/4 (2008), S. 340–345.

10 Voll bis obenhin

Barnhart, J. S. / Mittleman, R. E.: »Unusual Deaths Associated with Polyphagia«, *American Journal of Forensic Medicine and Pathology* 7/1 (1986), S. 30–34.

Csendes, A. / Burgos, A. M.: »Size, Volume, and Weight of the Stomach in Patients with Morbid Obesity Compared to Controls«, *Obesity Surgery* 15/8 (2005), S. 1133–1136.

Edwards, G.: »Case of Bulimia Nervosa Presenting with Acute Fatal Abdominal Distention«, *Lancet* 325/8432 (1985), S. 822–823.

Glassman, O.: »Subcutaneous Rupture of the Stomach; Traumatic and Spontaneous«, *Annals of Surgery* 89/2 (1929), S. 247–263.

Key-Åberg, A.: »Zur Lehre von der spontanen Magenruptur«, *Vjschr. gerichtl. Medizin* 3, Folge 1 (1891), S. 42.

Lemmon, W. T. / Paschal Jr., G. W.: »Rupture of the Stomach following Ingestion of Sodium Bicarbonate« *Annals of Surgery* 114/6 (1941), S. 997–1003.

Levine, M. S., et al.: »Competitive Speed Eating: Truth and Consequences«, *American Journal of Roentgenology* 189 (2007), S. 681–686.

Markowski, B.: »Acute Dilatation of the Stomach«, *British Medical Journal* 2/4516 (1947), S. 128–130.

Matikainen, M.: »Spontaneous Rupture of the Stomach«, *American Journal of Surgery* 138 (1979), S. 451–452.

Van Den Elzen, B. D., et al.: »Impaired Drinking Capacity in Patients with Functional Dyspepsia: Intragastric Distribution and Distal Stomach Volume«, *Neurogastroenterology and Motility* 19/12 (2007), S. 968–976.

11 Schiebung im Allerwertesten

Agnew, J.: »Some Anatomical and Physiological Aspects of Anal Sexual Practices«, *Journal of Homosexuality* 12/1 (1985), S. 75–96.

Cox, D. J., et al.: »Additive Benefits of Laxative, Toilet Training, and Biofeedback Therapies in the Treatment of Pediatric Encopresis«, *Journal of Pediatric Psychology* 21/5 (1996), S. 659–670.

Garber, H. I. / Rubin, R. J. / Eisestat, T. E.: »Foreign Bodies of the Rectum«, *Journal of the Medical Society of New Jersey* 78/13 (1981), S. 877–888.

Klauser, A. G., et al.: »Behavioral Modification of Colonic Function: Can Constipation Be Learned?«, *Digestive Diseases and Sciences* 35/10 (1990), S. 1271–1275.

Knowlton, B. / Clark, N.: »U.S. Adds Body Bombs to Concerns on Air Travel.« *New York Times* (6. Juli 2011).

Lancashire, M. J. R., et al.: »Surgical Aspects of International Drug Smuggling«, *British Medical Journal* 296 (1988), S. 1035–1037.

Lowry, T. P. / Williams, G. R.: »Brachioproctic Eroticism«, *Journal of Sex Education and Therapy* 9/1 (1983), S. 50–52.

Schaper, A.: »Surgical Treatment in Cocaine Body Packers and Body Pushers«, *International Journal of Colorectal Disease* 22 (2007), S. 1531–1535.

Shafik, A., et al.: »Functional Activity of the Rectum: A Conduit Organ or a Storage Organ or Both?«, *World Journal of Gastroenterology* 12/28 (2006), S. 4549–4552.

Simon, G.: »Ueber die künstliche Erweiterung des Anus und des Rectum zu diagnostischen, operativen und prophylactischen Zwecken«, Separatabdruck aus dem *Archiv für klinische Chirurgie*, Bd. 15 (1873)

State of Iowa v. Steven Landis, Court of Appeals of Iowa, Nr. 1-500/10-1750 (2011).

Stephens, P. J. / Taff, M. L.: »Rectal Impaction following Enema with Concrete Mix«, *American Journal of Forensic Medicine and Pathology* 8/2 (1987), S. 179–182.

United States v. Delaney Abi Odofin, 929 F.2d at 60.

United States v. Montoya de Hernandez, 473 U.S. 531 (1985).

Voderholzer, W. A., et al.: »Paradoxical Sphincter Contraction Is Rarely Indicative of Anismus«, *Gut* 41 (1997), S. 258–262.

Wetli, C. V. / Rao, A. / Rao, V.: »Fatal Heroin Body Packing«, *American Journal of Forensic Medicine and Pathology* 18/3 (1997), S. 312–318.

Yegane, R., et al.: »Surgical Approach to Body Packing«, *Diseases of the Colon and Rectum* 52/1 (2009), S. 97–103.

12 Spiel mit dem Feuer

Avgerinos, A., et al.: »Bowel Preparation and the Risk of Explosion during Colonoscopic Polypectomy«, *Gut* 25 (1984), S. 361–364.

Bigard, M. / Gaucher, P. / Lassalle, C.: »Fatal Colonic Explosion during Colonoscopic Polypectomy«, *Gastroenterology* 77 (1979), S. 1307–1310.

Manner, H., et al.: »Colon Explosion during Argon Plasma Coagulation«, *Gastrointestinal Endoscopy* 67/7 (2008), S. 1123–1127.

»Manure Pit Hazards«, *Farm Safety & Health Digest* 3 (4, Teil 3).

McNaught, J.: »A Case of Dilatation of the Stomach Accompanied by the Eructation of Inflammable Gas«, *British Medical Journal* 1/1522 (1890), S. 470–472.

13 Der aufgeblähte Tote

Beazell, J. M. / Ivy, A. C.: »The Quality of Colonic Flatus Excreted by the ›Normal‹ Individual«, *American Journal of Digestive Diseases* 8/4 (1941), S. 128–132.

Furne, J. K. / Levitt, M. D.: »Factors Influencing Frequency of Flatus Emission by Healthy Subjects«, *Digestive Diseases and Sciences* 41/8 (1996), S. 1631–1635.

Greenwood, A.: »Taste-Testing Nutraloaf«, *Slate* (24. Juni 2008).

Kirk, E.: »The Quantity and Composition of Human Colonic Flatus«, *Gastroenterology* 12/5 (1949), S. 782–794.

Levitt, M. D., et al.: »Studies of a Flatulent Patient«, *New England Journal of Medicine* 295 (1976), S. 260–262.

Magendie, F.: »Note sur les gaz intestinaux de l'homme sain«, *Annales de Chimie et de Physique* 2 (1816), S. 292.

Suarez, F. L. / Levitt, M. D.: »An Understanding of Excessive Intestinal Gas«, *Current Gastroenterology Reports* 2 (2000), S. 413–419.

14 Man riecht doch, dass da was faul ist

Burkitt, D. F. / Walker, A. R. P. / Painter, N. S.: »Effect of Dietary Fibre on Stools and Transit-Times, and Its Role in the Causation of Disease«, *Lancet* 300/7792 (1972), S. 1408–1411.

Donaldson, A.: »Relation of Constipation to Intestinal Intoxication«, *Journal of the American Medical Association* 78/12 (1922), S. 882–888.

»Fatalities Attributed to Entering Manure Waste Pits – Minnesota, 1992«, *MMWR Weekly* 42/17 (1993), S. 325–329.

Goode, E.: »Chemical Suicides, Popular in Japan, Are Increasing in the U.S«, *New York Times* (18. Juni 2011).

Levitt, M. D. / Duane, W. C.: »Floating Stools: Flatus versus Fat«, *New England Journal of Medicine* 286/18 (1972), S. 973–975.

Kellogg, J. H.: *The Itinerary of a Breakfast*, Battle Creek, Mich. 1918.

Knight, L. D. / Presnell, S. E.: »Death by Sewer Gas: Case Report of a Double Fatality and Review of the Literature«, *American Journal of Forensic Medicine and Pathology* 26/2 (2005), S. 181–185.

Moore, J. G. / Krotoszynski, B. K. / O'Neill, H. J.: »Fecal Odorgrams: A Method for Partial Reconstruction of Ancient and Modern Diets«, *Digestive Diseases and Sciences* 29/10 (1984), S. 907–912.

Oesterhelweg, L. / Puschel, K.: »›Death May Come on Like a Stroke of Lightening…‹: Phenomenological and Morphological Aspects of Fatalities Caused by Manure Gas«, *International Journal of Legal Medicine* 122 (2008), S. 101–107.

Ohge, H., et al.: »Effectiveness of Devices Purported to Reduce Flatus Odor«, *American Journal of Gastroenterology* 100/2 (2005), S. 397–400.

Olson, K. R.: »The Therapeutic Potential of Hydrogen Sulfide: Separating Hype from Hope«, *American Journal of Physiology: Regulatory, Integrative and Comparative Physiology* 301/2 (2011), S. R297–R312.

Osbern, L. N. / Crapo, R. O.: »Dung Lung: A Report of Toxic Exposure to Liquid Manure«, *Annals of Internal Medicine* 95/3 (1981), S. 312–314.

Simons, C. C., et al.: »Bowel Movement and Constipation Frequencies and the Risk of Colorectal Cancer among

Men in the Netherlands Cohort Study on Diet and Cancer«, *American Journal of Epidemiology* 172/12 (2010), S. 1404–1414.

Suarez, F. L. / Levitt, M. D.: »An Understanding of Excessive Intestinal Gas«, *Current Gastroenterology* Reports 2 (2000), S. 413–419.

Suarez, F. L. / Springfield, J. / Levitt, M. D.: »Identification of Gases Responsible for the Odour of Human Flatus and Evaluation of a Device Purported to Reduce This Odor«, *Gut* 43/1 (1998), S. 100–104.

Walker, A. R. P.: »Diet, Bowel Motility, Faeces Composition, and Colonic Cancer«, *South African Medical Journal* 45/14 (1971), S. 377–379.

Whorton, J. C.: *Inner Hygiene: Constipation and the Pursuit of Health in Modern Society*, New York 2000.

Wild, P., et al.: »Mortality among Paris Sewer Workers«, *Occupational and Environmental Medicine* 63/3 (2006), S. 168–172.

15 Essen im Rückwärtsgang

Armstrong, B. K. / Softly, A.: »Prevention of Coprophagy in the Rat: A New Method«, *British Journal of Nutrition* 20/3 (1966), S. 595–598.

Barnes, Richard H.: »Nutritional Implications of Coprophagy«, *Nutrition Reviews* 20/10 (1962), S. 289–291.

Ders., et al.: »Prevention of Coprophagy in the Rat«, *Journal of Nutrition* 63 (1957), S. 489–498.

Bertolani, P. / Pruetz, J.: »Seed-Reingestion in Savannah Chimpanzees (*Pan troglodytes verus*) at Fongoli, Senegal«, *International Journal of Primatology* 32/5 (2011), S. 1123–1132.

Bliss, D. W.: *Feeding per Rectum*, Washington, D.C. 1882.

Bouchard, C.: *Lectures on Autointoxication in Disease*, Philadelphia 1898, Vortr. 9, S. 94–96.

Bugle, C. / Rubin, H. B.: »Effects of a Nutritional Supplement on Corprophagia: A Study of Three Cases«, *Research in Developmental Disabilities* 14 (1993), S. 445–446.

Dawson, W. W.: »Bowel Exploration, Simon's Plan, Experiments upon the Cadaver«, *Cincinnati Lancet and Clinic* 53/14 (1885), S. 221–226.

Furst, P. T. / Coe, M. D.: »Ritual Enemas«, *Natural History* (1977), S. 88–91.

Herter, C. A.: *The Common Bacterial Infections of the Digestive Tract and the Autointoxications Arising from Them*, New York 1907.

Jones, L. E. / Norris, W. E.: »Rectal Burn Induced by Hot Coffee Enema«, *Endoscopy* 42 (2010), S. E26.

Kellogg, J. H.: *The Itinerary of a Breakfast*, Battle Creek, Mich. 1918.

Lane, Sir William Arbuthnot: »The Results of the Operative Treatment of Chronic Constipation«, *British Medical Journal* 1 (1908), S. 126–130.

Madding, G. F. / Kennedy, P. A. / McLaughlin, R. T: »Clinical Use of Anti-Peristaltic Bowel Segments«, *Annals of Surgery* 161/4 (1965), S. 601–604.

Mutch, N. / Ryffel, J. H.: »The Metabolic Utility of Rectal Feeding«, *British Medical Journal* 1/2716 (1913), S. 111–112.

Onishi, N.: »From Dung to Coffee Brew with No Aftertaste«, *New York Times* (Asia Pacific) (17. April 2010).

Rabino, A.: »Storia della medicina: parabola di un prezioso alleato della vecchia medicina«, *Minerva Medica* 43 (1972), S. 459–466.

Sammet, K.: »Avoiding Violence by Technologies? Rectal Feeding in German Psychiatry«, *History of Psychiatry* 17 (2006), S. 259–278.

Short, A. R. / Bywaters, H. W.: »Amino-Acids and Sugars in Rectal Feeding«, *British Medical Journal* 1/2739 (1913), S. 1361–1367.

16 King of Constipation

Battey, R.: »A Safe and Ready Method of Treating Intestinal Obstruction«, *Practitioner* 13 (1874), S. 441.

Black, P.: »Clinical Lecture on Obstinate Constipation and Obstruction of the Bowels«, *British Medical Journal* (1871), S. 83–84.

Corman, M.: »Classic Articles in Colon and Rectal Surgery: Sir William Arbuthnot Lane, 1856–1943«, *Diseases of the Colon and Rectum* 28/10 (1985), S. 751–757.

Dawson, W. W.: »Bowel Exploration, Simon's Plan – Experiments upon the Cadaver – Introduction of the Hand…«, *Cincinnati Lancet and Clinic* 14/53 (1885), S. 221–226.

Formad, H. F.: »A Case of Giant Growth of the Colon, Causing Coprostasis, or Habitual Constipation«, *Transactions of the College of Philadelphia* 14/3 (1892), S. 112–125.

Geib, D. / Jones, J. D.: »Unprecedented Case of Constipation«, *Journal of the American Medical Association* 38 (1902), S. 1304–1305.

Klauser, A. G., et al.: »Abdominal Wall Massage: Effect on Colonic Function in Healthy Volunteers and in Patients with Chronic Constipation«, *Zeitschrift für Gastroenterologie* 30/4 (1992), S. 247–251.

Kollef, M. H. / Schachter, D. T.: »Acute Pulmonary Embolism Triggered by the Act of Defecation«, *Chest* 99/2 (1991), S. 373–376.

Lahr, C.: *Why Can't I Go?,* Charlston, S.C. 2004.

McGuire, J., et al.: »Bed Pan Deaths«, *American Practitioner and Digest of Treatment* 1 (1950), S. 23–28.

Nichopoulos, G. (mit R. C. Phillips): *The King and Dr. Nick: What Really Happened to Elvis and Me*, Nashville, Tenn. 2009.

Sikirov, B. A.: »Cardio-vascular Events at Defecation: Are They Unavoidable?«, *Medical Hypotheses* 32 (1990), S. 231–233.

Sydenham, T.: *Medizinische Werke, Band 1,* übers. von J. J. Mastalir, Wien 1786.

Thompson, C. C. / Cole, J. P.: *The Death of Elvis*, New York 1991.

Wangensteen, O. H.: »Historical Aspects of the Management of Acute Intestinal Obstruction«, *Surgery* 65/2 (1969), S. 363–383.

Wide, G. A.: *Hand-Book of Medical and Orthopedic Gymnastics*, New York 1909.

17 Der Igitt-Faktor

Khoruts, A., et al.: »Changes in the Composition of the Human Fecal Microbiome after Bacteriotherapy for Recurrent *Clostridium difficile*-Associated Diarrhea«, *Journal of Clinical Gastroenterology* 44/5 (2010), S. 354–360.

Martinez, A. P. / de Azevedo, G. R.: »The Bristol Stool Form Scale: Its Translation to Portuguese, Cultural Adaptation, and Validation«, *Revista Latino-Americana de Enfermagem* 20/3 (2012), S. 583–589.

Offenbacher, S. / Olsvik, B. / Tonder, A.: »The Similarity of Periodontal Microorganisms between Husband and Wife Cohabitants. Association or Transmission?«, *Journal of Periodontology* 56/6 (1985), S. 317–323.

Parker-Pope, T.: »Probiotics: Looking underneath the Yogurt Label«, *New York Times* (28. September 2009).

Silverman, M. S. / Davis, I. / Pillai, D. R.: »Success of Self-Administered Home Fecal Transplantation for Chronic *Clostridium Difficile* Infection«, *Clinical Gastroenterology and Hepatology* 8/5 (2010), S. 471–473.

Steenbergen, T. J., et al.: »Transmission of *Porphyromonas gingivalis* between Spouses«, *Journal of Clinical Periodontology* 20/5 (1993), S. 340–345.

Terruzzi, V., et al.: »Unsedated Colonoscopy: A Neverending Story«, *World Journal of Gastrointestinal Endoscopy* 4/4 (2012), S. 137–141.

Willing, B. P. / Jansson, J. K.: »The Gut Microbiota: Ecology and Function«, in: Sadowsky, M. J. / Whitman, R. L. (Hrsg.): *The Fecal Bacteria*, Washington, D.C. 2011.

Bildnachweis:

Corbis: S. 18, 38, 98, 190 (alle Bettmann); 62 (ClassicStock), 174 (Dennis Kunkel Microscopy, Inc./Visuals Unlimited), 246 (Foodfolio/the food passionates), 286 (Stewart Bremner), 308 (John Wilkes Studio)

Getty Images: S. 8 (SuperStock), 82 (Paul Garnier), 112 (CSA Images/Archive), 138 (Ralph Crane), 156 (FoxPhotos), 204 (Joseph Scherschel), 234 (Leemage), 258 (Stephen Puetzer)

Peter Palm, Berlin: S. 330

Axel Bojanowski

Die Erde hat ein Leck
und andere rätselhafte Phänomene unseres Planeten

Wie schon beim erfolgreichen Vorgänger *Nach zwei Tagen Regen folgt Montag* versteht es Axel Bojanowski auch in diesem Buch, unglaubliche, mysteriöse, haarsträubende und spannende Rätsel der Erde auf der Höhe der aktuellen Forschung zu erzählen. Warum etwa kippt die Erde? Steht ein Erdbebensturm bevor? Wo schießen Feuerraketen aus dem Boden? Und droht gar der Kölner Dom zusammenzubrechen? Präzise, unterhaltsam und verständlich erzählt der Autor von den großen Fragen der Geowissenschaft und der Klimaforschung.

»Sehr unterhaltsam und mit Liebe zum kuriosen Detail.«
P. M. Magazin

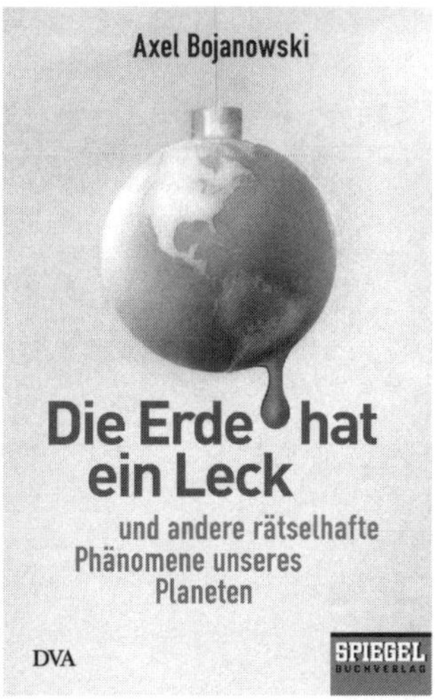

Ein SPIEGEL-Buch
192 Seiten, 13,5 x 21,5 cm
mit Abbildungen
ISBN 978-3-421-04619-2
€ 16,99 [D] / € 17,50 [A] / CHF 24,50*
(* Unverbindliche Preisempfehlung)

DVA
www.dva.de